感谢安徽中医药大学新安医学教育部重点实验室、
安徽省皖南康复医院对本书的支持

医躬存真

验案自选自注120则

李佛基◆著

U0913847

人民卫生出版社
·北 京·

版权所有，侵权必究！

图书在版编目（CIP）数据

医躬存真：验案自选自注120则 / 李佛基著．北京：人民卫生出版社，2025. 4（2026. 1 重印）.
ISBN 978-7-117-37813-0

Ⅰ. R249. 7

中国国家版本馆CIP数据核字第2025P6G913号

人卫智网	www.ipmph.com	医学教育、学术、考试、健康，购书智慧智能综合服务平台
人卫官网	www.pmph.com	人卫官方资讯发布平台

医躬存真：验案自选自注120则

Yigong Cunzhen：Yan'an Zixuan Zizhu 120 Ze

著　　者：李佛基
出版发行：人民卫生出版社（中继线 010-59780011）
地　　址：北京市朝阳区潘家园南里19号
邮　　编：100021
E - mail：pmph @ pmph.com
购书热线：010-59787592　010-59787584　010-65264830
印　　刷：中煤（北京）印务有限公司
经　　销：新华书店
开　　本：710×1000　1/16　　印张：13　　插页：2
字　　数：220千字
版　　次：2025年4月第1版
印　　次：2026年1月第2次印刷
标准书号：ISBN 978-7-117-37813-0
定　　价：59.00元
打击盗版举报电话：010-59787491　E-mail：WQ @ pmph.com
质量问题联系电话：010-59787234　E-mail：zhiliang @ pmph.com
数字融合服务电话：4001118166　E-mail：zengzhi @ pmph.com

著者简介

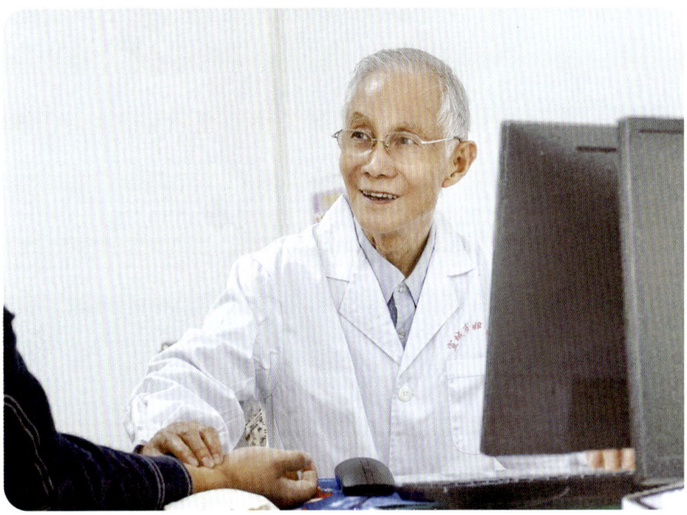

（何梦轩摄于 2023 年 9 月）

李佛基，又名李继佛，1944 年生于安徽省芜湖市儒林街。师承中医，主任医师。从医 60 年，自号“樵残”，笔名“赭麓杏翁”，曾先后任安徽省芜湖地区中医学会秘书长、宣城市中医学会理事长。

师承芜湖吴善斋先生，又私淑北京朱仁康先生、安徽胡翘武先生，1986 年再拜姜春华先生为师。先后执业于泾县、芜湖、宣城、合肥等地，1999 年入选《中国当代中医名人志》，2014 年受聘为安徽省皖南康复医院（芜湖市第五人民医院）首批“终身专家”。

发表专业论文 40 余篇，曾获安徽省自然科学优秀学术论文奖二等奖、三等奖，获国家发明专利 1 项，已有《樵残余薪》、《历代新安名医精选》(参与编写)梓行。

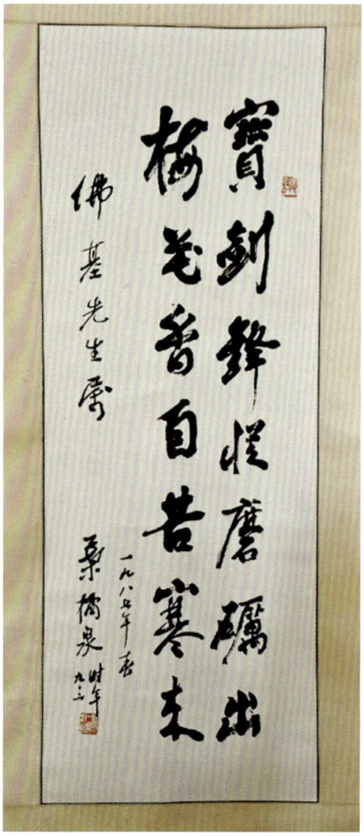

中国科学院学部委员叶橘泉教授题词：
宝剑锋从磨砺出　梅花香自苦寒来

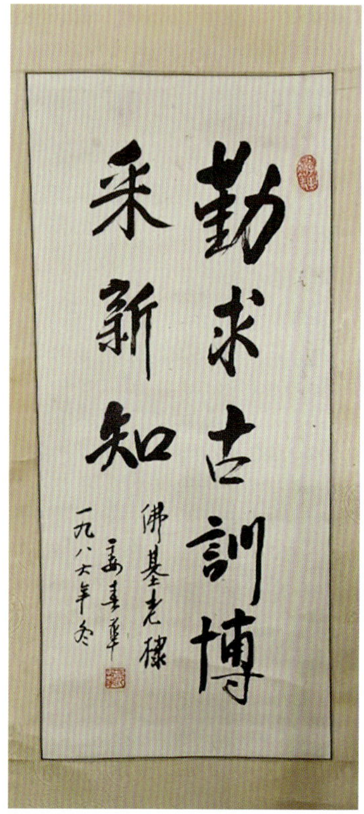

全国著名中医姜春华教授题词：
勤求古训　博采新知

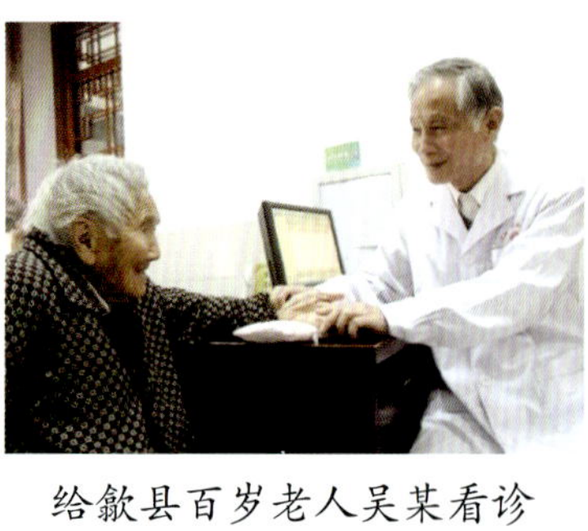

给歙县百岁老人吴某看诊
（蒋建军　摄于2014年10月）

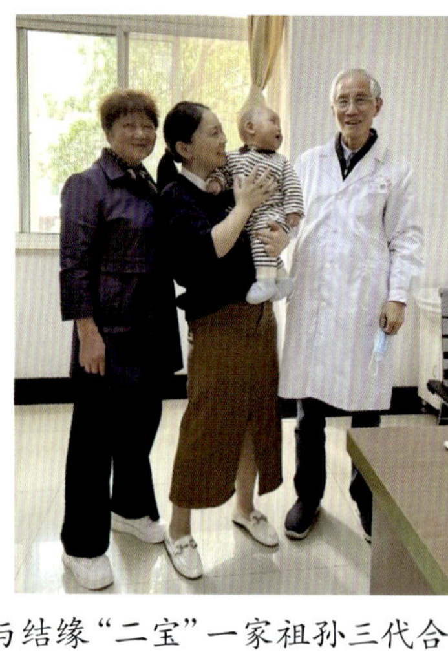

与结缘“二宝”一家祖孙三代合影
（周鸣航　摄于2023年4月）

前言

笔者师承中医出身。先承家传，再蒙师授，见贤思齐，杏林躬耕，凡六十载。先祖为新安医学名家，道光年间由徽州旌德县迁居芜湖，世业岐黄，名满皖江。曾外祖郑叙斋先生，于同治二年被洪秀全秘密延请至南京天王府，为其本人及嫔妃治病。1963 年，笔者高中毕业，高考顺利，意外辍学。外祖父郑泽玺先生传授家学，耳提面命，初习《内经》《伤寒》与《温病阐微》。经年，转拜外祖父老友、芜湖名老中医吴善斋先生为师，攻《灵》《素》，研仲景，习叶吴，读经、临证结合，针灸、药饵并行，如是五年，其间还自学了《伤寒论讲义》《金匮要略讲义》《中医诊断学讲义》等 7 种中医学院试用教材。1968 年起，赴皖南泾县工作，先后在凤村、中村、厚岸公社卫生院任中医师。

1979 年，全国各省举办中医药人员选拔考试，笔者初试入选，复试获安徽省芜湖地区第一名，给予本科同等待遇调入地市级医疗机构工作，直至 2004 年退休。其间，潜心研究安徽名老中医胡翘武先生、中国中医研究院西苑医院朱仁康先生学问，并亲炙胡师。1986 年，全国著名中医、上海医科大学（现复旦大学上海医学院）姜春华教授发现笔者在安徽芜湖地区中医学会内刊所写论文《从〈全国名医验案类编〉看中医病案规范化》后，主动来信说此文“与鄙见不谋而合”，欣然推荐给《中医杂志》发表，并收笔者为弟子。1986 年底，笔者完成论文《中药若干概念问题探讨》首寄恩师审正。姜老为慎重起见，再寄中国科学院学部委员、南京药科大学叶橘泉教授审阅。叶老亲笔回信肯定此文，并亲书条幅以资鼓励，姜师遂欣然向杂志推荐，后作为 1987 年第 8 期首篇发表于《上海中医药杂志》。

六十年来，笔者牢记“医乃仁术，真善为本”之祖训，躬身行医，善待患者。

牢记恩师姜春华教授遗训——“勤求古训，博采新知”，不断学习，从无懈怠，58岁时欣然就读南京中医药大学研究生课程班，60岁结业。诊余则常将医案和诊疗心得记录留存，但因工作调动迁徙频仍，早期资料除少部分幸存外，多数散佚。退休后，先后在合肥、宣城、芜湖市的综合医院任中医师，颇受各地病友欢迎，也得到西医同道的认可。因电脑普及与诊疗无纸化，使临床资料得以永久保存，这为本书编纂创造了基础条件，也方便日后追溯查考。

在中医学术上，笔者继承姜春华教授“截断扭转”的学术观念，并身体力行。编入本书的急性胰腺炎案、高龄肠结案等就属于运用“截断扭转”的典型案例。笔者赞同安徽中医药大学已故张笑平教授的观点，他在《西医检测 中医治疗：微观辨证论治》一书中写道：“在当今中医门诊病人中，要求消减西医检测所查得的异常结果者比比皆是。病人的这些要求乃是时代赋予当代中医的历史使命……中医无须回避、排斥西医检测，相反的，应当积极、认真地研究它、掌握它、利用它，使它为我所用，从而不断地丰富辨证论治的内容，提高辨证论治的水平。”中医临床既应注重辨证论治，理法方药悉具；同时，又需与时俱进，逐步解决西医诊断各类疾病的中医治疗问题。是否疗效确切，要尽可能用包括西医检测在内的数据、资料说话，而不能动辄效如桴鼓，自夸自赞，更不能虎头蛇尾，有始无终。所以，入选本书的临床案例，既保持传统中医特色，又尽可能同步记录西医病名，随时附录标示患者病情转归的声光化电资料，即使治疗过程一波三折，或失误，或用药驳杂，皆一一实录；案末则附随访记录，如实评价治疗效果，故名曰“医躬存真”。

本书选取临床验案120则，并加必要注释和按语。由于综合医院的“中医科”实际多为中医全科，病种涵盖内、外、妇、儿、皮肤等各科，故“自选验案”中，病种庞杂，长短悬殊。其中，通过互联网诊疗的海内外患者，多未曾谋面，脉诊缺如，但实践证明，没有脉象参考，通过图片、视频详察舌相，再细心交流，也可把控病证和治愈疾病，故亦录入。笔者在长期临床实践中，逐渐形成经临床验证的效方，其中不乏用于亲属与笔者自身之验方，兹遴选自拟验方若干首（其中22首单列）公之于众，以方便同道参考使用，以期共同造福患者。附录遴选笔者公开发表的论文3篇（分别代表中医衣钵传承、中医药基础理论研究和中医临证一得，因有较高引用率，故录此供诸位同道参考），以及临床“失误存照”和笔者为恩师姜春华教授101周年诞辰所写的纪念文章。

本书出版之际，谨向曾经工作过的安徽省泾县风村乡卫生院、中村乡卫生院、桃花潭镇厚岸卫生院、宣城市人民医院、安徽中医药临床研究中心附属医院、安徽省皖南康复医院和宣城市妇女儿童医院的西医同人和中医同人们致谢；也向广大患者致谢，感谢病友们的信任与支持。

向安徽省中医药管理局、宣城市卫生健康委员会致谢。

感恩叶橘泉教授、姜春华教授传授心法并题词教诲；感恩吴善斋先生、胡翘武先生；感念张必烈、陈微微老师。铭记诸师恩德，永志不忘。

承蒙上海中医药大学潘华信教授题写书名，上海交通大学医学院附属瑞金医院李培勇教授判读部分 CT 片，谨致由衷谢忱。

本书写作得到安徽省皖南康复医院林丙来、倪白云、胡剑辉、俞琴、甘乐兵、潘敏、梁士锋、刘家彬、刘夜虹、李利萍、李映春、邱富华、汪翀效、张发平、凌明、龚平、王敏等中西医专家支持，诚致谢意。

写作数遇“瓶颈”，尤以“免疫病类”为甚。每至心力交瘁之际，幸得内子解松华坤德纯厚，长女听凉率弟妹援翁，一并致谢。

本书由人民卫生出版社陈编辑约稿于 2008 年。初稿于安徽省皖南康复医院，二稿于宣城市妇女儿童医院，诊余伏案，探微索隐，不觉十又五年。之所以交稿迟迟，实因心存敬畏，唯恐有负读者耳。

笔者 1951 年随父母由宝岛回归祖国大陆。漂萍返故土，根基未深；弱冠承祖业，深恐不逮。然《串雅》俚方，竟可起死回生；郊外小草，焉知不是良药？本书付梓之际，爰撰数言于兹，敬请同道高贤批评指正。

李佛基

于安徽省皖南康复医院

2023 年 4 月 10 日

肖形存真

目录

一、肺与口鼻病

(一)口臭

口臭一症,当代医家多以胃火、食积、痰热、虚热、肝胆火炎为病因,治以清胃泻火、化食导滞、清热祛痰、滋阴降火、清肝利胆,然临床亦时逢用以上诸法乏效者。临证遇口臭,当细察臭秽所自来,先令张口观察其齿、龈、扁桃体等是否龋变、发炎,再询是否有鼻腔、气道与肺、脾胃、肝胆疾患,逐一详察,辨证论治。

《素问·金匮真言论》云:"北方黑色,入通于肾,开窍于二阴,藏精于肾……其臭腐。"故笔者治口臭,常从肾虚立法,组方遣药常用附子配伍养阴清热、滋肾健脾之品,往往可有效蠲除口秽。

案1 脾肾两虚

李某,男,38岁。芜湖市某塑钢窗店店主。2009年6月24日初诊。

口臭2年余。牙龈常肿,近年腰腿酸软,便秘,四五日一行。口秽熏人,多枚牙龈有淡红液渗出。舌暗红有裂纹,少苔,脉沉缓。

此脾肾阴虚,津匮龈肿,且历两载,阴损及阳,故肾阳亦虚。拟养阴清热温肾并用,予自拟"温阳清秽煎"。处方:生石膏30g先煎,制附片12g先煎,女贞子15g,墨旱莲15g,生地黄20g,黄芩20g,白蚤休12g,生大黄3g后下,7剂。用法[①]:日1剂,水煎服,分两服。

7月3日二诊:患称上方药效甚佳。坐近与其交流,果然口秽大减,龈肿亦消。舌脉同前。效不更方,原方再予14剂。

当年9月、12月两次随访,愈。

---

① 以下"用法"凡与此相同者,即属常规,只标注剂数,用法不再重复注明。

按：患者口气秽浊2年余，察其龈肿渗出，腰腿酸软，口干便秘，故诊为脾肾阴虚，久之损及肾阳，用自拟"温阳清秽煎"，7剂知，又14剂愈。其方用生地、二至养阴益肾，黄芩、蚤休清热泻火，生大黄清热通便，石膏清润肺胃，附子温阳抗炎。膏、附寒温并用，俾上炎之火得清，下虚之肾得补，二者相得益彰，诸药协同，使2年之口秽得以速蠲。其中生石膏、附子同用，初见于《金匮要略》"越婢汤"条下，用以治"风水恶风，一身悉肿"诸症；"恶风者加附子"，通常释为汗多阳伤，附子有温经、复阳、止汗之力，故加之；余谓肾主水，风水为阴邪，故仲圣用附子亦具温阳益肾之意。

附：温阳清秽煎（自拟方）

组成：制附片10g（先煎），生石膏30g（先煎），生地黄15g，女贞子15g，墨旱莲15g，黄芩20g，白蚤休10g，生大黄3g（后下），生甘草6g。

功用：用于久治不愈之口气秽臭。对牙龈炎、牙周炎引起的口秽亦有效。

方解：本方以附子温养心肾，生石膏清润肺胃，二者联手为君；黄芩、蚤休、生大黄共清上下里外之热，是为干臣；地黄、二至通血脉而养五脏之阴，共为之佐；生甘草安中清火、调和诸药而为之使。诸药协同，共奏温阳清秽之功。

案2｜心脾同病

潘某，女，59岁。芜湖市某部干休所家属。2009年5月30日初诊。

口苦口臭2月余。赴芜湖市某院治疗后好转，近1个多月复发，迭治不效。原夜间吐白涎，现夜间频吐橙红色臭涎。怕冷，夜尿多，口秽熏人。无龋齿，扁桃体（-），咽暗红。舌淡胖，苔白厚腻，脉虚涩，尺沉。

此胆心同病，殃及脾肾，故口苦、苔腻、涎频、脉虚、畏寒、尿数。予温胆汤加味，并重用附子主之。处方：制附片15g（先煎），姜竹茹12g，枳实10g，茯苓30g，法半夏15g，陈皮12g，生甘草15g，藿香12g，佩兰15g，益智仁30g，煅瓦楞子30g（先煎），7剂。

6月6日二诊：口臭减，吐橙色臭涎亦减。称有时脚抽筋，大便秘结。舌淡红、边缘齿痕，黏滑白苔，隐现裂纹，脉虚。上方去附子、瓦楞子，加太子参15g、炒黄芩15g、白蚤休10g、制大黄3g、煅龙牡各15g（先煎），7剂。

6月11日三诊:称二诊方药不效,近纳差,舌淡白少苔,脉虚。用初诊方去燥烈伤津之藿香,加炒白术、神曲、生谷麦芽各10g以健胃醒脾,7剂。

6月19日四诊:诉纳稍增,臭涎减,但嘈杂、失眠,夜尿仍多。舌淡胖,苔薄白,脉虚。仍以初诊方加减:制附片15g先煎,太子参20g,益智仁30g,肉苁蓉15g,车前子15g,姜竹茹12g,枳实10g,茯苓20g,法半夏12g,陈皮12g,生甘草12g,佩兰12g,金银花20g,制大黄3g,煅瓦楞子30g先煎,7剂。

药后反馈明显好转,嘱原方再进2周。半年后随访,口秽并吐臭涎愈。

按:本案寒热错杂,《备急千金要方》"温胆汤"主治"虚烦不得眠",此患入夜频繁起身唾并溲,其"烦"可知;脉象虚涩尺沉,其"虚"可知,遂用温胆汤加味。依其脉,确宜用附子,遂加之,初诊获效;二诊脉象见复,去附子、瓦楞,加太子参扶正,芩、蚕清热,龙、牡镇摄,却称无效且纳差,盖因撤附而阴霾复布,以致前功尽弃;三诊复用初诊方,去燥烈之藿香,加术、曲、二芽以健脾和胃;四诊仍守初诊方意,加金银花清热解毒,因其夜尿频仍,增肉苁蓉、车前子等补肾健脾利湿之品,此亦"通因通用"之意,且茯苓有健脾、利水、安神之功,终获痊可。综观本案,先后用温胆汤化裁之诸方药,增附则建功,撤附则无效。考前人有"黄连温胆汤"(清陆廷珍《六因条辨》),用以清化热痰、降逆和胃,余以附子取代黄连,并酌加芳化之品,方义寒温反转,用于口苦口秽、脉沉苔腻、夜卧不宁而见效,可备一格。

案3 | 气血双亏、肾阴不足

陈某,女,29岁。宣城市宣州区某小区居民。2018年8月30日初诊。

乏力,口秽1年余。育2胎,均自然分娩。头胎后曾人工流产2次,生二胎时出血多。现月经量少,畏寒,口干。舌淡暗嫩胖,苔薄灰浊,脉沉涩。

此冲任受损,气血亏虚,津乏口秽。予调补冲任,两益气血,滋肾生津。处方:太子参15g,焦苍术10g,茯苓15g,熟地15g,当归12g,炒白芍10g,川芎6g,枸杞子20g,菟丝子12g,五味子6g,覆盆子10g,车前子10g,淫羊藿15g,仙茅6g,制附片10g先煎,麦冬15g先煎,7剂。

月后称尽剂口津来复而口秽愈,乏力亦减,嘱原方再服2周巩固。

按：该女诞育两胎且两度流产，出血过多，胞宫受损，培补不足，气血两亏，津血同源，口津匮乏而致口气秽浊。用现代妇科名家刘奉五先生之“四二五汤”养血补肾调经，加自拟“附冬煎”（参32页），附子温阳、麦冬益阴。

【小结】

笔者治疗口臭，除食积、胃火、肝胆火等所致者外，多从肾虚入手。本组3案病因、病程、兼证各异，而均有程度不同的或肾阴虚（案1、案3）、或肾阳虚（案2）之见证。故治疗本病须分别阴阳、虚实，或养阴清热滋肾，或健脾祛浊温肾，或两益气血补肾，并配用附子温阳、麦冬益阴，或加生石膏以清润肺胃，随证施治，口秽可蠲。

余附子之用学姜春华师，仿胡翘武师。近四十年来，临证举凡中老年患者脉虚沉、尺弱者，常用附子；六脉沉细、沉缓欲绝者，则附子必用。及至临床所见气虚血亏患者，亦常少佐制附片3～5g，取“少火生气”之意，可增疗效。盖因附子不独温阳，且可入心、肝、肾经（《本草从新》），入三焦、命门（《汤液本草》），入手厥阴、命门、手少阳三焦，兼入足少阴、太阴经，亦可入足太阳（《神农本草经疏》），其温阳益阴，实通行十二经之百配良药也。然笔者临床体会，对于机体应答乖张之免疫病，如系统性红斑狼疮、免疫性肝炎、白塞综合征，以及肾病肌酐居高不下等病症，附子须禁。

（二）口腔溃疡

本病最早见于《素问·气厥论》，“膀胱移热于小肠，鬲肠不便，上为口糜。”其后历代医家多称其为“口疮”“口疳”。其诊疗首应分阴阳虚实。舌为心之苗，脾开窍于口，故口舌生疮多由心火上炎或脾热熏蒸所致。实火口疮，如溃疡在舌尖、舌面或舌下，多属心火上炎，并可进而区分舌中、舌根病灶之异同，用导赤散加大补阴煎化裁；属脾胃郁热上燔者，溃疡在口腔上腭与颊黏膜，宜清热泻火，用凉膈散合清胃散化裁，亦可用加减玉女煎。若口腔黏膜与舌本均有病灶，则宜二者酙酌合用。笔者体会，实火口疮相对易治，虚火口疮缠绵难疗。张景岳曾曰“口疮连年不愈者，此虚火也”，实经验之谈。若因元气亏虚，阴火上炎，可酌情用补中益气汤，以温中除火、甘温助阳；中土虚寒、虚火上浮者亦非鲜见,可如朱丹溪所云“口疮服凉药不愈者,因中焦土虚,且不能食,相火冲上无制”,用理中汤化裁。

笔者本节遴选5则医案,则另从肾虚立论,或肾虚为主证(案1、案2),或肾虚为兼证(案3、案4、案5)。虽5例患者病史症状各异,然其均有肾阴虚、肾阳虚或肝肾两虚之见证,故同属“虚火口疮”。

盖肾经起于小趾,斜行至足心“涌泉”穴,沿小腿内侧至腘、股内侧后缘入脊柱尾骨处之“长强”穴,穿脊柱,属肾,络膀胱;本经入腹从肾上行,穿肝、膈入肺,再沿喉上行至舌根两侧止。中医舌诊把舌体划分三部,舌尖对应心肺,舌中对应脾胃,舌两侧对应肝胆,舌根对应肾,故无论舌溃疡或唇颊黏膜溃疡均与肾经相关。

“肝肾同源”,本组所引病案,从其尺部脉辨证,5例患者均有程度不等的肝肾不足之征,女性患者尤其明显。案3、案4、案5处方用药含“清热祛火”之意,这与口腔溃疡通常的治则相契合。笔者自拟口腔溃疡通治方“清火敛疡汤”,先治愈自身口腔溃疡,并用于多例患者获效,兹与自拟“滋肾敛疡汤”一并录于下。

案1 肾阴亏损

许某,男,45岁。芜湖市某局公务员,转业军医。2013年10月31日初诊。

口腔溃疡3年余。2010年起,口腔颊黏膜,舌边、舌下易发溃疡,此伏彼起。刻下可见舌下缘绿豆大溃疡2枚。舌淡红干敛,略见白黏苔,脉虚细尺沉。

此阴津不足,肾精亏损,虚火上炎,口溃遂作。治以滋阴益肾,予自拟“滋肾敛疡汤”。处方:桑椹子20g,枸杞子15g,覆盆子10g,楮实子12g,车前子12g,菟丝子15g,女贞子20g,制何首乌20g,赤芍20g,玉竹15g,生地黄25g,淫羊藿20g,巴戟天10g,肉苁蓉12g,陈皮15g,14剂。

1周后,接其电话,称服完第4剂后口腔溃疡即愈。嘱其把药服完。

2014年11月13日二诊:称自2013年10月底服中药14剂后,口腔溃疡1年余未发。近日复发,咽喉痛。宗原意而兼利咽,上方加木蝴蝶10g,14剂。

2015年初至2017年3月数次随访,口腔溃疡未复发。

按:本案患者口腔溃疡3年,迭经中西医诊治不愈。察其舌淡红干敛、脉虚细尺沉,其阴津匮乏、肾阴不足可知,用自拟“滋肾敛疡汤”加味治之。方中七子、淫羊藿、巴戟天、肉苁蓉补益肾阴肾阳，首乌、玉竹、赤芍、地黄养血滋阴清热，陈皮调畅气机。

附：滋肾敛疡汤（自拟方）

组成：熟地黄20g，制何首乌20g，桑椹子15g，枸杞子15g，菟丝子15g，覆盆子12g，楮实子12g，车前子12g，女贞子20g，巴戟天12g，肉苁蓉12g，赤白芍各10g，淫羊藿20g，陈皮15g。

功用：用于肾精亏于下、虚火炎于上之口腔溃疡。

方解：本方以熟地黄、制首乌同为君药，益精血、补肝肾；七子药性多甘平、凉，共益肝阴、滋肾水、抑虚火，是为臣；以微温之巴戟天、肉苁蓉、淫羊藿温肾益精，以赤白芍柔肝凉血祛火，共为佐；以辛温之陈皮和畅气机，且制约以上部分饮片之阴柔黏腻而为使。方中"七子"含"五子衍宗丸"而去五味子，笔者体会，敛疡不宜酸收之品内服外用，因口腔溃疡病位属里属阴，早用酸敛，疡面或可平复，然里火慢炽未靖。观临床常用锡类散之类点敷口腔溃疡，似效非效，亦即因此。用本方要旨：须有肾虚诸见症，脉诊时尺部虚、弱或沉、迟，用者宜察。

案2 | 气阴两虚

余某，男，63岁。广德某单位退休职工。2016年10月24日初诊。

口腔溃疡2年余。2014年起，口腔常发小溃疡，或于颊黏膜，或于舌边、舌下。多方治疗，常此起彼伏，一般甲处愈合1周，就会在乙处再起小疱而复发溃疡。2015年曾患甲状腺功能亢进，经治疗已愈。舌暗红，形胖，中裂，苔黏滑，舌下可见两枚绿豆大小溃疡，脉虚滑、尺弱。

此气阴两虚，虚火上炎，灼津为痰。痰凝于颌下、喉旁则为瘿瘤、结节；痰火泛发于舌、颊黏膜上，则为口腔溃疡。予滋肾养阴，益气健脾，凉血敛疡。处方：丹参10g，赤白芍各15g，五味子5g，牡丹皮10g，茯苓20g，太子参10g，炒白术10g，杜仲15g，菟丝子15g，车前子12g，覆盆子12g，桑椹子20g，制何首乌15g，南北沙参各10g，女贞子15g，海螵蛸10g，7剂。

10月31日二诊：药后口腔溃疡未增大。舌淡紫胀，苔水滑，脉虚略滑。上方增损，减养阴之品，加附子温阳。处方：丹参10g，赤芍10g，五味子5g，茯苓15g，太子参10g，炒白术10g，杜仲15g，菟丝子15g，车前子12g，覆盆子12g，桑椹子20g，枸杞子15g，沙苑子12g，制何首乌15g，南沙参10g，白蒺藜12g，木蝴蝶 10g,制附片 3g先煎,12 剂,每周服 6 剂。

11 月 14 日三诊:喜告服中药 2 周,舌下溃疡愈合,且未在他处再发。舌暗红胀,裂纹,苔黏滑,脉平。效不更方,二诊方再进12剂,每周服6剂,以资巩固。

随访 2 年未复发。

按:本案患者为年逾花甲之男性,其口腔溃疡"此起彼伏",具有"狐惑"之特征,且有"甲亢"病史。治疗亦以滋阴补肾为主,兼益气凉血。初诊用"滋肾敛疡汤"化裁,养阴滋肾同时,兼用益气健脾、凉血敛疡、活血散结;二诊因其舌淡紫胀、苔水滑,脉虚,故注意顾护其阳气,减阴柔之品并少佐附子温阳,此消彼长,以期阴平阳秘;三诊见溃疡愈合而舌脉向平,故原方续进。

案 3 | 心胆痰郁

崔某,男,53 岁。芜湖市郊卜家店农民。2008 年 10 月 22 日初诊。

口腔易发溃疡 1 年余,伴喉、胸不适,并诉口干苦,黏痰多。多处求治不效。近胸前常感悸动不适,今心电图示:ST 段略见抬升。有慢性胆囊炎、咽炎病史,西医曾诊断"胆心综合征"。舌淡裂纹,苔薄白,脉虚。

细察其所述,既往易生溃疡之颊黏膜与舌尖,溃疡似有若无。刻下口苦心悸,而口溃之症不甚显。推敲标本先后,急则治其标,予疏肝利胆,和胃利咽,化浊通络。处方:白蒺藜 30g,炒黄芩 25g,郁金 12g,苍白术各 8g,赤白芍各 15g,法半夏 10g,薏苡仁 50g,鸡矢藤 40g,前胡 10g,桔梗 10g,木蝴蝶 8g,玄参 12g,胖大海 6g,生甘草 10g,桂枝 6g,制大黄 3g,12 剂,每周服 6 剂。

11 月 15 日二诊:诸症悉减,甚喜。舌淡青、裂纹,少苔,脉平略滑。仍予上方,7 剂。

11 月 21 日三诊:诉本周尚可,两侧肩颈痛。舌淡红,舌尖破碎,可见小溃疡面,脉弱。心悸既缓,舌溃复见,缓则图本,侧重治口腔溃疡。用初诊方增损,加清热凉血、养阴敛疡诸味。脉弱加附子以振心阳、温肾阳,并与鸡矢藤、石见穿共缓肩颈痛。处方:白蒺藜 30g,炒黄芩 20g,赤白芍各 20g,丹皮 15g,木蝴蝶 10g,杭菊花 12g,连翘 12g,胖大海 6g,鸡矢藤 20g,藿香 12g,生甘草 12g,枇杷叶 10g,石见穿 10g,制附片 10g先煎,7 剂。

11 月 28 日四诊:好转。自诉"喉嗓舒畅,但舌麻痛如火燎",诊见舌尖小溃疡渐弥合。舌淡紫润，苔灰白，脉虚涩。阴津来复，痰浊未除，上方去燥烈之藿香，加细辛 3g 以镇痛、浙贝母 12g 以祛痰，7 剂。

12 月 4 日五诊：今诉胸闷、心悸，舌红，脉弱。因其近日有事要外出，要求服中成药。予复方丹参滴丸，每服 10 丸，日 3 服。

12 月 6 日六诊：心悸好转，口腔亦较舒适，近日便秘。舌淡红，中后黄白腻苔，脉虚涩。予清热活血，通络化瘀。处方：蒲公英 30g，白蒺藜 30g，炒黄芩 20g，赤芍 20g，川芎 12g，桃仁 10g，红花 6g，金银花 20g，粉丹皮 15g，全瓜蒌 12g，延胡索 15g，当归 12g，细辛 4g，浙贝母 12g，5 剂。

12 月 10 日七诊：近日平和，大便日一行，腰腿痛。六诊方加川牛膝 30g，制附片 15g（先煎），7 剂。

12 月 18 日八诊：今称有时舌痛。察舌面、舌下及口腔黏膜均无溃疡，舌红形胖，边缘齿痕，苔白腻，脉虚滑。予清热和胃，理气祛浊。处方：炒黄芩 25g，姜半夏 10g，蒲公英 30g，丹参 15g，白蒺藜 30g，赤白芍各 20g，粉丹皮 15g，白花蛇舌草 15g，白蚤休 15g，吴茱萸 5g，黄连 10g，浙贝母 12g，枇杷叶 15g，鸡内金 10g，枳壳 12g，7 剂。

2009 年 1 月 15 日九诊：自诉“舌尖有时破碎，约 2 小时自愈”。舌红肿裂纹，灰白薄苔，脉缓略滑。予养阴清热，益气通络。处方：白花蛇舌草 15g，白蚤休 15g，丹参 15g，赤芍 20g，粉丹皮 15g，黄连 10g，木蝴蝶 10g，白蒺藜 30g，太子参 30g，南沙参 20g，生地黄 25g，川芎 10g，苏木 10g，枇杷叶 12g，延胡索 15g，浙贝母 15g，7 剂。

2009 年至 2014 年，先后随访数次，称口腔溃疡很少发作，即使复发亦随发即愈，胸闷心悸亦减。

按：本案患者症情复杂，主诉为口腔溃疡兼喉、胸不适，心电图确见异常，且有咽炎、胆囊炎病史。初诊察其口腔溃疡不显，而口干口苦心悸，权衡轻重缓急，理应急则治其标，故初诊先予疏肝利胆，和胃利咽，化浊通络，重用白蒺藜、鸡矢藤、薏苡仁之属以通络祛浊，兼用温阳健脾、清热化痰之品。二诊守方，心悸好转，标症向愈，旧病渐显。三诊见舌尖破碎溃疡，脉弱，缓则治其本，正当其时。其后数诊之脉，或弱或虚，故用附子，以振奋心阳，并可除阴霾、敛疮疡。因本诊用大队寒凉药，故以藿香监之，藿香为“藿香正气散”之冠，具芳香健脾、化湿祛浊之功。四诊舌尖溃疡渐弥但麻痛，故去温燥之藿香，加细辛辛温止痛，并助附子温煦心阳；痰疡同源，故加浙贝化痰祛浊，共助溃疡愈合。五诊用中成药活血宽胸。六诊续予清热活血以敛口溃。七诊重用附子、川牛膝以益心气、缓腰痛，兼通便。八诊口溃已敛，宜及时顾护后天之本，清热畅脾和胃；九诊用养阴清热、益气通络而收功。因注重揆度标本缓急，药随证转，故取得口溃、心悸同步向愈的效果。

案4｜脾肾津亏

张某，女，54岁。芜湖市郊区农民。2016年10月20日初诊。

口腔溃疡伴便秘10余年。10多年前就好发口腔溃疡，且因常终日田间劳作而忍便不排，故严重便秘。平时常服酚酞片，便结难下时还用开塞露，每年有五六次到医院灌肠通便。身体颇壮实，已绝经，既往有“甲状腺结节”病史。刻下：下唇黏膜可见黄豆、绿豆大溃疡各1枚，舌暗红苔黏滑，脉虚涩。

此肾阴不足，脾津匮乏，津液上不潮咽喉，下不润肛肠。予养阴滋肾，清热散结。处方：玄参20g，桑椹子20g，枸杞子15g，玉竹15g，女贞子30g，楮实子15g，赤芍20g，连翘12g，夏枯草20g，莪术10g，制何首乌20g，生地黄30g，肉苁蓉12g，淫羊藿20g，枳实12g，珍珠母40g先煎，7剂。

10月26日二诊：患者喜告服药至第5剂，口腔溃疡已愈。但仍便秘，口苦，双胁不舒。舌暗红苔黏滑，脉虚略弦。减补肾之品，加大柴胡汤意，以外解少阳，内泻热结。上方去枸杞子、楮实子、淫羊藿，加柴胡10g、制大黄5g、玄明粉5g冲服，7剂。

11月3日三诊：诉口腔溃疡今起又发。舌右下缘可见绿豆大溃疡1枚，舌暗红，苔黏滑而干，脉虚。溃疡又作，因思柴胡可激发免疫异常，不中与也。二诊方去柴胡、枳实、玄明粉，加淫羊藿等化裁。处方：玄参30g，玉竹15g，女贞子30g，桑椹子20g，赤芍20g，连翘12g，夏枯草20g，莪术10g，制何首乌20g，生地黄30g，肉苁蓉12g，淫羊藿20g，制大黄6g，牡蛎30g先煎，7剂。

随访口腔溃疡2年未复发，二便调。

按：本案患者为农村中年妇女，日常劳作辛苦，不但久罹口腔溃疡达10余年，且因长期连续干活忍便不排，日久肾失司、脾乏津，而成便秘痼疾。患者两“病”相权“治”其急，故常自服酚酞片通便，甚至用开塞露灌肠，久之已对口腔溃疡忽略不计。初诊实因口腔溃疡面较大，进食疼痛，不得已而看中医。余酙酌从肝肾入手辨证论治，予清热散结、养阴滋肾兼平肝方7剂，重用生地、玄参、女贞、何首乌养阴润燥，诸子合淫羊藿、苁蓉、枸杞滋肾益阴，夏枯草、赤芍、连翘清热散结于上，莪术、枳实理气通便于下，珍珠母咸凉沉潜，清肝火、滋肝阴，诸药协同，5剂后口腔溃疡愈合；二诊仿大柴胡汤意立方，施清解通便之品；三诊口溃复作，思其复发或与柴胡激发免疫反应有关，故去柴胡而增滋阴益肾、软坚散结之品。10年口溃与便秘顽疾，三诊得愈。（可参“自身免疫性肝炎”文末有关“柴胡劫肝阴”之论述）

案5 虚火上炎

周某，女，23岁。广德某乡居民。2019年7月17日初诊。

口腔反复溃疡3年余。口腔颊黏膜、唇内黏膜和舌面、舌下反复溃疡，大小不等，此伏彼起。同时，体毛多而浓黑，以致夏季亦穿长袖。舌淡嫩，苔白滑，脉沉涩尺弱。

此虚火上炎，热毒灼阴，伤及口舌黏膜。予养阴益肾，清热解毒。处自拟“清火敛疡汤”加减：女贞子15g，墨旱莲12g，生地黄15g，麦冬12g，玄参10g，北沙参12g，枸杞子10g，巴戟天10g，赤芍20g，当归10g，金银花15g，鱼腥草30g，锁阳10g，佩兰8g，川楝子10g，炙枇杷叶15g，生石膏30g先煎，制附片10g先煎，7剂。

7月24日二诊：服药1周，感口溃处不适感减轻。舌淡嫩，脉虚沉。上方加减：鱼腥草30g，金银花20g，生地黄15g，女贞子15g，墨旱莲15g，赤芍20g，玄参12g，巴戟天15g，锁阳12g，川楝子10g，炙枇杷叶20g，制附片12g先煎，麦冬15g先煎，14剂。

2020年7月29日三诊：诉去年服药21剂后，口腔溃疡愈，1年未发。近日感舌下又起溃疡，遂来复诊。诊见舌下一芝麻大小溃疡，舌淡嫩，脉虚。仍予二诊方，14剂。

2年后，其父携妻女同来，陪其妻诊病同时，引爱女至医前，谢告其女口腔溃疡愈、体毛浓密减，月经亦趋正常。

按:本案患者为未婚青年女性,患口腔溃疡3年,就医之初,笔者即注意到其手臂体毛浓黑,唇有细密黑髭,患者因此羞涩苦恼。司外揣内,疑其内分泌失调,询知其月经后延,建议其查性激素6项而遭婉拒。遂从整体入手,用自拟"清火敛疡汤"加生石膏、佩兰等以养阴益肾、清热解毒、化湿调经,其方内含二至、增液、附子石膏汤等养阴、清热、补肾之品,服药1周,口溃减。二诊舌淡嫩而脉转虚沉,此虚火降、内热敛,内生湿毒势孤而白滑苔退,故初诊方去辛寒之石膏与味辛微寒之佩兰,回归"清火敛疡汤"本方,稍作增损再14剂,口溃遂愈而月经亦调。

附:清火敛疡汤(自拟方)

组成:鱼腥草30g,金银花20g,生地黄15g,女贞子15g,墨旱莲15g,赤芍20g,玄参12g,制附片12g先煎,麦冬15g先煎,巴戟天15g,锁阳12g,川楝子10g,炙枇杷叶20g。

功用:可治各种虚火上炎和口腔慢性炎症继发的口腔溃疡。

方解:本方以鱼腥草、金银花清热祛火为君;生地、二至滋肝肾之阴,赤芍凉血、玄参清无根之火共为臣;以"附冬煎"养心,巴戟、锁阳补肾为佐;以川楝、杷叶疏肝理气降浊为使。共奏清火滋阴兼益肝肾而敛疡之功。本方屡用屡效。

(三)上呼吸道过敏症

中医本无"过敏"之说,"上呼吸道过敏症"良由卫分不固,营卫失和,触及异物,机体免疫应答乖张,致鼻咽、气道黏膜受激而反应异常使然。或鼻塞流涕,或咳嗽哮喘,或瘙痒出疹,或呕恶腹泻,甚至过敏性休克。不独雾霾、花粉、尘螨、药物可以致敏,大米、面粉亦可为过敏之原。治此外宜祛风化浊,内宜清热解毒,注重燮理阴阳,调适寒温,顾护营卫,随证施治,过敏症可愈,而脱敏可期。

笔者治各类过敏症,用自拟"石膏祛敏汤"加减治疗,取得较好效果。方中所用生石膏,寒暑不忌,近贤张锡纯力赞其"善治寒温",曰其"凉而能散,有透表解肌之力"。(《医学衷中参西录》)

案1｜尘螨过敏

韩某，女，7岁。住马鞍山市某小区。2014年8月21日初诊。

鼻眼痒，喷嚏流涕4年半。2010年上半年起，患儿即口鼻痒，常打喷嚏，流清涕，有时眼耳亦痒。刻下眼球结膜充血，鼻塞，神情呆滞。曾于医院诊断为"尘螨过敏症"。舌淡红，苔薄白，脉细略数。

此风邪夹虫毒湿浊上袭口眼鼻窍，以致喷嚏流涕、眼红神凝。予疏风清热，养阴祛湿，利咽通窍。用自拟"石膏祛敏汤"加减：白蒺藜10g，路路通6g，紫苏叶3g，桑叶10g，菊花10g，防风6g，金银花12g，赤芍10g，夏枯草6g，辛夷6g，茯苓10g，甘草6g，生地黄12g，薏苡仁12g，僵蚕6g，生石膏30g先煎，7剂。

9月3日二诊：服上方后眼球结膜充血渐退，鼻塞减，流涕少。家长诉患儿食欲略差。舌淡红，苔薄白，略干，脉细滑。上方加炒麦芽10g以增进食欲，继服7剂。

9月17日三诊：家长代诉，眼、鼻已基本不痒，有时咽干痒，食欲尚可。眼球已黑白分明，人亦转活泼，舌脉如前。续予清热养阴利湿之剂，并增健脾和胃之品。上方去辛温之紫苏叶，加木蝴蝶以清润利咽，以黄芩易赤芍增清热之力，加术、苓、曲以健脾和胃，处方：白蒺藜10g，路路通6g，桑叶8g，菊花10g，防风6g，金银花12g，黄芩12g，夏枯草6g，辛夷6g，焦白术6g，茯苓10g，神曲10g，炒麦芽10g，甘草6g，生地黄12g，薏苡仁10g，僵蚕6g，木蝴蝶6g，生石膏30g先煎，7剂。

9月24日四诊：家长代诉，患儿已很少发病，即使发病亦短暂、轻微。自行隔日1剂服用，故上方尚剩3剂。舌淡红，有津，脉细。时已过秋分，故三诊方去生石膏，4剂，合剩余方药共7剂，日1剂。

10月9日五诊：由家长代诊，诉本周孩子一直未发病。步入坦途，故化痰散结之僵蚕减半用3g，余同四诊方，7剂，隔日1剂。

10月23日六诊：孩子上周感冒，自诉咽痛，有时咳痰。扁桃体轻度肿大，舌淡红，苔薄白，脉细略滑。五诊方金银花、黄芩各增至15g，木蝴蝶增至10g，加炙枇杷叶10g，7剂。

其后，家长来信称孩子已完全恢复正常，并征询笔者意见。为巩固疗效，12月3日为其酌情拟方如下，并令其抄录备用：白蒺藜12g，路路通8g，防风8g，桑叶10g，菊花10g，金银花12g，黄芩12g，夏枯草8g，茯苓10g，甘草6g，生地黄15g，薏苡仁15g，僵蚕6g，木蝴蝶8g，炙枇杷叶10g，神曲10g，7剂，嘱仍隔日 1 剂。

2015 年至 2018 年夏多次随访，未复发。

按：患儿自两岁半起罹“尘螨过敏症”，长达 4 年余，终日目赤、鼻塞、口鼻痒、喷嚏流涕。初诊时患儿神情呆滞，因鼻塞张口呼吸，球结膜充血，以风邪夹虫毒湿浊袭肺窍论治，用自拟“石膏祛敏汤”加减，以石膏、生地脱敏，桑、苏、防风、辛夷祛风，蒺藜、路通开窍，菊、银、赤芍、夏枯、僵蚕、苡、苓清解尘螨湿毒，甘草解毒兼调和诸药。后续兼予健脾和胃，以培后天之本。如此调治 3 个月，4 年之疾获瘳。

附：石膏祛敏汤（自拟方）

组成：生石膏 30 ～ 60g[先煎]，生地黄 20g，防风 12g，辛夷 12g，金银花 12g，夏枯草 12g，紫草 10g，白蒺藜 15g，路路通 10g，薏苡仁 15g，茯苓 10g，甘草 10g。

加减：热重增金银花、加黄芩；咽痒加木蝴蝶。

功用：用于各种过敏症。

方解：是方以“疏风清热，养阴利湿”为治则。以生石膏辛甘微寒、生地甘寒，共清内蕴之热且育阴津为君；防风、辛夷辛温，疏散乖戾外袭之邪风而通窦窍为臣；金银花甘寒、夏枯草辛苦寒，紫草苦寒，薏、苓微寒甘平，协同清热解毒、利湿健脾而任佐；“蒺通散”（白蒺藜、路路通）执刺锐行，理气通络，入营达卫而为使；甘草调和诸药，并协茯苓以安中。其中“生石膏”一味，近贤张锡纯曰其性非大寒，为清阳明胃腑实热之圣药，无论内伤、外感用之皆效，力赞其“善治寒温”，验之临床，洵非虚语。是方治则“养阴”与“利湿”看似矛盾，其实相辅相成、并行不悖。“养阴”者，养阴津也；“利湿”者，利湿浊也，二者共襄养津祛浊而建功。“养阴利湿法”为已故名老中医朱仁康先生所创，笔者仰效之。后述“湿疹”等多种疾病，亦一再运用此法，收效颇丰。

案 2 | 过敏性鼻炎

刘某，男，9 岁。住日本奈良。2016 年 8 月 17 日初诊。

经常喷嚏、流涕、咽痒 8 年余。其母携子归国探亲来诊，诉患儿 1 岁起即常扁桃体发炎，鼻流黄涕，眼常痒。于当地就医诊断为“过敏性鼻炎，扁桃体炎”，久治乏效。变应原不详。舌暗红水滑，舌根部光剥，脉滑略弦。

此邪风夹湿毒袭于口鼻，发为鼻渊、乳蛾之症。治予疏风通络，清热解毒。处方：桑叶10g，防风10g，甘草10g，菊花10g，薏苡仁15g，白蒺藜20g，路路通10g，生地黄20g，辛夷12g，木蝴蝶10g，夏枯草12g，金银花20g，黄芩20g，僵蚕10g，焦白术12g，茯苓10g，神曲15g，生石膏30g先煎，14剂。

9月8日二诊（网诊）：其母曰："现在孩子体质大有好转，长肉了，眼睛也不痒了。只是学校几乎每天都要求游泳，晚上孩子入睡鼻子就堵，且入睡后立刻满头、满身大汗。"舌象照片示：舌尖淡红，可见针尖样红蕾点，舌中后苔淡黄浊，舌根部光剥。以上方加减：防风10g，甘草10g，菊花10g，紫草12g，路路通10g，女贞子12g，墨旱莲10g，辛夷12g，木蝴蝶10g，夏枯草12g，金银花20g，黄芩20g，僵蚕10g，焦白术12g，茯苓10g，神曲15g，五味子3g，浮小麦30g，铁皮石斛10g（先煎2小时，兑服），14剂。（由其外公取药寄日本）

当年11月底随访，其母称，3个多月未复发，体质也较前增强，体重增加2kg。

按：本案初诊以"石膏祛敏汤"加减，予疏风通络、清热解毒，服药2周明显见效。二诊宗原意疏风清热而兼养阴敛汗，去升发之桑叶、蒺藜与利水之薏苡仁，以防伤津耗液；加二至、石斛、浮小麦，侧重养阴敛汗；加紫草以凉血解毒。前后服中药月余，宿疾向愈，体质增强，体重增加。

案3 鼻 渊

李某，女，44岁。消化内科医生。2016年5月19日初诊。

反复喷嚏，鼻流黄涕2年余。患者为消化内科高年资医师，长期在胃镜室工作，每当接触或嗅到消毒液戊二醛时，即打喷嚏，鼻塞、流涕，继而流黄色脓性浊涕。常感冒，长期便秘。舌淡红，苔黏滑，脉虚。

此肺卫不固，外邪上袭肺窍。予益气固表，疏风清热。处方：太子参15g，生黄芪15g，防风10g，紫草12g，焦白术10g，茯苓10g，赤芍20g，黄芩20g，夏枯草20g，蒲公英30g，制大黄3g，炙枇杷叶12g，生石膏50g先煎，荆芥10g后下，7剂。

5月25日二诊：上方服后，鼻塞、浊涕大减，大便亦通畅。舌脉如前。上方加减，酌增参、芪至各20g以益气固元；加当归12g养血通便；增荆芥至12g以疏利宣通；石膏之用，中病宜减，减至30g，10剂，每周服5剂。

6月23日三诊：喜告诸症悉痊。舌淡红水滑，脉虚。用二诊方以资巩固，

10剂,每周服5剂。

随访逾年,无复发。

按:患者因工作原因长期接触消毒液戊二醛而致过敏性鼻炎,以其脉虚,平素易感冒,诊为气虚不固,外邪犯肺。鼻为肺之窍,且肺与大肠相表里,肺气失宣于上,糟粕积滞于下,叠加而成痼疾。遂予上下同治,攻补兼施,用参、芪益气固表;防风、紫草、夏枯、公英、黄芩、赤芍疏风清热解毒;重用生石膏清润肺胃而生津,少佐制大黄降腑浊而不伤正;枇杷叶降气化痰、清肺胃而不燥;荆芥疏风通窍祛浊涕。如是疏风清热,益气固表,清润通下,过敏症与便秘均渐向愈。

(四)咳嗽

咳嗽一症,中西古哲今贤之述备也。其为呼吸系统疾病中最常见症状,病因复杂,不独外感咳嗽,内伤咳嗽亦屡见不鲜。《素问·咳论篇》曰:“五脏六腑皆令人咳,非独肺也。”隋巢元方《诸病源候论》谓:“咳嗽者,肺感于寒,微者则成咳嗽也。肺主气,合于皮毛。邪之初伤,先客皮毛,故肺先受之。五脏与六腑为表里,皆禀气于肺。以四时更王,五脏六腑皆有咳嗽,各以其时感于寒而受病,故以咳嗽形证不同。”《张氏医通》曰:“《经》言脏腑皆有咳嗽。嗽属肺,何为脏腑皆有之?盖咳嗽为病,有自外而入者,有自内而发者。风寒暑湿,先自皮毛而入……外而入者也;七情郁结,五脏不和,则邪火逆上,肺为气出入之道,故五脏之邪上蒸于肺而为咳,此自内而发者也。”戴复庵将咳嗽分为风寒嗽、火嗽、劳嗽、肺胀嗽、湿嗽,李梴《医学入门》更将咳嗽分为风嗽、寒嗽、湿嗽、热嗽、郁嗽、劳嗽、食积嗽等十六种。张景岳执简驭繁,谓:“咳嗽一证……以余观之……止惟二证……一曰外感,一曰内伤,而尽之矣。”(《景岳全书》)叶天士则给出治咳法要:“咳为气逆,嗽为有痰。内伤外感之因甚多,确不离乎肺脏为患也。若因于风者,辛平解之;因于寒者,辛温散之;因于暑者……当与微辛微凉,苦降淡渗……因于湿者,有兼风、兼寒、兼热之不同,大抵以理肺治胃为主……至于内因为病……有刚亢之威,木扣而金鸣者,当清金制木,佐以柔肝入络;若土虚而不生金,真气无所禀摄者,有甘凉、甘温二法……又因水虚而痰泛,元海竭而诸气上冲者,则有金水双收、阴阳并补之治,或大剂滋填镇摄,葆固先天一

气元精。至于饮邪窃发,亦能致嗽,另有专门,兼参可也。”(《临证指南医案》)

至于“咳嗽”之动态成因,朱丹溪曾用数语概括:“咳,嗽也,肺主也。肺主气,形寒饮冷则伤之,使气上而不下,逆而不收,冲击膈咽。”(《丹溪手镜》)这是前贤最接近现代医学关于咳嗽形成机制与过程之表述。

笔者所选13则医案,多为当下中医临床所常见。兹将上呼吸道感染、支气管炎、支气管扩张、间质性肺炎等所致咳嗽,尤其是久用抗生素无效之案例同举于兹。

案1 | 咳嗽用抗生素无效案

潘某,男,48岁。外科医生。2010年10月15日初诊。

感冒逾旬,咳嗽有痰。作为高年资西医大夫,已自行规范使用多种抗生素,不效,咳嗽反转剧。舌淡少津,苔薄黄,脉沉滑。

此外感失宣,化热袭肺。抗生素者,“寒凉”药也,过用反致邪郁娇脏,流连难愈。予清宣肺热,化痰止嗽。用自拟“清肺止嗽汤”加减:鱼腥草30g,黄芩20g,金银花15g,连翘12g,白前12g,陈皮12g,杏仁12g,桔梗10g,生甘草12g,浙贝母10g,百部20g,南沙参15g,荆芥12g[后下],5剂。

服完第3剂,咳嗽减半,尽剂,咳嗽愈。此君热爱祖国医学,录此方置其诊室案头备用。

按:患者为余高年资西医同事,感冒咳嗽十余天,规范使用抗生素不效而咳剧。舌苔薄黄,脉沉滑,脉沉为病邪入里,脉滑为痰浊作祟。“肺为贮痰之器”,外感致病毒、细菌入侵,浊泌肺之气管孙络,聚而为痰,痰壅气道,抗生素乏效,故咳嗽不靖。

附:清肺止嗽汤(自拟方)

组成:鱼腥草30g,金银花15g,黄芩15g,连翘12g,南沙参20g,白前12g,陈皮12g,杏仁12g,桔梗10g,甘草10g,浙贝母10g,百部20g,炙枇杷叶15g,荆芥6g[后下]。

功用:用于呼吸道感染。对各类抗生素久治不愈之咳嗽用之可奏效。

方解:本方重用清热解毒而消痈之鱼腥草为君;用银、芩、翘、部协同清解犯肺各部之病邪菌毒而为臣;用参、前、陈、杏、贝、杷、桔、草养阴清肺、祛痰宁嗽、理气和胃共为佐;以轻宣芳香之荆芥辛散余邪、利咽止痛,并载诸药上行而为之使。十四味协同，共清肺热、利气道、祛痰浊，可令肺清嗽止。验之临床，屡试不爽。

鱼腥草，载南宋王介《履巉岩本草》，即《名医别录》之“蕺”。提其叶柄令双叶下垂，形似肺，故民间亦称肺形草，其鲜品辛腥走窜，然饮片微有清香，煎煮之口感颇适，是清肺解毒、祛浊排脓、利尿通淋之良药。

案2｜咳嗽用抗生素无效案

郑某，男，30岁。芜湖市某企业职工。2014年1月8日初诊。

感冒咳嗽3周，咳痰时白时黄，用抗生素及多种中成药不效。入诊室后仍不时呛咳。舌红，苔黄浊，脉滑。

此外感失治，邪气稽留于气道，发为久咳。予宣肺祛浊，清热化痰。处方：白前10g，牛蒡子10g，车前子10g，南沙参20g，桔梗10g，甘草10g，陈皮12g，浙贝母12g，杏仁15g，鱼腥草25g，马勃5g包煎，黄芩15g，百部15g，薏苡仁20g，3剂。

1月23日二诊：进诊室甫一落座即称3剂药服完就已不咳，然查其舌淡胖、水滑，脉虚滑，此痰浊未靖，予前方去牛蒡子、鱼腥草，加前胡10g、金荞麦15g、茯苓15g，并增车前子至12g、薏苡仁至30g，7剂。

两周后随访，愈。

按：本例系外感风寒化热，灼津为痰，痰兼黄白。患者自行滥用多种抗生素，初诊即令撤除，单用清肺止嗽汤加味治疗。方以白前降气化痰，牛蒡子、车前子疏风止咳祛痰；杏仁、桔梗、甘草宣肺化痰；浙贝母、马勃化痰利咽；鱼腥草、黄芩清热解毒祛痰，南沙参润肺止咳、养胃生津，薏苡仁、陈皮化湿祛浊、理气健脾。药证合拍，故3剂奏效。二诊见肺热虽靖而痰浊流连，遂去寒凉之蒡、蕺之属，加苓、薏以健脾化湿，再加金荞麦化痰祛浊，药证合拍，故咳止嗽痊。

案3｜久咳用抗生素无效案

唐某，男，24岁。宣城市某职业高中教师。2004年4月11日初诊。

诉经常感冒咳嗽10余年，冬春易发，每发多迁延月余。痰时稀时稠，时白时黄。本次咳嗽已1个多月，自服抗生素“阿莫西林”等不效。形丰微喘，舌暗红，苔黄燥而见黑刺，脉弦劲。

此咳嗽失治，痰浊壅滞，形丰微喘，有发为肺胀之势。急予宣肺化痰，清热祛浊。处方：白前15g，杏仁12g，炒黄芩30g，金银花20g，炙紫菀15g，桔梗10g，生甘草10g，百部30g，茯苓20g，胆南星10g，南沙参20g，鱼腥草20g，陈皮10g，海浮石10g，5剂。

4月18日二诊：药后咳痰仍多，黄痰稍减，咽痛。舌红，苔薄黄、舌根黑，脉弦滑。处方：白前15g，杏仁15g，炒黄芩30g，金银花20g，炙紫菀15g，桔梗10g，百部30g，法半夏10g，茯苓20g，鱼腥草25g，全瓜蒌12g，浙贝母10g，生甘草10g，荆芥10g[后下]，7剂。

4月25日三诊：诉药后咳嗽咳痰均减，口干。舌淡红，苔薄黄泛黑，脉弦滑。问诊时闻其微喘。上方加减，加三子养亲以平喘、加南沙参以润肺。处方：炒黄芩30g，南沙参20g，白芥子10g，莱菔子12g，紫苏子10g，百部20g，白前15g，桔梗10g，杏仁12g，陈皮10g，炙紫菀12g，生甘草12g，浙贝母10g，荆芥10g[后下]，7剂。

5月16日四诊：上方服后，黑苔退，咳嗽基本止。自行再取药4剂，已不咳嗽。5月1日回家劳动受寒又咳，兼微喘。今察其舌暗红，已无黑苔，脉弦滑。予三诊方微调，去紫菀，加前胡10g，以橘红10g易陈皮，7剂。

2012年春随访，称多年之咳嗽并喘已8年未复发。

按：患者滥用抗生素，动辄阿莫西林且自行揣度用量，久之必然无效而有害。肺为娇脏，滥用抗生素致外邪盘踞不去，邪毒日益胶固，以致反复发作，数年不愈；患者体丰痰饮久贮，触寒复感新邪，痰饮互结，致反复发作。初诊用程钟龄"止嗽散"加清热化痰、润肺利湿药治之。白前首载于《名医别录》，其性味辛甘、微温，入手太阴肺经，功可"泻肺降气，下痰止嗽"，故《新修本草》载其异名"嗽药"。李时珍《本草纲目》云白前长于降气，肺气壅实而有痰者宜之。初诊察其形丰微喘，其肺气壅塞可知，故重用白前决壅塞而降之；肥硕之人多痰湿，故协用胆星燥湿痰而化之。统观全方，白前、杏仁宣肺化痰，胆星、陈皮燥湿化痰，蕺、银、芩清热解毒，桔梗、百部化痰祛浊，沙参、紫菀、甘草润肺消痰。二诊黄痰稍减，加法夏、瓜蒌、浙贝以化痰，加荆芥以利咽；三诊察其微喘，加三子养亲；四诊因受寒咳嗽复作兼微喘，宗前数方之意予之，十年之疾终获痊可。

案4｜反复感冒咳嗽用抗生素无效案

周某，男，15岁。宣城市某校高中生。2014年11月20日初诊。

感冒咳嗽1周余。家长称此子常感冒咳嗽，反复发病已五六年，多次在市人民医院就诊，效果不佳。经治医生实告，已遍用最新抗生素。刻下自诉鼻塞咽痛，咳嗽，咳痰不出，畏寒发热。舌红，苔白滑，脉沉滑数。

此卫外失固，风寒久袭咽喉气道，致痰浊滞留久稽。内有宿痰，复外感风寒，邪正相搏而发热，遍用抗生素不愈。予疏风清热，宣肺利咽，兼祛痰宁嗽。处方：桑叶10g，白菊花10g，防风10g，金银花15g，连翘10g，桔梗10g，生甘草10g，杏仁12g，马勃8g包煎，炒黄芩20g，前胡12g，牛蒡子10g，百部20g，荆芥10g后下，3剂。

11月23日二诊：上方服后，咳嗽稍减，痰可咳出，色黄。舌淡黄，苔水滑，脉虚。续予清肺热，化痰浊。处方：黄芩20g，鱼腥草30g，茯苓20g，金荞麦30g，百部20g，炒山栀12g，桔梗10g，生甘草10g，杏仁12g，陈皮15g，车前子15g，紫菀12g，瓦楞子20g先煎，5剂。

11月29日三诊：仍咳嗽咳痰，黄痰转稀，说话鼻音重。舌淡胖，苔嫩黄滑，脉沉滑。时值冬令，宜续予温肺化痰，利湿祛浊。处方：炒苍白术各10g，茯苓15g，炒薏苡仁25g，法半夏12g，胆南星6g，细辛2g，桔梗10g，生甘草12g，杏仁12g，黄芩20g，金荞麦25g，龙葵15g，凤尾草15g，车前子15g，百部20g，瓦楞子20g先煎，5剂。

药后随访，称鼻塞通，咳嗽大减，咳少量清痰。嘱原方再服1周。再随访，虽岁寒隆冬，咳嗽宁，感冒亦未再犯。

2015年3月14日四诊：感冒1周伴口腔溃疡。舌淡红，边有破溃，脉虚细。不咳嗽。予养阴清热滋肾。玉竹15g，生地黄20g，玄参12g，红景天10g，山海螺15g，桑椹子20g，覆盆子10g，女贞子15g，菟丝子15g，巴戟天10g，茯苓15g，陈皮15g，桑叶10g，荆芥10g后下，5剂。再5剂，口腔溃疡渐愈。

2016年2月5日五诊：一年来，咳嗽未作。近5天先感冒后咳嗽。舌淡红，略有黄嫩苔，脉虚滑。处方：前胡12g，桔梗10g，生甘草10g，法半夏12g，茯苓20g，青陈皮各10g，黄芩20g，细辛1g，鱼腥草30g，百部20g，姜竹茹10g，金荞麦30g，南沙参15g，海浮石10g，10剂。

连续随访，咳嗽渐愈。

3月13日六诊：上脘胀，腹泻，口秽2天。舌淡灰浊，苔水滑，脉滑尺弱。

予健脾和胃温肾。处方:炒苍白术各10g,茯苓20g,姜竹茹10g,厚朴8g,神曲20g,陈皮15g,炮内金15g,法半夏12g,佩兰12g,炙甘草12g,炒谷麦芽各12g,焦山楂12g,地榆炭15g,枳实10g,砂仁3g后下,制附片10g先煎,5剂。

3月21日七诊:药后上脘不适、腹泻减,已无口秽。舌淡嫩水滑,脉虚滑尺弱。上方加减:去佩兰、炙甘草、枳实、砂仁,加炮姜3g,肉豆蔻、吴茱萸各8g,5剂。

4月3日八诊:感冒2天,今起发热,鼻塞,咽痛,咳嗽。舌淡嫩水滑,脉虚滑。处方:白前10g,木蝴蝶10g,辛夷10g,茯苓30g,陈皮15g,车前子20g,牛蒡子10g,百部20g,金荞麦30g,桔梗10g,生甘草12g,黄芩20g,白英20g,海浮石10g,杏仁10g,南沙参15g,神曲15g,荆芥、薄荷各8g后下,5剂。

4月8日九诊:昨起热退,咳痰略黄,咳剧作呕,纳差。舌淡嫩水滑,苔灰白,脉虚滑。炒苍白术各10g,茯苓30g,金银花20g,金荞麦30g,炒黄芩20g,法半夏12g,胆南星5g,佛手10g,杏仁10g,桔梗10g,生甘草12g,旋覆花10g包煎,海浮石10g,姜竹茹10g,炒神曲15g,焦山楂10g,炒谷麦芽各10g,5剂。

5月12日十诊:上腹胀伴腹泻1周余。舌淡胖嫩,苔白黏滑,脉虚滑尺弱。用七诊方增损:炒苍白术各12g,茯苓20g,炮姜5g,高良姜10g,厚朴8g,神曲20g,陈皮15g,姜半夏12g,肉豆蔻8g,吴茱萸8g,苏梗10g,鸡矢藤15g,炒黄芩20g,菟丝子15g,地榆炭20g,制附片10g先煎,5剂。

又5剂,未尽服,愈。2022年寒假,此子特意来看余,告知宿疾从未复发。

按:此子自幼体弱,肺气素虚,湿浊尤重,卫分不固,反复外感,引动宿邪,故动辄感冒咳嗽。西医迭用多种抗生素久治不愈,以致束手。抗生素者,清热解毒之寒凉药也。见咳嗽即用,不瘳即加量或换药,肺之正气遂屡被寒遏,嗽何得愈?笔者先后用疏风清热、清肺祛痰、温肺化痰、滋肾敛疡、健脾和胃诸法,顽症终愈。

本案之初,处置有失允当。初诊虽断然嘱患者停用抗生素、止咳祛痰剂,然笔者年轻时就有寻求"中草药'抗生素'"之执念,且已入潜意识,故初诊、二诊意在以中药取代抗生素,所幸尚能兼顾辨病与辨证结合。初诊寒温并用,以宣肺利咽、疏风清热、化痰宁嗽。二诊嗽稍减,咳黄痰,以止嗽散加减,且重用蕺、芩、金荞、百部,辅以祛浊化痰之品。三诊虽咳减痰稀,然痰嗽未宁,鼻塞音浊,遂反思久用寒凉之抗生素固然不宜,而前两诊中药实际也寒多温少。肺为娇脏，自清虚而百脉络之，居华盖而主治节，然六淫之寒与药物之寒久踞肺络，肺失清肃，治节难行，脾失健运，痰火夹湿，袭金而鸣。遂改弦更张，用二陈汤合桔梗甘草汤加味，以温肺化痰、健脾利湿，兼清肺祛浊。药证合拍，反复感冒咳嗽得愈。四诊见其口腔溃疡，故予清热滋阴益肾，肾气充而金水相生，嗽宁一年；五诊以降，舌溃疡渐愈而脾肾本虚渐显，遂以宣肺清热、祛浊宁嗽治其标，温肾健脾、养阴敛肺治其本，如此调治两年，久用各类抗生素无效之咳嗽终获痊愈。四诊所用“山海螺”，首载《本草纲目拾遗》，亦名“羊乳参”“四叶参”，为桔梗科多生蔓生草本羊乳的根，有养阴润肺、清热解毒、祛痰排脓和通乳的功用。

案5｜秋咳用抗生素无效案

项某，女，33岁。妇产科护士。2009年10月10日初次会诊。会诊单载：患者咳嗽2月余，用抗生素治疗未见好转。

患者诉每到秋季即咳，已4年。今年立秋后即咳嗽，至今已2月余。少痰，口苦，常阵发性痉咳。患者回答医者提问时突然剧烈咳嗽，不能自已。舌淡红而胖，苔灰黏少津，脉沉虚涩。

此感秋令之燥，发为阴虚燥咳之证。予宣肺润燥，清热化痰，祛浊宁嗽。处方：白前10g，陈皮10g，南北沙参各15g，炙枇杷叶12g，杏仁12g，鱼腥草40g，金银花25g，连翘12g，炒黄芩20g，法半夏8g，胆南星6g，葶苈子10g，白芥子12g，川贝母10g，百部15g，桔梗10g，生甘草10g，海浮石10g，5剂。

10月16日门诊复诊：患者喜称，5剂药服完即已不咳，口苦已除，胸膈舒畅。舌淡红，苔薄白略黏滑，脉虚。原方再予10剂以资巩固，隔日服1剂。

连续随访此女5年，秋咳未再发作。

按：患者入秋即咳4年，少痰口苦，脉兼涩，此阴虚燥咳之征；然其舌胖、苔灰白而黏，脉虚沉，此又脾虚湿浊之候。盖江南入秋，不独“秋燥”一端致病，或气燥难耐，或淫雨霏霏，燥湿交替袭人，致病于无形。诸症合参，以秋燥、秋湿交错袭肺论治。本案取喻嘉言清燥救肺之意，参自拟“清肺止嗽汤”意化裁。方药一十九味，寒温并用，宣化兼施，截断扭转。先用白前、杏仁宣降肺气，重用蕺、银、芩、翘等清热解毒，并用夏、星、陈、芥等化浊祛痰，复以沙参、杷、贝偕桔梗甘草汤润燥宁嗽。4年秋咳，先后服药15剂不月而痊。实录于兹，以备参考。

案6 | 小儿夏咳用抗生素无效案

陈某，女，4岁。住宣城宣州区某小区。2023年5月24日初诊。

咳嗽20多天。家长代诉，5月11日至宣州区某中心医院诊断为“小儿肺炎”，经治疗好转。但17日咳嗽又加重，于该院用药后无明显好转；18日又发热，再次住院，怀疑为“肺炎衣原体感染”，用阿奇霉素治疗，无明显改善，仍咳嗽且咳痰不出，出虚汗。舌尖嫩红，苔薄白黏滑，脉虚。

此症缘起天气闷热、湿度大，近期当地颇多感病者，故拟诊“暑湿疫”，为其用自拟“清肺止嗽汤”合“祛寒宁嗽汤”化裁。处方：鱼腥草8g，金银花6g，炒黄芩5g，白前3g，藿香2g，桔梗3g，甘草3g，南沙参10g，百部6g，浙贝母3g，苦杏仁3g，陈皮3g，7剂。

5月31日二诊：家长代诉，患者服药第二天肺部哮鸣音减，第三天咳嗽明显好转，第四天仅咳嗽1次，此后不再咳嗽。近几日汗仍多，便秘。舌尖嫩红、苔黏滑，脉滑。既药证合拍，原方微调再予。上方加蒲公英10g清热通便，7剂。

尽剂，家长反馈孩子咳嗽已愈，且汗减便通。

按：来诊时患儿咳嗽频频，且其痰难以咳出，并出虚汗。综合考量，为其用自拟“清肺止嗽汤”合“祛寒宁嗽汤”化裁。药用蕺、银、芩、百部清热解毒，杏、前、桔、浙贝宣肺祛痰，藿香、陈皮化湿理气，沙参、甘草润肺和中。7剂咳嗽渐宁，再7剂加蒲公英以清热通便，患儿遂愈，堪称验廉。

案7 | 感冒咳喘迁延不愈案

黄某，男，31岁。芜湖市某局员工。2013年11月20日初诊。

本月初起感冒1周，自谓已愈，但咳嗽迁延半月余，痰少质稠、色淡黄。诉少年起就易感冒咳嗽且稽迟难瘳。单位体检查出脂肪肝2年。面色淡黄，体虚胖。舌淡嫩，苔淡黄黏滑，脉虚。

此外感与体内湿浊合邪,以致咳嗽流连。予宣肺清热,化痰祛浊。处方:前胡 10g,白前 10g,黄芩 20g,金银花 20g,陈皮 12g,甘草 12g,桔梗 10g,百部 12g,杏仁 12g,法半夏 12g,神曲 12g,鱼腥草 30g,海浮石 10g,7 剂。

11 月 27 日二诊:称痰较易咳出,痰增多,喘嗽。舌淡嫩,脉虚。上方加减,增化痰祛浊之品,加紫苏子、金荞麦、瓜蒌皮、浙贝母、瓦楞子,去鱼腥草、海浮石。处方:前胡 10g,白前 10g,紫苏子 10g,杏仁 15g,黄芩 15g,金银花 15g,金荞麦 30g,法半夏 15g,神曲 12g,瓜蒌皮 15g,浙贝母 12g,陈皮 15g,茯苓 20g,桔梗 12g,甘草 12g,瓦楞子 20g[先煎],7 剂。

12 月 3 日三诊:已基本不咳。舌淡略干,脉虚。治予清余邪、养肺阴,兼健脾祛浊。南北沙参各 10g,百合 15g,杏仁 10g,黄芩 12g,金银花 15g,金荞麦 20g,法半夏 10g,瓜蒌皮 12g,桔梗 10g,甘草 10g,炒白术 10g,茯苓 15g,陈皮 10g,焦三仙各 4g,14 剂。半月后,再 14 剂。

2014 年春节前随访,感冒咳嗽愈。

> **按**:形体虚胖之人湿浊必重,外感引动痰饮而发喘嗽。本案患者素来脾虚湿重,故感冒咳喘迁延难愈。初诊予宣肺清热、化痰降浊以治其标;标症减轻之后,二诊转而清金肃肺、化痰祛浊;三诊咳嗽已止,遂予养阴润肺、健脾和胃以治其本,并重用金荞麦配银、芩以清余邪。“金荞麦”载于《植物名实图考》,有清热解毒、活血散瘀、祛风利湿的功效。随访此子,称药后咳嗽少发,且坚持锻炼身体,半年后复查,脂肪肝亦减。

案 8 | 见风咳嗽案

程某,男,76 岁。芜湖某卫生院退休医生。2009 年 6 月 12 日会诊。

见风即咳 1 月余。诉无论冷风热风,见风即咽痒,咽痒即咳嗽,痰少。汗多,怕冷。有慢性支气管炎病史。CT 示:双肺纹理增多,胸膜增厚。舌青紫,苔白腻,脉虚缓涩。

风为六淫之首,肺气久虚,内蕴宿痰,风邪反复引动而频嗽。予益气固表,清肺祛浊。处方:防风 15g,焦白术 20g,炙黄芪 20g,南北沙参各 20g,僵蚕 12g,蝉蜕 10g,木蝴蝶 10g,法半夏 10g,茯苓 20g,炒黄芩 25g,金银花 20g,鱼腥草 30g,金荞麦 30g,川贝母 12g,杏仁 12g,炙枇杷叶 12g,生甘草 10g,海浮石 12g,7 剂。

尽剂，患者亲属来门诊告知，其见风咽痒咳嗽已大减。索方出院续服。2个月后随访，告知出院后续服上方2周，见风咳嗽已愈。

按：见风即咳，多因卫分不固。汗多畏寒、咽痒痰少，此营气虚而邪流连。柯韵伯曰治风者，不患无以驱之，而患无以拒之，不畏风之不去，而畏风之复来；程杏轩《医述》曰昧者不知托里固表之法，遍试风药以驱之，去者自去，来者自来，邪气流连，终无解期矣。本案用玉屏风益气固表，合自拟"清肺宁嗽汤"意，加杨栗山升降散之"僵蚕、蝉蜕"。二沙参、川贝润肺化痰，僵蚕、蝉蜕祛风搜痰，苓、夏、浮石健脾消痰，杏、杷、蝶、草宣肺利咽，银、芩、蕺、荞清热解毒，甘草兼和中。表固风祛痰消，见风咳嗽遂愈。笔者治此类患者必用益气固表、清肺蠲痰，卫外既固，内浊复清，见风即咳之症，庶几可愈。笔者经验，此类患者不宜轻用诃子、粟壳之类，更不可用西药可待因镇咳，否则无异抱薪救火。

案9 春泳感寒咳嗽案

周某，男，50岁。广德某公司经理。2016年4月6日初诊。

游泳后咳嗽2周余。自服感冒药，又看西医门诊，均不效。患慢性支气管炎10年，常咽痒咳嗽、少痰。1993年体检查出乙型肝炎表面抗原(HBsAg)阳性；有2型糖尿病、先天性干眼症病史。刻下咽痒即咳，略喘，痰少，口干。舌暗紫，苔薄灰，偏干，脉滑尺弱。

肺合皮毛，清明前后，溪水犹寒，野泳凉水袭肤，引动宿邪而咳。予清宣祛浊，利咽化痰，养阴润肺。处方：紫苏子10g，南沙参15g，玉竹15g，金银花15g，黄芩15g，蒲公英20g，知母12g，桔梗10g，生甘草10g，前胡10g，杏仁12g，陈皮12g，木蝴蝶12g，莱菔子10g，百部20g，浙贝母10g，石膏20g^先煎^，14剂。

4月21日二诊：药后第四天起咳嗽明显好转。舌嫩红，干敛少津，脉虚细。宗原意而增养阴之品，上方加熟地、玄参、决明子各12g，14剂。

随访，愈。

按：春天游泳后咳嗽，多因浸凉水受寒，或因呛水刺激气道而致。本案患者泳后咳嗽，考其清明时节下水野泳，其时水温尚低，而患者禀赋素薄，又患2型糖尿病、干眼症等疾患，卫弱营虚，贸然下水，寒袭肌腠，故而伤肺咳嗽。就诊时表证已隐，而口干咽痒、咳喘少痰等阴伤症状凸显。当此之时，先病为“本”，后病为“标”，故以2型糖尿病为病之“本”，以游泳触凉水咳嗽为病之“标”，予养阴清宣、散寒祛痰。用沙参、玉竹、知母、石膏养阴润肺，二子、前胡、杏仁宣散袭肺寒邪，银、芩、蒲、贝、部、陈、桔、草清肺祛痰，木蝶、甘草甘润利咽。二诊加熟地、玄参、决明子，以滋肾养阴、顾护其本。本案用清宣祛浊、养阴润肺法，外寒渐解而痰浊得清，咳嗽渐愈。然回顾此案，清热有余，温宣不足，所以服药至第四天起咳嗽始次第减轻。所幸用生石膏量少，且前、杏、苏、菔、部，药性皆温，得以弥补处方缺陷。本案不必因患者糖尿病忌惮伤阴而投鼠忌器，初诊可先用葱豉汤，甚至小用三拗汤得榖榖汗出，令束肺之风寒得解再作后续治疗，当更为妥帖。

案10｜咳嗽咯血

葛某，男，77岁。芜湖市郊农民。2016年11月16日初诊。

晨起先咳痰后咯血半年。5月初至今，每晨醒先咳嗽咳痰，后咯血两口，色黑。患支气管扩张40年，咯血30年；患糜烂性胃炎10余年。面浮肿，口气腥秽。舌淡嫩，苔湿滑，中后黄褐，脉右滑大，左沉滑。

此巢元方《诸病源候论》之“咳嗽脓血候”。予清肺降气，祛瘀宁血。处方：鱼腥草40g，黄芩20g，旋覆花12g包煎，桔梗10g，甘草12g，金荞麦40g，紫苏子12g，白芥子10g，莱菔子10g，葶苈子10g，仙鹤草30g，鬼针草12g，瓜蒌皮20g，侧柏炭20g，血余炭10g，瓦楞子30g先煎，三七5g冲服，7剂。

11月24日二诊：称咯血少多了，素来胃胀痛也减轻。舌嫩红，苔薄白腻，脉弦滑略数。上方去葶苈子，加白豆蔻6g、陈皮12g，7剂。

12月1日三诊：药后咯血止，纳食佳。舌嫩红，苔薄白，脉虚略滑。予二诊方14剂以资巩固。

翌年春节后随访，咯血未再发。

按：本案患者支气管扩张，支气管扩张咯血且血鲜量多者，急宜止血，必要时西医急救，待血宁再续中医施治。患者求医多年，跑遍当地与周边各大医院，咳嗽咯血始终不靖。观前医方多止血为主，虽暂或见效却不能持久。盖支气管扩张咯血多因肺脾两虚，外邪入侵，邪蕴于肺，化热生火，灼伤肺络，遂致咯血。咯血既久，瘀血留络，滞碍气机，故痰嗽不止，损伤气道络脉，以致时咯鲜血或乌血。本患罹病已四十年，每晨必先咳嗽咳痰，再咯出乌血两口，此久咳伤肺，化浊生痰，停贮络脉，累月经年，络道必损，终至溢血咯瘀。鲜血宜止，瘀血宜疏；鲜瘀夹杂，则应止疏兼顾。当此之时，清肺降气，化瘀祛浊，是宁血之不二法门。用自拟"肃肺宁血汤"而获痊。病家兼患"糜烂性胃炎"，是方亦可安胃弥疡，二诊酌加蔻、陈调畅气机，故胃疾亦减。本案所用"鬼针草"为菊科植物鬼针草全草，其可清热解毒、散瘀消肿，主治疟疾、腹泻、痢疾、肝炎、急性肾炎、胃痛、噎膈、肠痈、咽喉肿痛、跌打损伤。②

附：肃肺宁血汤（自拟方）

组成：鱼腥草30g，金荞麦20g，黄芩20g，旋覆花10g包煎，桔梗10g，甘草12g，瓜蒌皮15g，紫苏子10g，白芥子10g，莱菔子10g，仙鹤草20g，侧柏炭15g，血余炭10g，瓦楞子30g先煎，三七6g碾粉冲服。

功用：肃肺降气，祛瘀宁血。用于支气管扩张咯血。

方解：本方以鱼腥草、金荞麦为君，清热解毒而肃肺消痈；黄芩清热降火，瓜蒌皮、旋覆花消痰下气，"三子养亲"化痰降气，瓦楞子化痰散瘀，共为臣，协助清肺散瘀并导气火下行；侧柏炭、血余炭、仙鹤草、三七粉同为佐，止血宁血而生新；经方"桔梗甘草汤"，桔梗载药上行达病所，并引痰浊循气道咽口出，用而为使，甘草润肺解毒、调和诸药。

案11 | 悬饮咳嗽

舒某，女，68岁。住黄山市屯溪区。2009年7月29日初诊。

咳嗽半月余，无痰，发热38℃左右。本院X线片示：胸膜炎，据患者称已排除结核病。既往有2型糖尿病史。口气秽浊。舌淡红，苔黄厚腻，脉虚。

证属悬饮久罹，复因夏令暑风袭肺，发为暑咳。予养阴清热，化痰祛浊。处方：鸡矢藤30g，炒黄芩25g，玉竹15g，淡竹叶12g，天花粉20g，金银花15g，

② 江苏新医学院．中药大辞典[M]. 上海：上海科学技术出版社，1977：1694-1695.

白芥子 10g，南沙参 15g，前胡 10g，桔梗 10g，生甘草 10g，茯苓 20g，7 剂。

10 月 14 日二诊：告知上方服用有效。时隔 2 个月，近咳嗽又起。口秽减，舌脉同前。予益气清热，化痰祛浊。处方：太子参 20g，鸡矢藤 30g，炒黄芩 25g，金银花 15g，法半夏 15g，茯苓 25g，陈皮 12g，生甘草 12g，金荞麦 20g，紫苏子 10g，白芥子 15g，葶苈子 12g，7 剂。

10 月 22 日三诊：称药效颇佳。10 月 20 日洗涤衣物受凉复咳，无痰、咽痒。舌淡苔薄黄，脉虚。予宣肺清热，化痰祛浊。处方：白前 10g，金银花 15g，炒黄芩 15g，金荞麦 20g，杏仁 12g，法半夏 12g，牛蒡子 10g，紫苏子 10g，白芥子 10g，葶苈子 10g，太子参 20g，南沙参 20g，炙枇杷叶 10g，海浮石 10g，15 剂。

11 月 8 日四诊：上方服后大为好转。略有口秽。舌淡红，灰白腻苔，脉虚。三诊方去牛蒡子，加鱼腥草 25g 以增祛浊之力，15 剂。随访，其女转告上药效佳。

2010 年 4 月 28 日五诊：4 月 14 日在某医科大学附属医院诊为间质性肺炎，故间隔 5 个月再来诊。口秽，呛咳但无痰。舌淡红，黄褐腻苔，脉虚濡略滑。用二诊方加减：鱼腥草 40g，鸡矢藤 30g，金银花 20g，南北沙参各 15g，金荞麦 20g，茯苓 30g，葶苈子 10g，法半夏 8g，浙贝母 12g，桔梗 10g，生甘草 10g，15 剂。

半年后随访，口秽愈，呛咳稀发。

按：本案以“暑咳”来诊，通过宣肺清热、养阴利湿、化痰祛浊诸法随证施治而获效。初诊抓住患者口秽、苔黄、脉虚，重用鸡矢藤合银、芩以清热解毒，用沙参、玉竹、花粉以益气养阴，经方桔梗甘草汤合前胡、白芥化痰祛浊，竹叶、茯苓淡渗健脾；二诊宗原意加芥、葶消痰化湿；三诊加牛蒡、浮石、杷叶清宣消痰；四诊去牛蒡加蕺清热祛浊；五诊仍重用鸡矢藤、鱼腥草、金荞麦以清彻余邪。药证合拍，效果颇佳。本案所用鸡矢藤初载于《生草药性备要》，有祛风活血、止痛解毒、消肿除湿、消食导滞之功效。

本案来诊时主诉不时呛咳而无痰，胸满闷不适。前人谓“肺为贮痰之器”，此大略也。实际痰饮留贮于气管、支气管和无数细小支气管管腔之中，此时尚可借助纤毛摆动、肋间肌、膈肌协同，用力咳出；若痰饮流溢于孙络之外、肺泡之间，甚至渗入泡内，向外既不得咳出，向里又无可消解，即便其刺激传感至咳嗽中枢，反馈指令下达，亦仅徒有咳嗽之举，实难行咳痰祛浊之实矣。笔者反复思索，此亦可归类于微观之“皮里膜外之痰”也。循此思路，笔者拟方养阴清热、化痰祛浊，用白芥子、紫苏子、葶苈子等，以涤荡孙络内外之留饮，收到较好效果。其白芥子用量在二诊时增至15g，患者反馈二诊效果最佳，值得进一步研究。

间质性肺炎，中医尚无确切对应病名。有谓肺为邪痹，气血不通，络脉瘀阻，呛咳无痰而称“肺痹”；亦有因其炎浊聚于肺泡之间，肺气耗损、肺津渐亏，肺叶失于濡养，功能渐失，部分肺组织痿弱不用而称其“肺痿”。笔者倾向于后者。笔者治本病诸患者中，有一盛姓老者，南京某三甲医院据其病状判定仅可稽延生存期1个月。笔者为其用宣肺清热、化痰祛浊、益气养阴、温阳补肾诸法，由初诊时家属搀架勉强扶入诊室，到可以独自行走，出入室内外达半年，说明中医确可有效改善症状，益寿延年。惜此老家属其后又执行某院服激素之医嘱且用量大，终至不治，殊为可惜。适时短期精准用激素，是西医治疗急危重症重要手段之一，但对慢性病症用为常规，值得商榷。国医大师邓铁涛教授在总结中医药治疗严重急性呼吸综合征（SARS）经验时明言“激素能引邪深入”，诚哉斯言。（笔者关于激素不宜久用之论述，可参“自身免疫性肝炎”按语。）

案12 胸痹咳嗽咳痰

李某，男，81岁。心内科会诊患者。2008年1月18日初次会诊。

1月10日首次病程记载“1周前受凉咳嗽，咳黄色脓痰”；1月16日心电图示异位心律、快速房颤，左心室高电压，ST段缺血性改变，各导联P波消失；1月17日彩超示：心律不齐、房颤；主动脉退行性病变伴升主动脉扩张；各组瓣膜退变；二尖瓣、主动脉瓣及三尖瓣关闭不全；左心室、左心房增大，左心室壁增厚；心包积液（少量）；肺动脉高压（轻度）；慢性胆囊炎。入院诊断：慢性支气管炎伴感染、冠状动脉粥样硬化性心脏病（简称冠心病）、高血压病、心功能不全Ⅲ级、前列腺增生。经治疗后病情平稳，但仍胸闷咳喘，特请中医会诊。

床头诊察患者，人衰疲，咳喘乏力，口干气短。舌青紫肿胀，舌面裂纹，无苔，脉虚弦而滑，三五不调。

此心肾阳衰，气阴两虚、复感外邪，肺气不宣，痰浊阻络。标病在肺，本病泛涉心肾肝脾诸脏。予真武汤、小青龙汤、生脉饮、附冬煎合参，处方：制附片15g先煎，麦冬30g先煎，太子参30g，五味子10g，茯苓30g，干姜8g，赤白芍各

20g，炒白术 12g，泽兰 15g，北细辛 6g，法半夏 15g，炙甘草 15g，山萸肉 30g，15 剂。

患者带中药出院。3 月 19 日家属来电称服药至第 8 剂即不闷不喘不咳痰，至今平和。

按：本案病家高龄，系老年慢性支气管炎患者，已多次住院，且有高血压、冠心病等基础性疾病。因 1 周前感冒，慢性支气管炎复发，咳嗽、咳黄色脓痰。会诊时，见心律不齐、房颤、心电图 ST 段缺血、心包积液等系列危重症状，病情危殆。筹思良久，果断用经方真武汤、小青龙汤及生脉饮，并加拙拟“附冬煎”合参。是方药虽仅十四味，但堪称重剂，共襄“截断扭转”之治。其中，附、冬、参、萸、苓，除附子用 15g 外，余四味皆用 30g。药证合拍，收到扶危济厄之确实效果。

案 13｜咳延热稽泄泻

黄某，女，72 岁。呼吸内科会诊患者。2009 年 10 月 7 日初次会诊。

会诊单示：患者因发热 10 余天伴咳嗽咳痰、全身乏力入院。查体：生命体征平稳，双肺呼吸音粗，左下肺可闻及湿性啰音。体温 38.9℃，心率 86 次每分钟，律尚齐，偶可闻及早搏，未及明显杂音。诊断：肺部感染，高血压病（极高危），2 型糖尿病，多囊肾，贫血，脑膜瘤。检验示血糖偏高，血尿酸升高（410μmol/L）、肌酐升高（177μmol/L）。于芜湖市某三甲医院内科住院治疗 10 天，经多位专家会诊，用多种抗生素及多种方法退热，均未能奏效。今又发热，遂转入本院。因已遍用各种西药，始终咳嗽发热不退，且又致泄泻，故家属力主邀中医会诊。

床头诊察患者，其眼睑浮肿，自诉寐差。舌淡苔薄白，脉虚滑略数。

证属秋令湿浊渍肺，生痰化热。予宣肺祛浊，清热化痰。处方：白前 12g，陈皮 10g，南北沙参各 12g，金银花 20g，白蚤休 20g，炒黄芩 20g，法半夏 12g，川贝母 12g，金荞麦 25g，白芥子 10g，紫苏子 12g，葶苈子 12g，车前子 15g，桔梗 10g，生甘草 10g，茯神 30g，3 剂。

10 月 11 日第二次会诊：热退，体温正常，面色转佳，泄泻亦止。自诉：“好多了，唇上疱疹发出，人感舒适。”舌淡红乏津，苔白斑驳，脉虚。续予益气养阴，清热祛浊。处方：太子参 20g，南北沙参各 12g，白蒺藜 15g，金银花 20g，白蚤休20g,炒黄芩20g,鱼腥草30g,浙贝母12g,炙枇杷叶10g,桔梗10g,生甘草12g,百部15g,天花粉20g,车前子15g,茯苓30g,金荞麦20g,石见穿12g,5剂。

10月14日第三次会诊:面转红润,已不发热,干咳无痰。舌干敛,苔燥黑裂纹,脉虚沉。此津液重伤,热灼肺络。予生津宁嗽、清热祛痰。上方增损,并加自拟"附冬煎"温阳润肺:太子参20g,南北沙参各15g,玄参12g,白前10g,陈皮10g,金银花20g,白蚤休15g,炒黄芩15g,芦根12g,白芥子10g,紫苏子10g,生甘草12g,杏仁12g,法半夏10g,川贝母12g,海浮石10g,制附片、麦冬各10g[先煎],7剂。

10月21日第四次会诊:今会诊单称"患者口服中药治疗后,咳嗽咳痰好转……诊断为'真菌性肺炎,高血压极危象'"。自诉日前眼睑肿消,但昨起又肿,夜间咳嗽,寐差。舌淡红裂纹干敛,脉虚沉。予益气养阴,清热化痰,宁心安神。处方:太子参20g,南北沙参各15g,山药30g,生黄芪20g,白蚤休20g,金银花20g,炒黄芩15g,葶苈子10g,白芥子10g,紫苏子10g,生甘草12g,法半夏10g,天麦冬各15g,茯神30g,川贝母10g,苍术10g,杏仁10g,海浮石10g,7剂。

尽剂出院,月底随访,热靖嗽宁。

按:患者年逾七旬,因咳嗽发热不退十余天,用多种抗生素、退热药、激素等乏效,咳嗽发热不退,又增泄泻。初诊见舌淡苔薄白,脉虚滑,显寒痰渍肺之象。此寒湿痰浊贮肺,郁而化热,咳频热稽,诊为"湿浊渍肺,生痰化热",又因多种抗生素联用致肠道菌群失调反增泄泻,故初诊予宣肺清热、祛浊化痰。用二陈汤、三子养亲汤加味以宣肺化浊,银、芩、蚤清热解毒,沙参养肺扶正,重用茯神安神而健脾止泻。服药三剂,热退脉静,泄泻亦止。二诊用原方加减以养阴清肺;三诊两益气阴、润肺宁嗽;四诊益气养阴、清热宁心、化痰祛浊。其患有多种慢性病,因湿毒渍肺而罹"真菌性肺炎",遂次第以清热化痰、健脾祛湿、益气养阴、安神宁心诸法,其中先后重用茯苓或茯神30g以健脾利湿安神。前后会诊四次,西医配合纠正水电解质紊乱,患者得愈。

二、心脑血管病

治心脑血管病常须“活血化瘀”，此已成当今中西医之共识。然其瘀化之后当如何？曰，必续以“逐瘀通络”而后已。如不及早彻底清理瘀浊，必致浊瘀复积，活血化瘀之成果短期就会丧失殆尽。王清任诸“逐瘀汤”之可贵即在于此。故但凡冠心病、脑梗死，无论有无高血压、高血糖等兼夹症，均宜联用此八字作为治则，庶几可活血养心、化瘀溶斑、瘀祛络通。

笔者治心脑血管病常用附子、麦冬。盖附子扶阳入阴，和合阴阳，实百配不爽；麦冬可滋阴益津，润养络道，携阴入阳。余自拟附冬煎、蒺通散，或单用，或合用，或伍入方剂，验之临床，效果明显。

（一）高血压病

案1｜面浮尿频

芦某，女，62岁。肾内科会诊患者。2016年8月18日初次会诊。

下肢水肿3年、面目浮肿半年，夜尿频4个月。高血压病史10余年；查出脂肪肝8个月。行动喘促，诉多梦，近期起夜排尿5次以上。虽服西药降压，血压仍在160/100mmHg波动。面色无华，浮肿，下肢凹陷性水肿。舌暗红胖，中裂，舌面干敛，略有白苔，脉虚涩。

心脾久虚，肾失摄纳。予温养心脾，利水通络。用自拟“附冬煎”合五苓散加味，以温心益肾，健脾利水。处方：制附片10g[先煎]，麦冬15g[先煎]，桂枝5g，焦白术15g，茯苓20g，猪苓15g，泽泻12g，白蒺藜20g，路路通10g，红花5g，天麻15g，钩藤15g[后下]，青陈皮各10g，大腹皮12g，党参15g，炒白芍15g，山茱萸20g，五味子5g，7剂。

8月24日二次会诊：称7剂药后有明显好转，面浮肿消，起夜已减至1次。但日前夜梦中惊叫，须家人呼唤始醒。视物模糊。宗原方意，佐以养心安神之品。处方：焦白术15g，茯神20g，猪苓15g，泽泻12g，天麻15g，钩藤15g[后下]，白蒺藜20g,路路通12g,陈皮15g,大腹皮12g,太子参15g,麦冬15g先煎,五味子5g,红花5g,炒白芍15g,山茱萸20g,灵芝12g,制附片10g先煎,生龙齿15g先煎,10剂。

尽剂寐安目清,血压稳定在150/85mmHg左右。

按:本案患者颜面、下肢俱浮肿,夜尿频仍。舌暗胀而干敛,脉虚涩。病涉心、肾、脾。先以"附冬煎"合五苓散、蒺通散加味,奏效后再予天麻钩藤饮、生脉饮合参。辨证施治,诸症渐靖而血压亦安。

附:附冬煎(自拟方)

组成:制附片10～15g,麦冬15～30g。

功用:扶阳益阴。用于心气虚怯,阳气衰惫、阴津不足之证。单用可,作君药组方亦可。宜同先煎20～30分钟,香气逸出时再入余药。笔者用此方甚广,冠心病、肺源性心脏病、类风湿关节炎等各科杂症无不广为用之。

方解:制附子辛热色黑,入心、脾、肾经;麦冬甘寒色白,入心、肺、胃经。故此方余原称"黑白煎"。心主血脉,肺朝百脉;肾为水火之脏,蕴真水、真火。附子得麦冬,水火既济;麦冬得附子,蒸腾布津。二者寒热互补,温心肾之阳而滋心肺之阴,并由此煦照他脏,布津六腑。③

案2 憋闷头晕

汪某,男,62岁。芜湖市某单位退休职工。2017年9月7日初诊。

诉心前区憋闷钝痛2天,服西药只可短暂缓解。既往史:高血压病、冠心病。2017年2月17日行冠脉介入治疗,于右冠脉左回旋支植入支架1枚。舌淡紫,苔黏腻,脉虚沉。

此心脉痹阻,器械通脉,异物置血管而留瘀,不通则痛。治以活血化瘀,祛浊通络。予血府逐瘀汤加减,加䗪虫逐瘀通络、水蛭破血抗凝。处方:丹参20g,柴胡10g,当归12g,川芎10g,赤芍20g,生地黄15g,桃仁10g,红花10g,桔梗10g,枳壳10g,川牛膝15g,生蒲黄10g,五灵脂10g,制延胡索15g,炙甘草10g,土鳖虫1包溶入(颗粒,每包含生药6g,后同)、水蛭1包溶入(颗粒,每包含生药2g,后同),7剂。

③ 李佛基.黑白煎治疗疑难杂症例略[J].中医药临床杂志,2009(4):362.

9 月 14 日二诊:心前区憋闷减,口干。舌淡紫,苔疏黄而干,脉虚沉。此心肾阳虚,络脉失濡。上方加制附片 10g、麦冬 15g 以扶阳益阴,14 剂。

9 月 28 日三诊:胸口已不感憋堵。黄苔转润,脉如上。再予二诊方 14 剂。

11 月 9 日四诊:近况可,胸不闷。自行调整上方为隔日 1 剂,亦无不适。舌脉如上。仍用上方 14 剂,隔日 1 剂。

12 月 14 日五诊:称近日胸闷,但不痛,咳黄浊脓痰始快,口气浊秽。舌淡紫,苔黄浊,脉虚沉。用二诊方增祛痰浊之瓜蒌皮、法半夏。因痰湿重浊去麦冬、因形丰体虚去蒲黄等。处方:丹参 20g,当归 12g,川芎 15g,赤芍 20g,生地黄 15g,桃仁 10g,红花 10g,桔梗 10g,枳壳 10g,川牛膝 15g,五灵脂 10g,制延胡索 15g,炒白术 12g,法半夏 10g,瓜蒌皮 12g,炙甘草 10g,制附片 12g^先煎^,土鳖虫 1 包^溶入^,水蛭 1 包^溶入^,14 剂。

2018 年 1 月 25 日六诊:岁末年初,进食不节,胸脘作闷,体重增加。舌淡紫,疏苔黄浊,脉虚沉。上方去水蛭,加生山楂、炒神曲各 15g 以健脾消脂,14 剂。

3 月 15 日七诊:称近来血压不稳,睡眠差。虽一直服西药降压,舒张压仍持续在 90mmHg 以上,故要求专服中药降压。舌淡紫胀,苔薄黄,脉虚沉。天麻钩藤饮加减主之:天麻 15g,山栀 12g,杜仲 15g,桑寄生 20g,川牛膝 15g,黄芩 12g,夜交藤 12g,茯神 12g,生山楂 15g,神曲 15g,益母草 20g,石决明 20g^先煎^,钩藤 12g^后下^,三七粉 10g^冲服^,7 剂。

3 月 29 日八诊:称血压稳定,睡眠改善,口气秽浊。舌淡紫,苔疏黄浊,脉虚沉。予活血化瘀,温阳祛浊。处方:丹参 20g,赤芍 20g,当归 12g,川芎 10g,炙甘草 10g,桔梗 10g,桃仁 10g,红花 10g,枳壳 10g,五灵脂 10g,佩兰 15g,炒白术 12g,生山楂 15g,神曲 15g,法半夏 10g,瓜蒌皮 12g,川牛膝 15g,土鳖虫 1 包^溶入^,制附片 10g^先煎^,10 剂,隔日 1 剂。

4 月 19 日九诊:口干。舌淡紫暗,苔薄黄,脉虚沉。予扶阳益阴,活血祛浊。处方:制附片 12g^先煎^,麦冬 20g^先煎^,丹参 20g,当归 12g,川芎 15g,赤芍 20g,生地黄 15g,柴胡 10g,桃仁 10g,红花 10g,制延胡索 12g,枳壳 10g,川牛膝 15g,生蒲黄 10g^包煎^,五灵脂 10g,炙甘草 10g,土鳖虫、水蛭各 1 包^溶入^,铁皮石斛 8g^单煎兑入^,14 剂。

5 月 10 日十诊:诉头晕,寐差。近期因去外地而携西药降压,感不适而再来看中医,请求仍服中药降压。舌淡紫,苔黏腻,脉弦滑。予平肝潜阳,凉血祛浊。生石决明 30g^先煎^,天麻 15g,桑寄生 20g,山栀 12g,黄芩 12g,杜仲 15g,川牛膝 15g,益母草 20g,夜交藤 15g,茯神 15g,炒白术 12g,法半夏 10g,神曲

15g，生山楂 12g，钩藤 15g后下，三七粉 10g冲服，7 剂。

5 月 17 日十一诊：头晕减，血压下降（140/85mmHg），睡眠改善。口干，胸胁不舒，有时隐痛，口气秽浊。舌淡红干敛，苔松黄而干，脉虚沉。予滋阴凉血，益心化浊通络。处方：丹参 20g，丹皮 12g，赤芍 20g，当归 12g，川芎 10g，生地黄 15g，炙甘草 10g，桃仁 10g，红花 10g，柴胡 6g，枳壳 10g，五灵脂 10g，佩兰 15g，制延胡索 12g，土鳖虫 1 包溶入，水蛭 1 包溶入，制附片 12g先煎，麦冬 20g先煎，铁皮石斛 10g久煎兑入，7 剂。

药后 1 周随访，称胸胁舒，血压平稳。酙酌为其书十诊方加减：生石决明 30g先煎，丹参 20g，天麻 15g，桑寄生 20g，山栀 12g，黄芩 12g，杜仲 15g，川牛膝 15g，益母草 20g，瓜蒌皮 15g，法半夏 10g，生山楂 12g，钩藤 15g后下，水蛭 1 包溶入，三七粉 10g冲服，7 剂。并嘱此后每逢憋闷头晕不适时，即以此方与十一诊方隔日交替使用。

连续 3 年随访，患者状态良好。

按：本案患者形体丰腴，向心性肥胖，其舌紫苔腻，脉虚沉，此气滞血瘀、心脉瘀阻。予活血化瘀、通络祛浊，用血府逐瘀汤加减，借重水蛭溶栓、䗪虫逐瘀；药后胸膺渐舒，但口干、脉虚沉、苔疏黄，此心阳虚而阴津乏，故二、三诊加"附冬煎"以扶阳益阴；药证合拍，诸症渐减，四诊遂予隔日一剂；月后五诊，诉口秽、胸闷咳黄痰，以二诊方加半夏、瓜蒌以祛痰，又以其脉虚沉，可知本虚标实，故去除已用两月有余之蒲黄、麦冬。盖因蒲黄"令人自利，不益极虚之人"（《本草衍义》），而患者"咯吐臭秽，或多脓血，宜清宜降，万无投以滋腻之理"（《本草正义》），遂撤蒲、冬，无犯虚虚实实之戒；六诊值 2018 年岁末年初，患者饮食不节，胸脘闷满，浊脂内生，去腥膻之水蛭，加楂、曲降脂消浊降压，其后两月平稳；三月中旬七诊，肝阳随仲春上扬，不但血压高用西药不能控制，且痰浊扰心而寐差。患者执意要求单纯服中药降压。

本案患者先以冠心病来诊，继以高血压求治。因西药降压不适且效果欠佳，两次明确要求服纯中药降压。遂用之，效果良确。笔者降压用自拟"加味天麻钩藤饮"，即"天麻钩藤饮"加神曲、生楂、三七。神曲、生楂能有效降脂、降压；而降压还须稳压，冠心病兼高血压病患者，尤忌血压波动。笔者用三七经验，本品既能活血化瘀，又可益气养心，具双向调节作用而利血压稳定。纵观本案，先后予化痰祛浊、健脾消脂、平肝潜阳、凉血祛浊、滋阴凉血、益心通络等法，终入安顺之境。

案3｜头晕言謇行走不稳

石某，男，66岁。芜湖市某单位退休职工。2016年6月15日初诊。

头晕、嗜睡半年余，右侧肢体不利3周。2015年8月起即视物模糊，行走不稳，言语不清，甚至失语。患者5月25日以"右上腹胀痛不适5月余，右上肢无力2天"入市中医院住院治疗。西医诊断：胆囊结石伴慢性胆囊炎，高血压病，脑梗死（恢复期），右颈内动脉闭塞，右侧椎动脉硬化。6月2日在该院行局麻下全脑血管造影术，提示：左侧颈内动脉起始端完全闭塞（同侧后循环代偿）。对症处理，好转后出院。吸烟30余年，现戒烟中。今B超提示：双侧颈动脉硬化伴双侧颈动脉窦粥样硬化斑块沉积，左颈内动脉闭塞；右侧椎动脉硬化；左椎动脉顺应性闭塞。刻下头晕眼花，言语涩滞，行走不稳，纳差，二便调，左上腹已不痛。舌暗红，嫩黄褐苔，脉细弦滑。

此肝风内动，上扰清宫，脑络瘀阻，致目眩言涩行蹇。予疏肝健脾，活血化瘀，祛浊通络，并嘱原服降压西药不变。处方：丹参20g，当归12g，赤芍20g，柴胡10g，法半夏12g，神曲20g，生鸡内金20g，枳壳10g，桔梗10g，炙甘草10g，川牛膝15g，生白术10g，生山楂10g，生地黄15g，川芎10g，桃仁12g，红花10g，三七粉10g[冲服]，水蛭1包[冲服]（相当生药3g），7剂。

7月6日二诊：上方服后头晕减，便溏。舌脉如前。予上方加减，因便溏去生地黄，另加三七花10g[泡服代茶]以助平肝降压，14剂。

7月27日三诊：头已不甚晕，言语渐利。浊苔渐化，脉虚。二诊方加虎杖30g、红藤20g以增通经活络、利湿通痹之力，14剂。

8月10日四诊：言语流利，行走双腿较前有力，但多走易累。舌淡暗，脉虚。仍用三诊方，14剂。

8月24日五诊：称受凉便溏。舌淡暗裂纹，略见浮白苔，脉虚。去当归、桔梗，用炮内金。处方：丹参20g，赤芍20g，柴胡10g，法半夏12g，神曲20g，炮内金20g，虎杖30g，红藤20g，红花10g，枳壳10g，炙甘草10g，川牛膝20g，生白术12g，生山楂20g，川芎10g，桃仁10g，三七粉10g[冲服]，地龙12g，水蛭1包[冲服]，三七花10g[泡服代茶]，14剂。

9月7日六诊：言流利，行动便，精神旺。左眼巩膜稍稍现红丝。上方去红花，加夏枯草15g平肝明目，14剂。

9月21日七诊：称自服中药后，至今头不晕。1年前视物模糊、失语或言语謇涩、行路不稳等症状均消失，胆囊炎也未复发。观其行动自如，步履有力，言谈流畅，神清目明。舌淡略胖，裂纹，苔黏滑，脉细滑。效不更方，上方稍作增减：夏枯草、生山楂、川芎各12g，地龙10g，三七花3g泡服代茶，余同六诊方，14剂。

此后随访2年多，起居正常。

按：本案患者初诊时因脑梗死、右侧颈内动脉闭塞、左侧颈内动脉起始端完全闭塞等，已致右侧肢体偏枯，言语謇涩伴间歇失语。予血府逐瘀汤、桃红四物汤化裁，用以活血化瘀、清脑祛浊；再以虎杖、红藤活血通络，夏枯草、生山楂、川牛膝、三七花等清热平肝降压，复添地龙、水蛭以化斑溶栓，终致梗塞渐通，偏枯渐荣，口齿渐清，步履渐稳。水蛭之用，宜研末冲服，不宜入煎剂，因其所含水蛭素遇高温即致破坏。

【小结】

中西医治疗高血压各擅其长。中医运用“平肝潜阳”“滋水涵木”等法均可有效降低血压。案1患者有高血压病史十余年，近半年伴肾脏损害，西医诊断为“高血压肾病”。诊为心肾两虚，脾失运化，湿邪泛滥，予养心健脾，温肾化湿，兼平肝潜阳获效。案2为高血压病、冠心病患者，因肝阳上亢、心脑失荣而憋闷头晕，予滋水涵木，祛浊通络，亦渐入平顺之境。案3头晕言謇偏枯，西医诊为高血压、脑梗死、颈内动脉闭塞，余诊为肝阳上亢，脑络瘀阻，遂始终从肝论治。养血以充肝体，活血以化肝瘀，疏肝以伸肝用，平肝以潜浮阳，祛浊以通筋脉，辅以健脾利湿清热而消腑滞。三则医案，可概笔者治疗高血压伴相关兼证之大略。案1、案3用西药降压而不稳，且兼夹证颇多，已波及脑、肾等重要脏器，中医介入辨证论治而获效；案2因用西药降压不适而坚决要求改用中药降压，疗效确切可靠。不过，笔者认为西医治疗高血压病确有长处，其辨病分型翔实，用药精准，堪称“简便验廉”。中药降压亦很有效，但服用传统剂型“汤药”相对不便，故笔者每逢高血压病患者来诊，如兼证不杂，常建议降压首选对症西药，如降压效果欠佳或兼证较多，再考虑中医药介入。

(二)冠状动脉粥样硬化性心脏病

案1 胸 痹

刘某,男,79岁。芜湖市某单位退休公务员。2012年8月23日初诊。

心慌胸闷,活动后加剧半年余。由其子搀扶入诊室,站立不稳欲仆。自诉20年前即确诊为冠状动脉粥样硬化性心脏病,医院曾下病危通知。体丰,面晄白,口秽,下肢浮肿。舌淡暗,舌边齿痕,苔薄白少津,脉虚缓。

此心肾两惫,气虚血瘀。宜益气活血,养心温肾。用生脉饮加归芪、芪附、桃红四物汤化裁。处方:太子参20g,麦冬15g,五味子10g,炙黄芪20g,丹参15g,当归15g,川芎12g,桃仁12g,红花10g,制附片12g先煎,7剂。

8月30日二诊:其子陪同进诊室,自主行走数步落座。舌淡红,苔薄少津,脉虚。上方增丹参用量,加苏木、三七,以活血扶正。处方:制附片12g先煎,麦冬15g先煎,太子参20g,五味子10g,炙黄芪20g,丹参20g,当归15g,川芎12g,苏木10g,桃仁12g,红花10g,三七粉10g冲服,7剂。

9月6日三诊:精神好,下肢浮肿消,称“屁多而臭”。舌红少苔,脉虚。用二诊方加自拟“蒺通散”——白蒺藜20g、路路通10g以祛浊通络,5剂。

10月11日四诊:称好转,还感气力不足。舌深红少苔,脉虚。此气阴两虚,三诊方加减:制附片10g先煎,麦冬20g先煎,太子参20g,五味子12g,丹参15g,当归15g,川芎12g,白蒺藜25g,路路通10g,川牛膝25g,桃仁12g,红花8g,苏木10g,三七粉10g冲服,14剂。

11月1日五诊:今日独自骑自行车来诊,神情开朗,精神足。闻诊可察其轻喘,舌脉如前。用四诊方加杏仁10g、茯苓15g,微调与之,14剂。

11月21日六诊:称服药后,胸闷、心悸动均大减。舌紫暗,苔白浊腻,脉虚沉。上方增白蒺藜、川芎量,加赤芍以通络活血。处方:丹参20g,苏木10g,当归12g,赤芍15g,五味子10g,川牛膝30g,桃仁12g,杏仁10g,太子参30g,白蒺藜30g,路路通12g,川芎15g,红花8g,茯苓15g,制附片10g先煎,麦冬20g先煎,三七粉10g冲服。21剂。

2013年3月13日七诊:称胸廓舒,口干,口秽。舌紫暗干敛,脉虚弦。调整“附冬煎”用量比,六诊方麦冬增为25g、制附片减为8g,14剂。

3月27日八诊:近况尚可,仍心悸,口干、口秽减。制附片仍用10g,余同上方,14剂。

4月13日九诊:称近日“上火”,睡眠差,纳差泛酸,肢节屈伸不利。舌紫暗,苔白浊,脉虚弦。予健脾和胃,舒肝宁心。处方:丹参20g,太子参20g,白蒺藜30g,路路通12g,茯苓15g,月季花10g[后下],红花6g,当归12g,川芎12g,苏木10g,山栀15g,神曲15g,海螵蛸12g,姜竹茹12g,酸枣仁20g,川牛膝30g,伸筋草12g,14剂。

4月25日十诊:称自去年服中药8个月来,感觉健康状况好而停药。近况尚可,偶感心悸咳嗽来复诊。舌淡暗,苔黏少津,脉虚滑略弦。用七诊方增损:丹参20g,太子参30g,白蒺藜25g,路路通12g,苏木10g,郁金12g,当归12g,五味子12g,川牛膝30g,桃仁12g,杏仁10g,川芎12g,红花8g,茯苓15g,麦冬25g[先煎],制附片12g[先煎],三七粉10g[冲服],14剂。

从5月8日十一诊到年底二十诊,除因时有自汗出而加用桑螵蛸之外,患者持续恢复,状态颇佳,跳舞锻炼居然可轻松跳“伦巴”“旋三”。

此后2年,患者每年体检基本正常。因健康无异常人,此老曾先后于2013年5月停药3个月、2014年12月停药5个月。其余时日服上方,并经笔者同意改为隔日1剂。老人仍然跳舞锻炼并日行五千步,直至2018年4月不幸因车祸去世。

按:此老近八十高龄,冠心病史20年。初诊由其子搀扶入诊室,稍放手即欲仆。初诊脉证合参,以气阴两虚、络脉瘀阻论治。用生脉饮合芪附、术附、桃红四物化裁,已具“附冬煎”之雏形。组方之药仅十味,服药1周即扭转此老颓势。二诊用原方加苏木、三七,以行血破瘀、养血活血,并予“附冬煎”两味一道先煎。三诊再加“蒺通散”以通络理气。四诊增川牛膝以祛风活血。五诊起即可自行骑自行车来诊,除规范服西药降压外,停用其他西药。此后起居正常并能跳交谊舞。笔者针对其肥胖、口干、自汗等症状,以“宽胸祛痰,养阴生津”为治则,长期用“附冬煎”为君药,臣佐活血化瘀诸品合“蒺通散”祛浊通络。2015年5月开始则酌情调整方药,用附冬煎、蒺通散、养心祛浊汤合参,为其温心阳、益心阴、通络脉、祛痰浊。患者断续服中药长达5年余,停服中药长则5月,短则1周,视身体状况与医生商议而定。其间,此老多次告知笔者,生活有质量,散步可走五千步以上,锻炼时不仅可慢舞,还能常跳“伦巴”“旋三”,前后对比不啻霄壤。

附:蒺通散(自拟方)

组成:白蒺藜 20 ～ 30g,路路通 10 ～ 15g。

功用:举凡经络不通,络脉痹阻,内外结节,均可以处方随证伍用。

方解:白蒺藜,亦名刺蒺藜,性味苦辛、温。其功用甚广,《本经》言其主恶血,破癥结积聚,喉痹,乳难;《名医别录》谓其主身体风痒,头痛,咳逆伤肺,肺痿,止烦,下气;《药性论》载其治诸风疬疡,破宿血,疗吐脓,主难产,去燥热;《日华子本草》曰其治奔豚肾气,肺气胸膈满,催生并堕胎;《本草纲目》言其治风秘及蛔虫心腹痛;《本草再新》载其镇肝风,泻肝火,益气化痰,散湿破血,消痈疽,散疮毒;《会约医镜》曰其泻肺气而散肝风,除目赤翳膜,疗肺痈,乳岩,湿疮。路路通,亦名枫实,性味苦、平。《本草纲目拾遗》谓其通十二经穴。功能祛风通络,利水除湿,主治肢体痹痛、手足拘挛、胃痛、水肿、胀满、经闭、乳少、痈疽、痔漏、疥癣、湿疹。

白蒺藜、路路通二味浑身是刺,披坚执锐,共逐络脉瘀阻,解气血滞结,散块垒硬节。笔者治内科、妇科等各科杂病常用为小方或药对,尤其多用于冠心病、脑梗死、各型结节、囊肿。其功效良确,肉眼可见。

典型病例:周某,女,41 岁。2021 年 12 月 23 日以“月经不调”初诊。曾由某县医院诊断为“卵巢早衰、卵巢巧克力囊肿”。笔者诊脉时注意到,其右手腕尺骨小头上方,有半个鹌鹑蛋大小的囊肿隆起。询问得知,其体表其他部位还有数个相似囊肿,曾看过西医,诊为“多发性腱鞘囊肿”,因无大碍,遂不以为意。三诊时,笔者为其方中加入“蒺通散”,旨在增进消散“巧囊”之药力。服药 2 周后来诊时,自诉其右手腕上囊肿明显消退,接近平复,视之果然。2023 年 10 月,此囊肿完全平复。

蒺通清脑汤(自拟方)

组成:白蒺藜 15 ～ 30g,路路通 15 ～ 20g,丹参 20g,当归 15g,赤芍 15g,川芎 12g,地龙 6g,土鳖虫 3g,干地黄 12g,桔梗 10g,甘草 10g,柴胡 6g。

功用:疏通清利脑梗死。

方解:重用白蒺藜、路路通为君,纵横捭阖,上达颠顶,下通四末,利窍祛浊;以丹参、当归、赤芍、川芎活血化瘀共为臣;取《本经》地黄“逐血痹”之意,且“久病多痰浊作祟”,故加地龙、土鳖虫入络搜剔,再加经方“桔梗甘草汤”化痰浊,去胸膈壅闷,共奏祛浊通络而为之佐;柴胡,《珍珠囊》谓其入足少阳胆、足厥阴肝、手少阳三焦、手厥阴心包络,故用之载药上浮,又能旁及他经,为之使。

加减：高血压患者加夏枯草、天麻、钩藤；糖尿病患者酌加生黄芪、黄精。

典型病例：张某，女，66岁，农民。2018年9月5日初诊。诉头晕、有时口齿不清，伴右侧肢体乏力发木2月余。曾往市人民医院检查，诊断为“脑梗死、颈椎病”，用药不详。舌淡紫干敛，脉沉涩。用自拟“蒺通清脑汤”，14剂。复诊称药后1周，头渐清而言转利，行动渐有力，脚麻木亦减。其后遂以此方赴药店自购服用。2022年5月再来复诊时称，4年来每当病将复发时，服此方即愈。

案2｜胸痹

罗某，女，75岁。芜湖某单位退休护士。2016年5月12日初诊。

心慌心悸3年余。诉经常“心会突然颤抖不停”，每周发作两三次。住三楼而不能自行上楼，常爬楼中途困顿不得上下。其4月15日因“房颤”急诊入市中医院，心电图示：房颤伴快速心室率（心率132次/min）；室性早搏；左室高电压；T波异常（可能是前壁心肌缺血）；显著ST压低（可能是心内膜下心肌损伤）。既往史：高血压病、冠心病、慢性胃炎病史；2015年5月24日植入起搏器。刻下声音低微，气短难以接续。舌暗红胀胖，舌面瘘痕，近舌根有薄白腻苔，脉沉涩缓。

此心肾两虚，痰浊凌心，肾阳式微。予养心温肾，祛浊通络。处方：太子参15g，丹参15g，甘松8g，当归15g，川芎15g，红景天12g，川牛膝12g，甘草12g，柴胡10g，枳壳12g，红花5g，法半夏10g，瓜蒌皮12g，薤白12g，制附片10g先煎，三七粉10g冲服，7剂。

5月18日二诊：称心慌好转。舌暗红胖，苔水滑，脉虚沉。仍予上方，制附片增至12g，14剂。

6月1日三诊：说话响亮连贯，称已能自行上三楼，房颤一直未复发。舌淡红，苔黏滑，脉虚短。仍予上方，三七增至12g以益气养心活血，14剂。

6月15日四诊：2周来房颤未发。原厌食，现在食欲大振。舌深红胖大，脉虚沉。宗上方意，再增附子至15g，加山茱萸15g；另取三七花10g（沸水泡代茶），14剂。

6月29日五诊：诉精神好，上楼又有进步，可一气爬上三楼不停顿。饮食香，睡眠佳，汗稍多。称食欲旺而进食稍多会有不适感。舌暗红胀，苔黏滑，脉沉涩。予心脾双调，清热和胃。处方：太子参15g，丹参15g，红景天12g，甘松8g，当归15g，川芎15g，法半夏10g，茯苓20g，瓜蒌皮12g，薤白12g，制香附

10g，高良姜 10g，海螵蛸 12g，蒲公英 30g，百合 12g，山茱萸 15g，枳壳 12g，炙甘草 12g，煅龙骨 15g先煎，煅牡蛎 15g先煎，制附片 12g先煎，三七粉 10g冲服，14 剂。

7 月 13 日六诊：称身体状态好，纳佳寐安。舌暗红胀而舌面痿，无苔，脉沉滑缓。上方加减，去高良姜，加红花 6g、神曲 20g，14 剂。

征得笔者同意，2016 年 8 月中下旬携带上方颗粒剂由其女陪同赴俄罗斯旅游。

8 月 4 日七诊至 2017 年 11 月 2 日十六诊，患者房颤一直未发。2016 年 9 月 7 日在本院做心电图示：心房抑制型起搏心电图（心率 59 次 /min）；房性早搏伴室内差异性传导。比照初诊心电图已有明显改善。仍用上方加减予之，直至 2017 年 12 月。患者于 2016 年、2017 年岁末，均携上方之随症加减方颗粒剂飞海南岛过冬，身体状态稳定。

2018 年 5 月 10 日十七诊：患者查出乳腺癌，于 5 月 4 日在省立医院局麻下切除左乳，未发现转移。拒绝化疗，术后即来看中医。近来便秘，面容消瘦，气色尚可。舌淡红胖，舌痿见痕，痕沟内见浊苔，脉虚沉。予养心祛浊通腑。处方：丹参 15g，太子参 15g，当归 15g，山茱萸 15g，川芎 15g，红景天 12g，红花 6g，蒲公英 30g，瓜蒌皮 15g，薤白 12g，法半夏 10g，茯苓 20g，猪苓 15g，神曲 20g，枳壳 12g，甘草 12g，制附片 12g先煎，麦冬 15g先煎，肉苁蓉 10g，制大黄 2g，牡蛎 20g先煎，三七粉 10g冲服，14 剂。

5 月 24 日十八诊：昨天感心前区稍不适，但未发病。乳腺病理检查：浸润癌，未发现癌细胞转移。舌淡红胖，苔黏滑，脉虚沉。久病为本，新病为标，然癌变有渐，或潜萌于心脏病之先，故宜标本兼顾，扶正祛邪，稳心抗瘤。予养心通络，祛痰散结。上方加减：丹参 15g，太子参 12g，南沙参 12g，炙甘草 10g，瓜蒌皮 12g，薤白 10g，无花果 15g，柴胡 8g，赤芍 15g，白术 15g，茯苓 12g，猪苓 10g，法半夏 15g，白花蛇舌草 30g，菝葜 15g，半枝莲 12g，半边莲 12g，蜂房 10g，红豆杉 10g，制附片 12g先煎，14 剂。

此后 5 年，患者定期复诊，随访至今，状态良好。

按：本案患者冠心病、高血压病，因反复房颤、室性早搏、T 波异常等而安装起搏器，服多种西药，但仍心慌心悸不宁。居住三楼难以上下，困顿不堪。初诊即以自拟“养心祛浊汤”加减予之，自二诊后房颤即未再发，三诊后即能自如上下三楼。其后随症施治，其方始终不离经方半夏瓜蒌薤白汤，因其可宽胸散结、化痰祛浊也。自服中药后房颤一直未复发。2018年患者罹乳癌，手术切除后用中医药诊疗。至2022年5月初，数年间始终坚持以抗肿瘤方合"养心祛浊汤"随症加减运用，健康状态始终保持良好。

案3 胸痹

王某，女，79岁。某医生之母。2009年9月17日初诊。

心悸乏力10余年，加重1周。既往有冠心病、高血压病、病态窦房结综合征病史。心电图示：窦性心动过缓，心率44次/min；膈面ST段改变；室性早搏。舌绛而见青紫，中后薄黄腻苔，脉结迟，略弦。

此心阳不振，气阴两虚，痰浊凌心，络脉瘀阻。予温心阳，益气阴，化痰浊，通心络。处方：制附片15g[先煎]，麦冬20g[先煎]，太子参25g，炙黄芪25g，白蒺藜30g，路路通10g，五味子10g，生地黄20g，赤芍20g，桃仁10g，地龙10g，法半夏10g，茯苓30g，炮姜3g，丹参15g，泽兰10g，土鳖虫8g[包煎]，7剂。

9月26日二诊：喜告心率已升至每分钟60次，但仍有早搏。舌暗红，疏黄苔，脉缓、结代。上方去炮姜，加全瓜蒌20g、三七粉10g[冲服]以增温阳益气祛浊之力，10剂，每周服5剂。

2010年1月28日三诊：上方服后感觉良好。近日心率波动幅度大，夜间最慢38次/min，白天最快可达84次/min。动态心电图示：窦性心动过缓；室性早搏；房性早搏。刻下心率63次/min。舌暗红，黏滑白苔，脉右虚弦，左弦滑。用初诊方，增太子参、黄芪至各30g以益气培元，减五味子为5g，加当归12g，10剂，每周服5剂。

其子为本院针灸科医师，半年后随访得知，患者坚持每周服中药，身体状况颇佳，还多次参与广场舞活动。

按：本案为重用"附冬煎"案例，予两益气阴、温心通络。以"附冬煎"为君扶阳益阴，参、芪与自拟"蒺通散"为臣，再予大队养血、活血之品，地、芍养血，丹、泽、桃活血，兼以虫类搜剔，夏、苓蠲痰，五味子养心，共为之佐，一味炮姜走而不守，通行上下而为使。俾心阳得复，心血得养，痰浊得蠲，心络得通，遂获良效。先后历时 4 个月共三诊，“截断扭转”危殆之势，加之其心态平和开朗，积极配合治疗，心率从 44 次 /min 增至 63 次 /min，生活质量也明显提高。

案 4 胸 痹

李某，男，73 岁。芜湖某中药厂退休干部。2012 年 5 月 5 日初诊。

胸憋闷 2 日余伴上腹胀。有冠心病、高血压病、糖尿病和慢性胆囊炎病史。长期遵医嘱服用左旋氨氯地平、肠溶阿司匹林、二甲双胍等药，不曾间断。但连续 2 天感心前区憋闷、悸动，小腹亦胀，看西医无明显改善。多汗。舌淡紫，苔黄浊黏滑，脉沉弦。

此心气不足，痰浊瘀阻，胆腑不靖。予益心气，祛痰浊，利胆腑。处方：制附片 15g^{先煎}，丹参 20g，桃仁 10g，法半夏 15g，鸡内金 15g，茯苓 20g，车前子 20g，神曲 15g，白蒺藜 30g，路路通 12g，檀香 10g^{后下}，川芎 15g，红花 10g，陈皮 15g，山茱萸 20g，虎杖 15g，乌药 10g，7 剂。

上方颇效，又 14 剂，诸症平。此后 1 年余，断续用上方自服，随访无虞。

2013 年 11 月 20 日二诊：诉天冷感心前区憋闷隐痛，用西药，效欠佳。舌紫暗，苔黄浊，脉沉弦。用初诊方，去虎杖，加炮姜 10g 以助附子温阳，7 剂。另嘱其只服西药二甲双胍以降糖，其余西药停用。

随访称胸闷胸痛平复，自行断续用此方服 8 个月。

2014 年 8 月 21 日三诊：近 1 周感憋闷，睡眠差，只能睡两三小时。舌淡紫，苔黄浊而干，脉沉弦。用二诊方加减，增养心安神之品。制附片 12g^{先煎}，丹参 15g，当归 15g，川芎 15g，太子参 15g，黄芪 20g，红景天 12g，枳壳 10g，大腹皮 12g，茯神 15g，夜交藤 15g，灵芝 12g，合欢花 15g，酸枣仁 30g，莲子 15g，甘草 12g，川牛膝 15g，檀香 10g^{后下}，7 剂。

随访称胸舒寐安。

2015 年 4 月 29 日四诊：历秋经冬，时隔 8 个月再诊，诉近感心悸心慌，口干，睡眠不佳。舌淡紫干敛，脉沉弦。此心阳失煦，心阴不足。予三诊方加减，加麦冬 20g 以补心气，合附子而为附冬煎，共同扶阳益阴；枳壳用 12g，酸枣仁用 20g，余同，7 剂。

随访反馈效佳。后用此方间断服用 3 个月，渐康复。

11月25日五诊：称夏秋平顺，入冬后天冷畏寒，胸胁不舒，腰酸背痛，睡眠差，夜尿多。要求服用冬补方"鸡药"。舌淡紫，苔薄黄，脉沉弦。拟"鸡药"方，旨在益气强心，活血通络，温阳补肾，健脾利湿。

处方：丹参15g，炙黄芪20g，红景天12g，制附片10g，麦冬12g，当归15g，赤白芍各10g，川芎15g，焦白术12g，茯苓15g，熟地15g，红花3g，川牛膝15g，菟丝子15g，神曲12g，肉桂2g，炮姜3g，檀香10g，陈皮12g，大腹皮12g，白蒺藜10g，夜交藤15g，合欢花15g，炙甘草10g。以上饮片，两煎取汁后再与下药同煮：

红参15g，枸杞20g，黄精15g，山药40g，芡实15g，薏苡仁20g，莲子15g，大枣12g，龙眼肉30g，核桃仁30g，鹿角胶5g，三七粉12g，3剂。

嘱"进九"后，每9天燉服1剂，基质食材用肉鸽1只，可加适合自己口味之调料。在冷藏条件下，两三天内吃完。月后随访称，体质转好，人有劲。

2016年4月7日六诊：称5个月不曾服用中药。近头晕寐差，口干，下肢略浮肿。舌淡暗嫩黏滑，脉沉弦。处方：制附片12g先煎，麦冬20g先煎，丹参15g，黄芪20g，太子参15g，当归15g，川芎15g，红景天12g，红花5g，枳壳12g，甘松8g，大腹皮12g，川牛膝12g，灵芝12g，夜交藤15g，茯神15g，莲子15g，甘草12g，三七粉10g冲服，14剂。药后随访，诸症渐平复。

6月15日七诊：5月20日因"房颤"急诊住院，6月5日出院。今日心脏超声示：心房增大；主动脉瓣关闭不全（轻度）；二、三尖瓣关闭不全（中度）；肺动脉高压（轻度）。心电图示：心房颤动；肢导联QRS波低电位趋势。舌淡紫暗，苔水滑，脉弦劲，三五不调。予温阳宽胸，祛浊通络。处方：制附片15g先煎，丹参20g，甘松10g，枳壳10g，薤白15g，当归15g，川芎15g，红景天12g，太子参20g，山茱萸15g，红花5g，法半夏12g，甘草12g，三七花10g泡服，柴胡10g，瓜蒌皮15g，川牛膝15g，三七粉10g冲服，7剂。

随访，称自行再服14剂，隔日1剂，近况稳定。

9月7日八诊：诉近1周胸膺胀满不适。唇乌，舌淡紫暗，苔灰浊，脉弦滑。此胸阳不振，络脉瘀阻，痰浊凌心。予宽胸益心，活血化瘀，通络泄浊。用附冬煎合经方半夏瓜蒌薤白汤加味：制附片15g先煎，麦冬12g先煎，丹参15g，太子参15g，当归15g，川芎15g，法半夏10g，瓜蒌皮12g，薤白12g，山茱萸15g，红景天12g，红花5g，三七花5g泡服，甘松8g，枳壳12g，川牛膝15g，甘草12g，三七粉10g冲服，7剂。

9月14日九诊：胸膺已舒，下肢凹陷性水肿。上方去麦冬，加茯苓30g，

14剂。

11月30日十诊：近况稳定，下肢略肿。舌淡暗，苔灰浊，脉弦滑。用九诊方，14剂。

随访得知其冬季平稳，冬至后自行再服“鸡药”温补方3剂。翌年仲春与初秋复诊，俱道状况可，唯下肢轻度水肿，并感胸膺满闷。诊得舌暗苔白浊，脉象弦滑如前。予上方加葶苈子、车前子以利湿消肿，加甘松以开郁散满并消“脚气膝浮”（《本草纲目》）。

按：本案患者原为芜湖某中药厂厂长，因服西药治疗冠心病、高血压病、房颤等疗效欠佳，遂把康复之望托付给为之奉献大半生的中医药。其就医特点是间断来诊，自行守方，好转停药怡养，故各诊次之间时间跨度较大。治疗过程中，因其罹患多种慢性病，服西药多且杂，笔者斟酌后建议其除服降糖之二甲双胍外，余药皆停。前后十余诊，时间跨度长达数年，笔者为其拟方始终坚持“活血化瘀、祛浊通络”为总则。初诊予温阳蠲痹、活血通络、健脾和胃，其后参以化痰祛浊、两益心脾及冬令“鸡药”进补诸法。鉴于其心肾脾俱虚，遂益心肾之阳而健脾和胃。盖周之干《慎斋遗书》有云：“诸病不愈，必寻到脾胃之中，方无一失。何以言之？脾胃一伤，四脏皆无生气，故疾病日多矣。万物从土而生，亦从土而归。‘补肾不若补脾’，此之谓也。”故本案之治多从心脾两虚立法，先后用白术、茯苓、陈皮、山药、神曲、内金之属，其中“健脾和中、利水渗湿”之茯苓用至30g，故得心脾兼顾，脾健肿消。其后又为其冬令进补，开具肇始于芜湖“张恒春”中药店之“鸡药”自拟方，固元培本，终至逐渐康复。本案各诊必用附子、丹参，且制附子用量多在15g；各诊常用附冬煎、蒺通散；七诊后，必用经方半夏瓜蒌薤白汤。以上诸方之综合方，笔者命名“养心祛浊汤”，患者加减服用时间最长。遂得振心阳、祛痰浊、健脾运、培元气，渐入康泰之境。

附：养心祛浊汤（自拟方）

组成：制附片10g～15g（先煎），麦冬10～15g（先煎），太子参15g，五味子3～5g，丹参15g，当归15g，川芎15g，川牛膝12g，炙甘草12g，法半夏12～15g，瓜蒌皮12g，薤白12g，白蒺藜20g，路路通10～12g，三七粉10g（冲服）。

本方即附冬煎、生脉饮、蒺通散、半夏瓜蒌薤白汤合参，再加味构成。

功用：治疗冠心病。

方解：以附子温通心阳，麦冬润养心阴，二味先煎，同为君药；以生脉饮、三七、丹参、归、芎、膝益心气、和血脉，半夏瓜蒌薤白汤开胸痹、祛痰浊，炙甘草甘温安中，共为臣药；蒺通散披坚执锐、通络逐瘀担当佐药；路路通辛香走窜上下、通行十二经兼为之使。

案5 胸痹畏寒

周某，男，71岁。心内科住院患者。2008年3月7日初次会诊。

患者以冠心病、2型糖尿病住院治疗。现严重畏寒，人不离被窝，影响正常起居和治疗，而邀中医会诊。病床前见患者面色青晦，盖3床棉被，胸口与脚下共置3个热水袋。畏寒不能起床，老伴为其用“尿不湿”——因起床即寒瑟发抖。患者诉3月6日上午腹痛，左脚冷。以往如左脚发凉必须立即捂暖，若凉至膝，必感心悸而引发旧疾，卧床1周以上。尤可奇怪者，立春之后天渐暖，人皆逐渐减衣，患者却逐渐加衣，虽畏寒却汗多。盛夏即使气温高达38℃以上，仍盖3床棉被，但立冬后反感精神舒适，穿着亦相对较少。一年四季易感冒，十几年来多方求治不效。

已是仲春，细观其上身穿羽绒服，内穿羽绒背心、毛背心，下身穿短毛裤、长毛裤，外加羽绒裤。笔者治寒证甚多，但如此逆季节增减衣被者还是首次见到，踌躇良久，不知如何措手。试询其生活史，告知1955年至1975年在舟山群岛海军任职，转业后于1975年至1996年在芜湖某火车轮渡所任副所长——与江海打交道40余年，直到退休。面青口干。舌淡红，裂纹如地图，苔薄黏腻，脉右浮缓滑，左沉涩。

患者春暖反畏寒，立冬反减衣，颠之倒之，未之闻也。反复推敲，此阴损及阳，王冰所谓“热之不热是无火也”，以气阴两虚论治，遂予温心肾之阳而滋肝肾之阴。用自拟“附冬煎”合肾气丸化裁。处方：制附片20g（先煎），麦冬40g（先煎），生熟地各15g，当归15g，山药20g，山萸肉40g，赤芍15g，泽泻15g，太子参20g，白蒺藜25g，菟丝子15g，枸杞子15g，天花粉20g，川牛膝25g，10剂。

4月2日二诊：诉上方服至第6剂畏寒渐减，羽绒裤亦已脱去。这是十年来第一次在4月初脱去羽绒裤。舌同前，但口已不干，脉右弦，左沉涩。效不更方，上方增制附片为25g继服，15剂。尽剂，畏寒明显改善。

2015年4月15日三诊：因听从院外某医“告诫”，中止中医治疗长达7年。现身体每况愈下，畏寒更增，季节虽近谷雨，却着臃肿冬装进诊室。舌淡红，嫩胀，有细裂纹，苔白腻，脉沉，偶见代脉。此心肾之阳俱虚，急予温阳益肾，活血散寒。处方：制附片 20g[先煎]，干姜 10g，丹参 20g，桂枝 10g，肉桂 3g，当归 12g，山茱萸 20g，炒白芍 15g，山药 30g，炒白术 15g，茯苓 20g，怀牛膝 20g，沙苑子 15g，车前子 15g，菟丝子 15g，巴戟天 15g，锁阳 12g，炙甘草 12g，三七粉 10g[冲服]，14 剂。

5 月 20 日四诊：畏寒好转，多汗。宗原意加减，上方去山药、车前子，加浮小麦 30g、煅龙骨 30g，14 剂。

6 月 11 日五诊：面色霁和，一改往日晦暗，今仅穿衬衫来诊室。患诉畏寒已明显好转，久坐后起身头晕，感平衡失调，汗多。舌质嫩红，舌裂纹错综细密，苔黏滑，左脉滑大，右脉虚滑。上方增附子量、加淫羊藿，以温养心肾。处方：丹参 20g，桂枝 10g，焦白术 15g，茯苓 20g，炙甘草 12g，当归 12g，赤芍 15g，巴戟天 15g，沙苑子 15g，淫羊藿 20g，菟丝子 15g，锁阳 12g，怀牛膝 20g，肉桂 3g，炮姜 12g，三七粉 10g[冲服]，山茱萸 30g，浮小麦 30g，煅龙骨 30g[先煎]，制附片 25g[先煎]，14 剂。

同年 7 月 1 日至 2017 年 5 月 25 日，先后复诊 10 次，患者畏寒出汗均减，着装已近常人，唯夏令不用电扇。

9 月 14 日十六诊：心内科以患者“冠心病，畏寒多汗”邀请笔者会诊。床前察其舌淡嫩而暗，裂纹错密，苔黏滑，脉虚。暮春及秋，3 个多月不见，患者又着厚毛衣，盖棉被两床。虽异于常人，而畏寒之状较前明显改善。予养心敛汗，温肾祛寒。处方：制附片 25g[先煎]，炮姜 12g，肉桂 2g，丹参 20g，桂枝 10g，当归 12g，赤芍 20g，锁阳 12g，山茱萸 30g，焦白术 15g，茯苓 15g，怀牛膝 20g，浮小麦 30g，淫羊藿 30g，菟丝子 15g，巴戟天 20g，炙甘草 12g，煅龙骨、煅牡蛎各 30g[先煎]，三七粉 10g[冲服]，7 剂。

2018 年 3 月 5 日十七诊：诉去年四季度的 3 个月身体一直平稳，今年春节前宿疾复发，年前住院，在病房过春节。近来畏寒，汗甚多。舌淡暗，裂纹错密，苔黏滑，脉虚。仍予养心敛汗，温肾祛寒。用上诊方，增附子量至 30g，加糯稻根 30g，7 剂。

此后即以上方增肉桂至 3g，再服 14 剂。随访半年，平复如常人。其后追踪观察 3 年，畏寒减、汗渐敛。

按：本案患者逆季节增减衣被之症状过于奇特，无法用常理解释。鉴于其有糖尿病史、刻下口甚干，遂以“气阴两虚、阴损及阳”论治。初诊、二诊均用“附冬煎”合肾气丸化裁，温心肾之阳，益肝肾之阴。“附冬煎”重用，附子20g、麦冬40g起步，药专力宏，截断扭转了病势，惜患者误听误信中断治疗。七年后复诊，病势颓于初诊而阳益虚。审时度势，弃阴柔之麦冬，重用附、姜、桂等纯阳之味以温心阳，佐以健脾、活血、补肾、敛汗之品，敛心液，补命火，健脾运。其中，重用制附子，从20g渐增至30g。调治两年，逐渐平复。

笔者在多病种临证用药时，常“相反”“相畏”之品合用，本组病案尤其明显。对冠心病患者，举凡兼患肺源性心脏病、支气管哮喘、支气管扩张、间质性肺炎、脑梗死等有痰浊为祟之症，笔者恒以附子、半夏联用，以振心肺之阳、化痰祛浊。实践证明，不但未见不良反应，反而“相反相成”增进疗效。张志聪曾就此扼要考证并生动比喻：“药之相须、相使、相恶、相反，出北齐徐之才《药对》，非上古之论也。聿考《伤寒》《金匮》《千金》诸方，相畏、相反者多并用。有云相畏者，如将之畏帅，勇往直前，不敢退却。相反者，彼此相忌，能各立其功。圆机之士，又何必胶执于时袭之固陋乎？”（《侣山堂类辩》）李时珍论此更言简意赅：“古方多有用相恶相反者。盖相须相使同用者，帝道也；相畏相杀同用者，王道也；相恶相反同用者，霸道也。有经有权，在用者识悟尔！”（《本草纲目》）

关于“十八反”之当代研究，读者可参阅刘源、高晓山先生刊登于1989年第9期《中医杂志》的论文《明清以降129家医案中十八反的临床应用》。

以上所引“热之不热是无火也”，出自唐王冰：“热之不热，是无火也。益火之源，以消阴翳。寒之不寒，是无水也。壮水之主，以制阳光。”元王好古释为：“热不得寒，是无水也，寒不得热，是无火也。寒之不寒，责其无水；热之不热，责其无火。经曰：滋其化源，源既已绝，药之假不能滋其真水火也。”（《此事难知》）笔者认为，只要化源尚存一线，宜速益火壮水，则热之可热，寒之可寒也。

至于附子之用，笔者秉承姜春华教授、胡翘武主任医师两位先师之法，应用尽用，几乎涵盖各科，渐至得心应手。且“附子无干姜不热”，笔者自拟“附冬煎”以附子配麦冬，扶阳益阴，附得冬则敛剽悍之气，冬傍附则减阴柔之滋也。

三、肝胆胰病

（一）传染性肝炎

案1｜阴 黄

詹某，男，50岁。宣城市某公司职工。2013年7月1日初诊。

面晦、纳差、胁胀1月余，发现乙肝病毒携带已15年。赴人民医院就诊，该院化验报告示肝功能之丙氨酸转氨酶升高（ALT 43U/L ↑），"两对半"呈小三阳改变。舌淡紫，苔黏滑，脉濡滑。

此湿毒侵肝，肝郁络阻。治以清热解毒，疏肝通络，利湿降浊。处方：虎杖15g，平地木15g，半枝莲15g，土茯苓15g，蒲公英20g，垂盆草30g，片姜黄10g，贯众10g，白蒺藜20g，路路通10g，五味子8g，太子参15g，仙鹤草15g，鸭跖草15g，青皮8g，陈皮12g，14剂。

7月16日二诊：胃纳差，舌脉如上。今查肝功能示：ALT 69.1U/L ↑，天冬氨酸转氨酶（AST）67.9U/L ↑。上方加六神曲15g，三七粉10g^冲服^，7剂。

8月19日三诊：胃纳稍增，舌脉如上。8月15日查肝功能示：ALT 34U/L，AST 44U/L ↑，间接胆红素（IBil）23.1μmol/L ↑，直接胆红素（DBil）6.2μmol/L ↑。转氨酶下降，胆红素升高。予疏肝利胆，通络降浊。处方：白蒺藜20g，路路通12g，郁金12g，炒白芍20g，赤芍10g，垂盆草20g，土茯苓15g，焦山栀15g，甘草12g，青陈皮各10g，神曲12g，石见穿12g，平地木12g，凤尾草15g，茵陈15g，生牡蛎20g^先煎^，7剂。

9月16日四诊：8月21日查HBV-DNA 1.74×10^4IU/ml。提示病毒复制活跃。宜清肝胆湿热。用二诊方加茵陈15g，7剂。

10月8日五诊：10月5日肝功能示：ALT 103U/L ↑，AST 67U/L ↑；HBV-DNA 6.20×10^4IU/ml。提示病毒复制加剧。诉纳差，舌淡紫胀，苔黏滑，脉濡滑。予三诊方加减：白蒺藜20g，路路通12g，丹参15g，郁金12g，赤白芍各15g，垂盆草 20g，白花蛇舌草 15g，土茯苓 15g，焦山栀 15g，甘草 12g，陈皮 15g，神曲 15g，石见穿 12g，平地木 12g，凤尾草 15g，茵陈 15g，生牡蛎 20g先煎，7 剂。

12 月 2 日六诊：患者致电称腹胀。嘱用五诊方加槟榔 12g，7 剂。

12 月 9 日七诊：12 月 4 日查 HBV-DNA 8.46×10^5IU/ml。提示病毒复制剧烈。肝功能异常。舌脉同五诊。用二诊方加叶下珠 20g，7 剂。

其后守方 1 月余。

2014 年 3 月 25 日八诊：1 月 16 日肝功能示：ALT 21U/L，AST 40U/L，总胆红素（TBil）23.9μmol/L ↑；1 月 20 日查 HBV-DNA 3.37×10^4 IU/ml，较前明显下降。提示七诊方服后，病势受挫。患者自行停药 1 个多月后，3 月 5 日复查示：ALT 119.7U/L ↑，AST 104.5U/L ↑，HBV-DNA 8.90×10^5IU/ml，均较 1 月明显上升。仍用七诊方，加马鞭草、郁金各 15g，7 剂。

4 月 8 日九诊（网诊）：电话称尿黄似夹血，余可。考虑三七虽有止血功能，但含人参皂苷，为避免激发异常免疫，前方去三七，加地榆炭 15g 以凉血止血，14 剂。

6 月 30 日十诊：5 月 6 日复查肝功能正常；HBV-DNA 2.53×10^4 IU/ml，较 3 月 5 日明显下降。再予上方，7 剂。

8 月 19 日十一诊：患者再度停药 1 月余，复查肝功能，转氨酶再度升高（ALT 366.7U/L ↑，AST 269.5U/L ↑）。舌淡紫胀，细裂纹，苔白腻黏滑。脉濡滑。

按：七诊以来，屡见好转迹象，何以化验结果反复波动？盖患者为职业司机，细察其用药时日，知其常因出差而屡次停药。乙肝病毒者，袭肝之邪，乃湿热毒也。肝亦娇脏，体阴而用阳，病毒犯之，如油入面，极易滋生泛化，久羁难除。

推敲拟下方，以清热祛毒，养阴柔肝，健脾利湿。自拟“清肝祛毒汤”加减：叶下珠 20g，白蒺藜 20g，路路通 10g，白蚤休 10g，垂盆草 15g，土茯苓 15g，炒白芍 15g，女贞子 15g，墨旱莲 10g，郁金 12g，川楝子 10g，制香附 10g，炒白术 10g，生鸡内金 10g，蚕沙 15g，桑椹子 15g，平地木 12g，萆薢 10g，马鞭草 10g，炙鳖甲 20g先煎，14 剂。本方为转折方。

9 月 16 日十二诊：今日复诊出示 9 月 8 日生化检验单，示转氨酶下降（ALT 90U/L ↑，AST 156U/L ↑），“两对半”改善，HBV-DNA ＜ 1.0×10^3IU/ml。提示病毒已停止复制。

舌淡紫，细裂纹，苔薄白腻，脉濡滑。上方加减予之，培补后天之本：虎杖 15g，平地木 15g，半枝莲 15g，土茯苓 15g，太子参 15g，苍白术各 10g，炒白芍 15g，茯苓 20g，垂盆草 15g，贯众 15g，焦山栀 10g，白蒺藜 20g，路路通 10g，仙鹤草 20g，陈皮 15g，神曲 20g，焦山楂 15g，炒鸡内金 15g，郁金 15g，叶下珠 20g，14 剂。

10 月 7 日十三诊：10 月 3 日复查，肝功能改善（TBil 24.8μmol/L↑，DBil 6.4μmol/L↑，ALT 62U/L↑，AST 49U/L↑）。前诊方加赤芍 20g，14 剂。

11 月 11 日十四诊：患诉近况佳。用上诊方略增损：虎杖 20g，平地木 15g，半枝莲 15g，太子参 15g，苍白术各 10g，赤白芍各 20g，茯苓 20g，垂盆草 15g，贯众 15g，焦山栀 10g，白蒺藜 15g，路路通 10g，仙鹤草 20g，灵芝 15g，陈皮 15g，神曲 20g，炒鸡内金 15g，郁金 15g，叶下珠 20g，茵陈 15g，14 剂。

12 月 19 日复查肝功能，转氨酶恢复正常，胆红素仍高：TBil 33.1μmol/L↑，DBil 8.3μmol/L↑，ALT 17U/L，AST 26U/L。再进步，肝功能持续改善。嘱上方再服 28 剂后，停药观察。并嘱常服参苓白术丸，以培补元气。

2018 年 11 月随访，4 年来正常上班，生活起居无不适。又 4 年，2022 年 11 月再随访，起居、工作一切正常，复查肝功能正常。

按：余早年在基层医院工作时，治疗“甲肝”患者甚多，彼时多称为“黄疸性肝炎”，即中医所谓“阳黄”，用仲圣茵陈蒿汤、栀子豉汤等方，随证加减多可治愈；对黄疸不显、肤色晦暗者称“阴黄”，亦有经治疗而好转者。笔者亦曾用中医药治疗 10 余名乙肝患者，均有不同程度疗效。经云：“邪之所凑，其气必虚。”乙肝除母婴垂直传播者外，同家族兄弟姐妹，有人患病有人无恙；同事之中，乙肝病毒携带者或许自身不病，而密切接触者，有人染病有人安然。故感染乙肝与自身元气不足、免疫力低下呈正相关。本案病患为笔者亲戚，故自从接手治疗到基本康复，病案记录、治疗用药和实验室检验报告，完整无缺，颇有参考价值。该案从初诊时予“清热解毒，疏肝泄浊”，并维持此治则，转氨酶有所下降，但三诊后通过乙肝病毒核酸 PCR 检测，发现其病毒复制持续走高，五诊病毒复制转剧，七诊病毒复制剧烈。七诊起启用“叶下珠”且重用后，病势趋缓，病毒复制亦调头向下。十一诊时，笔者改弦更张。十一诊加用“白蚤休”后，转氨酶大幅下降，病毒复制也明显减少；所用自拟“清肝祛毒汤”，不但使肝功能持续改善，亦令病毒停止复制。除始终坚持辨证论治外，叶下珠、白蚤休功不可没，宜进一步探讨。用参苓白术散善后，培补元气，顾护脾胃，以固后天之本。至今患者每年体检相关检验指标均正常。

叶下珠味甘苦，性凉，载于《中药大辞典》[④]“珍珠草”条，为大戟科植物叶下珠的全草，谓其平肝清热，利水解毒，主治肠炎、痢疾、传染性肝炎、肾炎水肿、尿路感染、小儿疳积、炎眼目翳、口疮头疮、无名肿毒。

附：清肝祛毒汤（自拟方）

组成：白蒺藜 15 ～ 20g，叶下珠 20 ～ 30g，垂盆草 15g，炒白芍 15g，女贞子 15g，墨旱莲 10g，桑椹子 15g，郁金 12g，制香附 10g，炒白术 10g，茯苓 10g，路路通 10g。

功用：疏肝健脾，清热祛毒。用于乙型肝炎的治疗。

方解：本方以白蒺藜疏肝气通肝络、叶下珠平肝清热解毒共为君药；垂盆草清热消肿解毒，白芍、二至、桑椹养肝肾之阴，郁金、香附疏肝解郁，七味共为臣；白术、茯苓健脾和胃而为佐；路路通祛风通络、利水除湿，“通十二经穴”（《本草纲目拾遗》），委任为使。

加减：湿热重加白蚤休 10 ～ 15g、虎杖 15 ～ 20g；小便不利加马鞭草 15 ～ 20g；肝纤维化加炙鳖甲 15 ～ 20g[先煎]，赤芍 10g，桃仁、红花各 6g。

案 2 | 阴　黄

汪某，女，50 岁。宣城市某单位病休职工。2006 年 12 月 14 日初诊。

乏力、纳差 10 年余；感染丙型肝炎 22 年。诉 28 岁生产时因输血感染丙型肝炎。近乏力、纳差，查肝功能异常。消瘦，面色萎黄。舌红瘦少津，苔薄腻，脉弦细。

此输血染毒，直戕肝体，气阴两虚。宜柔肝解毒，两益气阴。处方：太子参 12g，白蒺藜 15g，麦冬 20g，枸杞子 10g，生地黄 15g，当归 15g，南沙参 15g，延胡索 12g，生谷麦芽各 8g，鸡内金 10g，焦白术 10g，白蚤休 10g，女贞子 15g，墨旱莲 10g，15 剂。服完后患者又先后自取 30 剂。

2007 年 9 月 16 日二诊：药后纳佳，乏力改善。9 月 8 日检查示：ALT 126U/L ↑，

④ 江苏新医学院．中药大辞典 [M]. 上海：上海科学技术出版社，1977：1496-1497.

余(–)。舌淡红,苔薄滑,脉弦细。以参苓白术散意拟方:白蒺藜 15g,赤白芍各 15g,太子参 20g,焦白术 20g,茯苓 20g,山药 30g,桔梗 6g,生谷麦芽各 12g,延胡索 12g,白花蛇舌草 12g,当归 15g,女贞子 12g,五味子 8g,垂盆草 20g,15 剂。服完后患者再自取 10 剂。

10 月 22 日三诊:喜告肝功能检验已恢复正常。饭量增多,人有劲。唯因照料遭遇车祸女儿,睡眠不佳。舌红瘦苔薄,脉弦细。效不更方,上方加酸枣仁 20g,白花蛇舌草改 15g,15 剂。

2008 年 1 月 6 日四诊:上方服后感腹胀,眼皮重,口干。查 ALT 69U/L↑,余(–)。心电图示窦性心动过速。舌淡红而萎,舌面有津,可见针尖样出血点,脉右弦细,左弦虚。拟益气养阴,兼祛毒邪。用生脉饮、二至丸合张笑平“降酶汤”化裁。处方:太子参 30g,麦冬 20g,五味子 10g,女贞子 15g,墨旱莲 10g,白蒺藜 20g,赤白芍各 15g,焦白术 12g,茯苓 15g,山药 30g,炒山楂 10g,桔梗 6g,生谷麦芽各 15g,枳壳 12g,垂盆草 20g,15 剂。

2 月 25 日五诊:诉口苦,右胁胀,眼睑重。舌紫暗,苔薄黄腻,脉濡细弱。此肝气不舒,湿热胶着。予疏肝柔肝,清热利湿,兼益气阴。处方:白蒺藜 25g,赤白芍各 20g,当归 12g,川芎 10g,广郁金 12g,太子参 30g,女贞子 15g,白花蛇舌草 15g,薏苡仁 25g,茵陈 12g,玫瑰花 10g后下,10 剂。

2009 年 2 月 10 日六诊:已间断用药 1 年余。因照顾车祸女儿辛苦,现胁下常痛胀,眼重涩,夜间口苦,晨起更明显。出示 2008 年 10 月 11 日所查肝功能:ALT 153U/L↑,1 周前复查 ALT 173U/L↑。刻下舌紫红、干敛,边尖紫斑,苔黏腻薄白,脉虚弦。

续予疏肝解郁,柔肝养阴,清热解毒。用 2007 年 9 月 16 日二诊方加减:白蒺藜 30g,生谷麦芽各 15g,太子参 25g,麦冬 30g,五味子 12g,女贞子 15g,墨旱莲 15g,炒赤白芍各 20g,垂盆草 20g,山药 30g,延胡索 12g,白花蛇舌草 15g,焦山楂 15g,南沙参 15g,郁金 12g,延胡索 15g,15 剂。

药后随访,肝功能接近正常。遂予自拟“解郁泄毒汤”:白蒺藜 30g,白花蛇舌草 20g,垂盆草 20g,女贞子 12g,太子参 15g,炒白术 12g,茯苓 12g,当归 10g,赤白芍各 10g,怀山药 15g,生谷麦芽各 10g,川楝子 10g。嘱其每月服 10 ~ 15 剂即可。

2020 年,患者带其女儿来治便秘,问其本人状况,告知服中药后肝功能已基本正常,人有劲,精神爽。2018 年起,西医又为其注射干扰素,加之持续服中药,现在肝功能已完全正常。

按:本案患者生产时不幸因输血而感染丙型肝炎,迭经中西医治疗,病毒如油入面而不得靖。笔者接手治疗时已罹“丙肝”22年。初诊先予柔肝健脾、两益气阴,扶正即是祛邪,并加用白蚤休以清热解毒;续以益气阴、祛毒邪、降浊酶,参用张笑平教授“降酶汤”;患者因照顾女儿,心力交瘁,情志怫郁,遂为其疏肝解郁,柔肝养阴,清肝解毒,用自拟“解郁泄毒汤”,施治3年余,渐获佳效。其后再加用西药干扰素,二十余年宿疾终于获痊。

附:解郁泄毒汤(自拟方)

组成:白蒺藜30g,白花蛇舌草20g,垂盆草20g,女贞子12g,太子参15g,炒白术12g,茯苓12g,当归10g,赤白芍各10g,怀山药15g,生谷麦芽各10g,川楝子10g,五味子3～5g。

功用:疏肝健脾、清热泄毒。用于丙型肝炎和其他传染性肝炎而有“肝气郁结、湿毒久稽”见证者的治疗。

方解:本方重用白蒺藜⑤为君药,以疏肝解郁;用蛇舌草、垂盆草、女贞子清热解毒而养肝肾之阴,是为干臣;本仲圣“知肝传脾,当先实脾”之训,用参、术、苓、山、归、二芍、二芽健旺脾气、养肝和血为之佐;以川楝子理气疏肝,且泻心火、坚肾水、清肺金、清肝火(清汪绂《医林纂要》)而为之使。

组成本方之15味中药多为常用之品,旨在“解肝郁、泄肝毒、养肝阴”。笔者早年治疗“甲肝”等传播途径为消化道之传染性肝炎时,多配伍茵陈、山栀、虎杖、大黄等以清热化湿、疏肝利胆。而“丙肝”传播渠道特殊,多血液传播、破损皮肤传播或母婴传播,一旦感染,如油入面,稽留难去。故以疏肝郁、泄肝毒为重点,参以参苓白术散化裁。

案3 阳 黄

慕某,女,52岁。宣城市某小学教师。2015年8月25日初诊。

以发热伴乏力6天于2015年6月23日入住市人民医院感染科,病程中伴头昏、乏力、四肢及腰部酸痛。有系统性红斑狼疮、免疫性肝炎、慢性胆囊炎病史15年,口服中药7年。该院检验结果示:肝功能异常;ENA多肽抗体

⑤ 李佛基. 运用白蒺藜配伍治疗杂证的经验[J]. 中华现代中医学杂志,2008,4(3):212-213.

谱 12 项阴性;戊型肝炎病毒抗体 IgM 阳性。住院期间予保肝降酶与对症治疗,肝功能有所改善后于 7 月 12 日出院,诊断为戊型病毒性肝炎。近查抗核抗体呈弱阳性(ANA 1∶100)。8 月 1 日复查肝功能,ALT 958.4U/L↑,AST 461.1U/L↑,γ- 谷氨酰转移酶(γ-GT)194.1U/L↑。患者转而求助中医药治疗。

刻下口干,多汗,腹胀,下肢浮肿。舌淡紫暗痿,边齿痕,脉沉。肝为刚脏,体阴而用阳。此先罹免疫病肝阴受戕,又染戊肝病毒再困肝阳。予养阴柔肝,滋肾活血,解郁散结。处方:女贞子 20g,墨旱莲 15g,桑寄生 15g,赤白芍各 15g,丹参 15g,桑椹子 20g,淫羊藿 20g,菟丝子 10g,山茱萸 20g,浮小麦 30g,泽兰 15g,玄参 15g,郁金 12g,川楝子 10g,夏枯草 20g,白蒺藜 15g,路路通 10g,7 剂。

9 月 8 日二诊:下肢浮肿略减,口干,眼涩,后背胀。舌淡紫,边齿痕,苔黏滑,脉沉。仍予养阴柔肝,兼利湿通络。上方加减,重用生地黄。处方:生地黄 30g,女贞子 20g,墨旱莲 15g,玄参 15g,桑椹子 20g,桑寄生 15g,赤白芍各 15g,丹参 15g,淫羊藿 20g,五味子 8g,郁金 12g,泽兰 15g,白蒺藜 20g,路路通 10g,茯苓 20g,陈皮 12g,7 剂。

9 月 21 日三诊:诸症减。舌淡紫,脉沉。称眼涩目糊,心口胀痛。宗前意养阴柔肝,兼利胆通络,健脾理气。处方:丹参 20g,羊乳参 20g,生地黄 20g,玄参 15g,女贞子 15g,墨旱莲 10g,姜竹茹 10g,枳壳 10g,虎杖 15g,金钱草 25g,淫羊藿 20g,怀牛膝 20g,决明子 12g,焦白术 10g,茯苓 20g,白蒺藜 15g,陈皮 10g,生甘草 12g,7 剂。

10 月 6 日四诊:诸症减。舌淡紫黏滑,脉沉。上方去蒺藜、决明、生甘草,7 剂。

11 月 2 日五诊:日前查 ALT 57.5U/L↑,较前下降。口干,唇起疱疹。舌淡紫,苔黏滑,脉沉涩。治以养阴柔肝,兼利湿浊。重用生地黄 40g,处方:丹参 20g,羊乳参 20g,生地黄 40g,玄参 15g,麦冬 15g,女贞子 15g,墨旱莲 12g,赤芍 20g,炒白芍 12g,虎杖 20g,枳实 10g,金钱草 30g,淫羊藿 20g,白蒺藜 20g,路路通 10g,泽兰 12g,生甘草 12g,7 剂。服完,自行又取 15 剂。

11 月 29 日六诊:精力好,体重增加,眼干涩,轻度浮肿。舌淡紫,苔黄黏滑,脉虚涩。治予养阴柔肝,化浊利湿,并参以温胆汤意。处方:姜竹茹 10g,枳实 10g,神曲 15g,法半夏 10g,茯苓 15g,陈皮 15g,生甘草 6g,女贞子 20g,墨旱莲 12g,白蒺藜 20g,路路通 10g,赤白芍各 15g,蒲公英 30g,金钱草 20g,郁金 12g,玄参 15g,玉竹 15g,生地黄 30g,荷叶 15g,7 剂。

12月29日七诊：肝功能ALT 41.8U/L ↑，余（-）。舌淡紫而润，且紫色较前减淡，脉沉。予益气活血，养阴利湿，兼利胆和胃。处方：丹参20g，女贞子15g，墨旱莲10g，生地黄25g，金钱草30g，淫羊藿20g，赤芍20g，炒白芍10g，虎杖20g，白蒺藜20g，路路通10g，泽兰12g，羊乳参15g，枳实10g，生甘草10g，神曲12g，鸡内金15g，14剂。

其后，随访3个月，肝功能恢复正常。原罹之免疫性肝炎亦未复发。

按：本案为笔者治疗的首例自身免疫性肝炎患者（参阅“九、自身免疫病”一节），又感染戊肝。本案治疗的重点、难点在于其基础病为“自身免疫性肝炎”，住院查抗核抗体呈弱阳性（ANA1：100），且有慢性胆囊炎、肾结石病史。新病为标，宿疾为本，宜标本兼顾。遂为其疏肝利胆清病毒，养阴柔肝顾宿疾。初诊遂以养阴柔肝为主，兼以滋肾活血，通络散结，以期标本兼顾；二诊养阴柔肝，利湿通络，重用生地、二至；三诊养阴柔肝，健脾理气，利胆通络；其后各诊始终坚持养阴柔肝，并用疏肝利胆、祛湿化浊、健脾和胃诸法，其症遂靖。所用各方始终含“蒺通散”以通络散结。本案提示两点：一，罹患自身免疫性肝炎并不能获得对各型病毒性肝炎的免疫力；二，患戊型肝炎并未诱发或加重其原罹之自身免疫性肝炎。

（二）脂肪肝

案1 脂浊聚肝

黄某，男，27岁。针灸科医生。2009年3月20日初诊。

体检B超检查示：脂肪肝；血脂检查：低密度脂蛋白胆固醇3.72mmol/L ↑。体形较胖。舌淡红，苔薄腻，脉细。

予化脂祛浊：生山楂30g，苍术10g，茵陈20g，神曲15g，生谷麦芽各15g，10剂。

4月8日二诊：舌脉如前。用初诊方加陈皮10g，10剂。

4月22日三诊：舌淡红有津，脉细。仍宗前意加减。生山楂30g，神曲15g，生谷麦芽各15g，鸡内金10g，茯苓20g，陈皮10g，10剂。另嘱，宜每天锻炼，慢跑、步行均可。

5月6日四诊:今血脂检查已正常,低密度脂蛋白胆固醇2.53mmol/L。B超检查示:轻度脂肪肝。用三诊方15剂以资巩固。

年底随访,称体检B超示其脂肪肝已消失。

案2 | 脂浊聚肝

朱某,男,29岁。芜湖市某银行职员。2013年10月31日初诊。

以肥胖超重,且有"脂肪肝"求治。胃口好,尿偏黄。出示生化检验单,提示肝功能受损:ALT 142U/L ↑,AST 50U/L ↑,γ-谷氨酰转移酶(γ-GT)94U/L ↑,甘油三酯(TG)4.63mmol/L ↑。舌紫暗黏滑,脉滑。

予健脾化湿,理气降浊。处方:苍白术各10g,神曲20g,鸡内金15g,生炒山楂各10g,山栀15g,茵陈15g,白蚤休15g,生谷麦芽各10g,枳实12g,煅龙骨、煅牡蛎各15g[先煎],7剂。

11月8日二诊:诉上药服后食欲已下降。舌脉如前。效不更方,上方续进14剂。

11月28日三诊:今入诊室即告"中药服后体重减轻2kg",喜悦溢于言表。舌暗红黏滑,脉滑。上方再进7剂。

12月5日四诊:舌红黏滑,脉濡。生化检验示:空腹血糖6.22mmol/L ↑,ALT 92U/L ↑,γ-GT 79U/L ↑,TG 3.84mmol/L ↑。处方:苍白术各10g,神曲20g,茯苓20g,虎杖20g,生鸡内金15g,生炒山楂各15g,陈皮15g,山栀15g,茵陈15g,生谷麦芽各12g,白蚤休15g,枳实15g,甘草10g,14剂。并嘱控膏粱厚味。

年底随访,体重保持在正常范围。

按:以上2例是笔者治疗众多脂肪肝患者之代表,均以健脾化湿、理气降浊法主之,获程度不等之疗效。案2所用方为笔者降脂常用之基本方,并加煅龙牡以涩敛脂湿。是方以二术健脾燥湿;生三仙、内金、茵陈、山栀化食降脂、清热利湿;枳实理气降浊;肥胖者,每多湿浊、湿痰,用煅龙牡敛涩而燥之;此类患者,凡舌暗红黏滑或舌紫黏滑,脉滑或弦滑、滑数者,为脂浊内生湿热,甚而导致肝功能异常,故笔者酌情用白蚤休以清热消痰,利水去湿。脂肪肝,尤其肥胖超重者,每在服药之外,务须适当自控饮食与加强锻炼,并持之以恒,终可减肥降脂,治愈或明显改善脂肪肝。

(三)肝内胆管结石

案1 | 胆石结滞肝管

薛某,女,52岁。芜湖市某乡农民。2012年8月23日初诊。

上脘胀痛1年余。在镇医院做B超示“肝内胆管结石”。因胆囊炎、胆石症于2010年在县医院行胆囊切除术。舌淡,苔薄黄腻,脉虚。

予清热利胆,化石散结,理气通络。处方:白蒺藜25g,路路通10g,金钱草25g,海金沙25g包煎,虎杖25g,黄芩25g,广木香12g,苏木10g,枳壳12g,薏苡仁25g,山海螺20g,生鸡内金20g,制延胡索15g,制大黄3g,7剂。

8月30日二诊:称药后大便溏软,上腹胀痛大减。舌淡,苔薄腻,脉平。B超示肝内胆管强回声团影较前缩小。仍予上方,大黄改生大黄3g后下。

随访2年未复发。

案2 | 胆石结滞肝管

阎某,男,64岁。山东省寿光农民。2013年7月25日初诊。

右胁下发胀不适2年余。县医院诊断为“肝内胆管结石”。2009年因胆囊炎、胆石症行胆囊摘除术。其后经常右胁胀满,当地治疗无明显效果。舌暗苔黄腻,脉弦滑。

予疏肝利胆,祛浊通络。处方:白蒺藜20g,路路通15g,柴胡10g,金钱草30g,海金沙20g,鸡矢藤30g,丝瓜络10g,郁金15g,制延胡索15g,虎杖20g,赤芍20g,炒白芍15g,黄芩15g,枳实20g,冬葵子12g,生鸡内金20g,生大黄5g后下,14剂,并书此方带回山东,嘱其若服药后胁胀减,即可去中药店按此方购药续服。

2015年6月25日二诊:患者诉回山东后继续服中药至当年9月5日,每日服上方1剂。腹胀、尿黄等症状均明显好转,今来复查。舌淡,舌中后白浊苔,脉虚。仍予疏肝利胆,祛浊通络。上方加减:白蒺藜15g,路路通12g,柴胡10g,金钱草30g,海金沙20g,太子参15g,鸡矢藤30g,丝瓜络10g,郁金15g,制延胡索12g,虎杖20g,赤芍20g,炒白芍12g,黄芩15g,枳实20g,冬葵子12g,生鸡内金20g,生大黄3g后下,14剂。患者取药后带回山东。

2017年7月20日三诊:称自上次来诊服中药后,胁下舒适,饮食正常,二便调。曾原方复取先后服20余剂,当地医院检查好转,希望取药巩固。舌暗红,舌中后白苔，脉虚。诊中称近来咽干痛，上方加木蝴蝶 12g，14 剂。

2017 年底，其芜湖亲属来诊，特意提及该患者右胁胀满 4 年未复发。

按：笔者所诊肝内胆管结石数例多发生于胆囊炎、胆石症行胆囊摘除术后。胆结石之病因未除，故依然浊聚石凝。渣石遂在肝内胆管停留，积聚阻塞胆汁排放，变生诸病，中西医均感棘手。以上所录两案皆用疏肝利胆、祛浊通络法，均重用金钱草、海金沙化石，余药稍有不同。其中案 1 初诊以其脉虚，故处方用性缓之制大黄；二诊脉平，遂改用生大黄以增攻下之力。案 2 用自拟"蒺通散"合鸡矢藤、丝瓜络通络；柴胡、二芍、郁金疏肝养肝；芩、军（即大黄）、虎杖清热散结；生内金、冬葵、枳实、生军化石攻下。药证合拍，两例均得以肝内胆管结石减而胀满消。尤需注意者，鸡内金务必用生，炮内金因其内膜炭化，生物活性大减，用之无效。笔者生内金用量最多至 30g，供参考。

（四）胆总管狭窄

胁痛胀

胡某，男，34 岁。驻芜湖某部军人。2016 年 7 月 6 日初诊。

上脘不适半年余。诉剑突下和膈上时感胀满不适，赴医院治疗，诊断为胆总管下端狭窄、血尿淀粉酶升高，经治疗无明显改善。近月余大便偏溏。舌深红干敛，脉缓滑。

予疏肝利胆，清热和胃。处方：柴胡 12g，炒山栀 15g，郁金 10g，白蒺藜 20g，焦白术 10g，太子参 20g，茯苓 15g，茯苓皮 15g，法半夏 10g，枳实 10g，白扁豆 15g，甘草 10g，丹参 20g，川芎 10g，赤芍 20g，车前子 20g，乌药 12g，地榆炭 20g，7 剂。

7 月 13 日二诊：上方服后，大便转实，脘膈宽舒。昨赴医院复查血、尿淀粉酶，已明显下降。舌深红，脉弦滑。上方去柴胡，加土茯苓 10g，14 剂。

2018 年 5 月，患者称其病情稳定，已能正常工作。

按：胆总管狭窄，或为先天发育异常引起，或为胆管炎症或胆结石致管壁受损造成。本案患者上脘胀满不适半年余，故病因应属后者。因患者大便偏溏月余，故方中用炒山栀、地榆炭以缓其寒性。笔者体会，凡肝胆、胃肠病皆以清降和畅为顺。因势利导，调和脾胃，不仅上中脘不适好转，相关化验指标亦向愈。仲圣在《金匮要略·脏腑经络先后病脉证》中说："夫治未病者，见肝之病，知肝传脾，当先实脾……则肝自愈，此治肝补脾之要妙也。"就本案而言，实脾即健脾，健脾必和胃，和胃须通降，肝胆自疏利也。故本案用疏肝利胆、清热和胃法，及月即获显效。

（五）急性胰腺炎

胰 痹

黄某，男，43岁。外科会诊患者。2008年1月18日首次会诊。

病历载：因左上腹胀痛2天余入院。诊断：急性胰腺炎。现尿淀粉酶反复波动，患者经抗炎、解痉、补液、抑胰酶等治疗后，现仍上腹痛、肩背胀痛难忍，大便未解。

床前诊察患者，巩膜黄染，周身黄疸，色尚鲜明。询得其已11天未排大便。查病历，1月11日其尿淀粉酶达1935U/L↑。既往有慢性胆囊炎病史。舌青紫，满布厚腻灰白苔，苔长如毛。脉沉实。

此湿热阻滞中焦，熏灼胰胆。予清热利湿，疏肝利胆，通腑降浊。以大柴胡汤加减：柴胡10g，生甘草20g，黄芩40g，木香12g，枳壳15g，厚朴10g，赤白芍各20g，白蒺藜20g，太子参20g，茵陈15g[后下]，生大黄15g[后下]，玄明粉20g[冲兑]，5剂。并嘱护士注意观察，如药后泻下太过，当减大黄用量或暂停加用。

1月19日第二次会诊：上午9:50去病房诊察患者，称昨晚泻3次稀溏便，极臭。察其舌，白毛苔明显萎退，露出娇红舌质。人感困乏。今日仍用15g生大黄不变，第三剂起酌情减少或撤除大黄；加炮姜、干姜各3g。

1月24日，该科主任特意告知笔者，患者已明显好转，黄疸退，腹背均已不痛。后得知，其后患者血、尿淀粉酶渐正常，于2月初出院。

按：本案用姜春华师"截断扭转"法。准确辨证之后，揆度病势，果断釜底抽薪，断然用仲圣大柴胡汤加减，取生大黄15g、玄明粉20g通腑降浊，又以柴胡、蒺藜疏肝，枳壳、木香理气，茵陈、黄芩清热，参、草补中，诸药协同，一战而安。其中，重用黄芩、生军、玄明粉利胆清胰通腑，效果良确。本案可与“高龄肠结”案互参。

（六）慢性胆囊炎

上脘胆胀痛

赵某，男，21岁。芜湖某大学学生。2009年7月9日初诊。

上脘胀痛、食欲差半年。既往有慢性胃炎病史。日前B超提示慢性胆囊炎；肾功能检验单示血尿酸644μmol/L↑。舌红，苔白滑，脉虚细略数。

以温胆汤合保和丸化裁：姜竹茹10g，枳实12g，姜半夏10g，茯苓15g，陈皮12g，甘草10g，炒神曲12g，炒山楂8g，炒黄芩15g，连翘10g，莱菔子10g，7剂。

7月16日二诊：上腹胀减，胃纳转佳。舌淡红水滑，脉弦滑。上方加白豆蔻、砂仁，14剂。

8月14日三诊：上脘已不胀，纳谷馨。面部痤疮已近5年，请求一并治疗。两面颊满布粟粒状红丘疹，多数疹头有脓。舌淡苔灰白，脉滑。阳明腑证愈，而阳明经证凸显。予清热解毒，活血祛浊，解表宣散。处方：赤芍20g，川芎12g，当归12g，制大黄3g，金银花30g，鱼腥草60g，蒲公英15g，白蚤休15g，浙贝母12g，炙枇杷叶15g，荆芥10g（后下），薄荷10g（后下），7剂。

8月21日四诊：痤疮脓净，丘疹敛，上脘又略感胀满。拟足阳明胃经腑证与经证兼顾。三诊方去荆芥、薄荷，加神曲15g，生谷麦芽各10g，鸡内金12g，生甘草10g，砂仁6g（后下），14剂。

9月开学后随访，称脘胀痛与面部痤疮皆愈。

按：本案以治慢性胃炎伴胆囊炎始，以合治阳明腑证与阳明经证收官。辨证明晰后，三、四诊方重用蕺、银花、公英、蚤休、赤芍等以清热解毒，兼解表宣散；续以健脾和胃、化痰祛浊。施治两月，胃安、胆宁、痤除。由于足阳明胃经起于面部鼻翼两侧迎香穴，四季寒暑交替来袭，故辛温解表之荆芥与辛凉解表之薄荷合用，以同步宣散风寒、风热之邪。

四、食管胃肠病

食管、胃、肠诸症，临床以胃病最为多见。考胃之为病，一曰“病邪犯胃”：或外受寒邪，邪犯于胃，或过食生冷，寒积伤胃，或饮食不节，食不消化，或恣食肥甘，湿热内生而胃病；二曰“肝气犯胃”：恼怒忧思，气郁伤肝，肝失疏泄，气机窒滞，横逆犯胃而胃病；三曰“脾胃虚弱”：或素体虚弱，或劳倦过度，或久病中土受累，寒邪内生，脉络失养，则为虚寒胃痛，若与外感寒邪相合，则为寒积胃痛，若胃阴受伤、胃失濡养，则为阴虚胃痛。

笔者在长期治疗胃与食管、肠道病症的临床实践中，无论其兼证如何复杂，均宜先别阴阳，次定寒温，逐渐摸索揆定“蒲芩清胃汤”与“蒲芩暖胃汤”两方，并以此随症加减治疗各种胃病与食管、肠道病，皆取得较好效果。

案1｜糜烂性食管炎、糜烂性胃炎

王某，男，53岁。宣城市宣州区居民。2022年3月22日初诊。

诉去年入夏出现虽不咳嗽但喉嗓不适，口苦泛恶，上脘胀，频频咳出黄痰，饭后尤其严重。8月赴市人民医院就诊，诊断为“糜烂性食管炎”。服西药未愈，频咳黄痰至今，今春胃镜又诊断为“糜烂性胃炎”。舌暗红干敛，脉滑略数。

此肝胃不和，胆府失靖。予疏肝利胆，清热和胃。处方：柴胡10g，姜竹茹10g，黄芩20g，焦山栀15g，炒白术12g，法半夏10g，瓜蒌皮12g，陈皮15g，广木香10g，川楝子10g，神曲15g，炮内金12g，甘草10g，玉竹10g，木蝴蝶12g，瓦楞子30g（先煎），7剂。

3月27日二诊：诉咳嗽咳痰已减少，痰转清，基本已无黄痰，但大便溏。舌暗红黏滑，脉滑略数。予疏肝和胃，化痰祛浊。上方加陈皮15g、白豆蔻6g；增炮内金至15g，7剂。

4月13日三诊：称持续好转，餐后黏痰明显减少，但大便稀溏次数多。舌暗红，苔灰白黏滑，脉沉缓滑。此脾运失健，湿渗谷道。再予健脾化湿，利咽祛痰。炒白术12g，法半夏10g，茯苓20g，陈皮15g，广木香10g，瓜蒌皮10g，酒黄芩20g，炒山栀15g，连翘10g，木蝴蝶12g，柴胡10g，姜竹茹10g，川楝子

10g，神曲 20g，炮鸡内金 15g，煨肉蔻 6g，焦山楂 12g，白豆蔻 6g，甘草 10g，煅牡蛎 20g先煎，7 剂。

4 月 20 日四诊：称现仅饭后吐黏痰，色已不黄，大便稀溏减。舌暗红，苔黏滑，脉沉缓滑。宗上方意加减：炒苍白术各 12g，法半夏 12g，茯苓 15g，瓜蒌皮 12g，木蝴蝶 10g，陈皮 15g，广木香 10g，柴胡 10g，姜竹茹 10g，川楝子 10g，酒黄芩 20g，焦山栀 10g，煨肉蔻 6g，神曲 20g，焦山楂 12g，炮内金 12g，瓦楞子 30g先煎，7 剂。

5 月 4 日五诊：诉近况进一步好转，饭后咳痰明显减少，已无黄痰。舌暗红，苔黏滑，脉沉缓滑。用四诊方加杏仁、连翘各 12g，甘草 10g，以宣肺化痰安中，14 剂。

随访半年，咽喉适，已不咳黄痰。嘱守方 1 个月，隔日 1 剂。年底随访获悉，食管炎愈。

按：患者为炸油条工，烟熏火燎时间长，锅灶前戴口罩操作无暇咳痰，以致炎性痰液长期浸润喉嗓、食管而患“糜烂性食管炎”，吞咽下行伤胃，而患“糜烂性胃炎”。此热浊之邪自口鼻入于肺胃，刺激咽喉熏灼气道而生痰；痰浊入胃裹挟未腐水谷而脘胀；旁损厥阴胆络不宁而口苦。予疏肝利胆、清热和胃、健脾祛浊，用温胆汤合二陈汤、小陷胸汤意合参，加曲、金和胃，玉竹养胃，香、楝理气，木蝶利咽，瓦楞消痰。后续以疏肝和胃、健脾化湿，调治数月而瘳。处方中川楝子一味，用以疏肝理气，然现代学者研究谓其有胃毒性，长期使用能损害胃黏膜，加重炎症与溃疡⑥，故读者宜适度注意。

案 2 | 上脘胀痛喜暖

江某，女，41 岁。宣城宣州区某乡农民。2014 年 9 月 15 日初诊。

上脘胀痛 1 年余。诉 2013 年 8 月起即感上脘不适，作胀作痛，得暖减。纳差，有时泛恶嗳气。有时脐下亦胀痛，得矢气则舒。市人民医院电子胃镜诊断为“萎缩性胃炎”，治疗月余效不显。舌嫩红，苔薄黄腻，脉虚。

证属脾虚胃寒，肝气横逆，舌红苔黄，已呈化火之象。予清胃热，养胃体，

---

⑥ 沈丕安．中药不良反应与临床 [M]. 上海：第二军医大学出版社，2007：218-220.

通胃腑，寒温并进。用自拟“蒲芩暖胃汤”加减：蒲公英30g，炒黄芩25g，高良姜12g，炮姜5g，炒白术15g，茯苓15g，陈皮15g，红藤10g，炒枳实10g，神曲15g，海螵蛸12g，鸡矢藤20g，炒鸡内金15g，焦山楂15g，7剂。

9月22日二诊：称药后上脘寒痛、嗳气稍减，矢气仍多。舌淡红，苔薄腻，脉虚。上方增减，加暖胃理气之品。蒲公英30g，炒黄芩15g，高良姜10g，法半夏10g，茯苓15g，陈皮15g，炙甘草12g，姜竹茹10g，炒枳实10g，炒白扁豆10g，鸡矢藤25g，白豆蔻6g，青木香6g，广木香6g，炒白芍10g，7剂。

10月7日三诊：诉近况可，饭量增，但有时仍感上脘胀。舌淡，苔薄白，脉虚沉。宗上方意加减：蒲公英30g，炒黄芩20g，高良姜10g，法半夏12g，茯苓15g，陈皮15g，炙甘草12g，姜竹茹10g，炒枳实10g，鸡矢藤30g，炒白扁豆10g，白豆蔻10g，青木香6g，广木香10g，赤白芍各15g，14剂。

10月20日四诊：诉经行头痛。舌暗，苔薄腻，脉沉涩。因陪读近期不能复诊，要求开药3周。脾虚化源不足，故经行血虚头痛。三诊方加藁本12g、白蒺藜20g、山海螺15g；黄芩用15g；去姜竹茹，21剂。

11月11日五诊：称头痛除。舌暗红苔薄，脉虚。上方去藁本，加神曲15g，14剂。

12月1日六诊：上脘舒适，纳谷馨，二便调。舌淡红苔薄，脉平。效不更方，再予五诊方7剂巩固。另开“鸡药”调养：①当归15g，白蒺藜12g，菟丝子12g，炙黄芪15g，黄精20g，茯苓20g，陈皮10g，红花3g，川芎8g，焦山楂12g，炙甘草10g，以上纱布包煎，取药汁燉鸡；②桂圆肉30g，枸杞子20g，山药40g，鹿角胶10g，红参10g，核桃仁20g，白莲子15g，三七粉10g，以上与鸡同燉兑服。2剂（每周服1剂）。

2015年夏随访，脘痛未再犯，纳佳体健，且告知复查胃镜转为“慢性浅表性胃炎”。

按：本案患者罹萎缩性胃炎1年余来诊，上脘部畏寒胀痛、泛恶嗳气。诊为脾虚胃寒、肝火犯胃，用“蒲芩暖胃汤”化裁，渐次调治主证与兼夹证，诸症渐蠲。六诊用“鸡药”调养而同步服用“蒲芩暖胃汤”，如此标本兼顾，终使“慢性萎缩性胃炎”转为“慢性浅表性胃炎”而向愈。本案处方多次用“青木香”，即马兜铃之根茎。笔者早年在皖南泾县行医，曾多次上山自行采挖“青木香”以供药用，其确有“顺气止痛，祛风通络”之功，但

“含马兜铃酸，其粗制剂有肾毒性”[⑦]，故只可少用，尤其不宜久用。

附：蒲芩暖胃汤（自拟方）

组成：蒲公英30g，炒黄芩10～15g，炒白术15g，茯苓15g，高良姜10g，白豆蔻6～10g，鸡矢藤20g，陈皮15g，炙甘草10g，炒鸡内金12g，炒神曲12g，焦山楂6g，炒麦芽10g，白蒺藜15g，制附片3～10g[先煎]。

功用：清热和胃，健脾祛寒。

方解：是方寒温并用。以公英、炒芩为君，清解化火之胃热；以白术、茯苓健脾化湿，良姜、白蔻、附片温阳祛寒，五药共作臣；鸡矢藤止痛解毒、导滞消食，三仙、内金和胃消食，陈皮理气，炙草补虚安中且调和诸药，共为佐；白蒺藜，《本草汇言》曰其性宣通快便，能运能消，行肝脾滞气，故用而为使。

加减：泛酸加海螵蛸；痰多加瓦楞子；手足不温增附子量、加炮姜；口苦胁胀加生麦芽疏肝。如患者腹泻或便溏，蒲公英减量至15～20g，因公英有轻泻作用；如无鸡矢藤，可酌增蒲、芩、三仙之量。鸡矢藤，茜草科植物鸡屎藤的全草，因鲜草揉搓后有轻微臭味，故名。但其饮片无异味，尤其是藤径较粗之饮片，煎煮后反有清香。其性味甘酸、平，可解毒止痛，消食导滞，祛风活血，除湿消肿。

案3｜口苦泛酸脘胀

方某，男，60岁。芜湖市某厂职工。2019年2月25日初诊。

口苦、上脘胀3月余。称口苦时泛酸；上脘不适如冰，胀痛，矢气多，便溏30年。消化内科诊断为“糜烂性胃炎、反流性食管炎”，幽门螺杆菌（+++）；本院病理报告示：角部、窦部黏膜中度浅表炎，中度活动，轻度肠化。既往史：高血压病，糜烂性胃炎，反流性胆管炎。舌深红干敛，脉细滑。

此肝胃失和，脾肾两虚。予疏肝清胃，健脾温肾。用自拟“蒲芩清胃汤”加减：蒲公英50g，炒黄芩20g，炒白术10g，柴胡6g，法半夏12g，焦山栀15g，广木香10g，川楝子12g，玉竹15g，广郁金12g，六神曲12g，焦山楂8g，鸡内金15g，制附片6g[先煎]，瓦楞子30g[先煎]，14剂。

3月11日二诊：今诉脘胀减，口苦。舌深红干敛，苔白，脉细滑。上方再进，玉竹改用20g以增益胃阴，14剂。

⑦ 沈丕安．中药不良反应与临床[M]．上海：第二军医大学出版社，2007：222.

4月25日三诊：诉上脘基本不胀了，肠鸣，口苦。舌深红，苔薄白而干，脉虚弦滑。二诊方加枳壳12g以快气宽肠，14剂。

5月23日四诊：称已不肠鸣，但矢气后才感舒适，口苦。用三诊方，去枳壳，加枳实15g以破气消积，14剂。

半年后随访，基本痊愈。

按：本案患者病情复杂，病史长达30年。虽诉上脘如冰，然舌红苔干，脉滑口苦，中脘寒痰化火之象明矣。遂重用“蒲芩清胃汤”合“术附汤”以截断扭转、温阳散寒，其中君药蒲公英用量多达50g，力专用宏，然其可致便溏，故方中健脾和胃之品多炒用；二诊增玉竹之量以养护胃阴。如此守方3个月，终于渐入顺境。笔者临证体会，蒲公英不独体外药物试验可以杀灭幽门螺杆菌，临床对各型胃炎伴幽门螺杆菌检测阳性者均有效，每剂复方伍用蒲公英30～50g。但其有轻泻作用，脾虚便溏者用之宜慎。

附：蒲芩清胃汤（自拟方）

组成：蒲公英30～50g，炒黄芩15～20g，炒白术10g，茯苓10g，白蒺藜10～15g，郁金10g，法半夏12g，神曲12g，生麦芽10g，鸡内金10～15g，陈皮10g，炙枇杷叶15～20g，瓦楞子30g[先煎]。

功用：清热降胃，扶脾疏肝。

方解：是方寒温并用。以公英、炒芩为君，清解化火之胃热（蒲公英有灭抑幽门螺杆菌之功）；以蒺藜、郁金疏肝散瘀，白术、茯苓扶脾和中，四味共为臣；以神曲、陈皮、内金、生麦芽和胃理气、消食疏肝，法夏降逆消痞散结，瓦楞软坚化痰散结，六味同作佐；枇杷叶有清肺和胃、降气化痰之功，李时珍云枇杷叶治肺胃之病，大都取其下气之功（《本草纲目》），倪朱谟曰其安胃气、润心肺，养肝肾之药也（《本草汇言》），故用其下气安胃、通行上中下焦而为使。

加减：口苦加栀子，泛酸加海螵蛸，腹胀加厚朴，矢气多加枳实，呃逆加白豆蔻或公丁香，肉食积加山楂。蒲公英之用，量渐增为宜，如药后腹泻，增白术、茯苓之量。

案4　口干苦上脘胀

陈某，男，47岁。芜湖市某单位职工。2014年12月22日初诊。

上脘胀半年余。口干口苦，多吐痰涎。慢性咽炎史10年。西医诊断为慢性胃炎、慢性咽炎。舌暗红，苔薄黄干敛，脉虚弦。

证属肝胃不和，肝火横逆，犯胃灼咽。予清热解毒化浊，养阴滋肾利咽。处方：蒲公英 30g，鱼腥草 30g，夏枯草 15g，金银花 20g，连翘 10g，丹参 10g，桑椹子 20g，巴戟天 15g，女贞子 15g，玄参 15g，麦冬 10g，浙贝母 10g，木蝴蝶 8g，胖大海 5g，佩兰 10g，檀香 10g后下，14 剂。

2015 年 2 月 3 日二诊：诉去年底服中药后上脘已不胀，胃纳佳，二便调。口已不干苦，咽炎亦好转，仍有痰。舌嫩红黏滑，脉虚。处方：蒲公英 20g，金银花 20g，马勃 8g包煎，胖大海 5g，木蝴蝶 10g，生甘草 10g，苦参 12g，浙贝母 12g，胖大海 6g，巴戟天 10g，桑寄生 10g，神曲 15g，法半夏 10g，瓜蒌皮 12g，豆蔻 10g，14 剂。

入夏随访，称用复诊方再服 1 个月，脘胀、咽炎基本痊愈。

按：本案患者患慢性胃炎、慢性咽炎长达 10 年，口干口苦，舌暗苔黄干敛，脉虚弦。此肝胃不和，肝火横逆犯胃；元阴匮乏，肾水不涵肝木；胃失濡润，胃火上灼咽喉。予清热降胃，益肾利咽。用蕺、银、翘、公英清热解毒，丹参活血祛瘀，女贞、玄参、麦冬养阴生津，巴戟、桑椹滋肾益津，胖大海、木蝴蝶利咽润喉，佩兰芳香化浊，大队寒凉药中反佐檀香理气畅胃。二诊宗上方加减，加神曲、法夏、瓜蒌和胃祛痰，苦参、马勃清热利咽，并佐巴戟、寄生以滋肾阴，两诊奏效，守方而愈。

案 5 | 上脘胀痛不能食冷

阮某，女，48 岁。宣州区某单位公务员。2022 年 2 月 8 日初诊。

上脘痛 2 年余。诉上脘不适，常感胀、隐痛已 2 年多，稍吃水果、生冷立感不适。2 月 5 日赴市人民医院做胃镜示“浅表性糜烂性胃炎”，既往常发荨麻疹，希望兼顾之。舌暗红，苔薄黏，边齿痕，脉虚短缓滑。

此脾胃气虚，胃寒失养，浊滞胃府致糜。予健脾养胃，兼疏风化疹。“蒲芩暖胃汤”加减：蒲公英 40g，黄芩 15g，玉竹 15g，炒白术 12g，厚朴 12g，陈皮 15g，川楝子 10g，姜半夏 10g，广木香 12g，神曲 12g，炮内金 10g，焦山楂 6g，甘草 10g，制附片 6g先煎，瓦楞子 30g先煎，砂仁 5g后下，千里光 15g，14 剂。

2 月 23 日二诊：称服中药后好转，上脘基本不胀，纳谷渐馨。舌暗红干敛，脉虚缓。效不更方，微调之。舌暗红干敛为内热伤津，上方增黄芩至 20g，清热即是养津；上方炮内金用12g、砂仁增至6g以健胃理气；脉虚缓，故增附片至8g以温肾益脾，14剂。

3月15日三诊：诉近受寒，服药感心口嘈杂。月经2月中旬至，淋漓不净十余日。舌暗红黏滑，脉缓滑。宜和降胃腑，兼顾调经。二诊方加制香附10g、海螵蛸15g；再增附片至10g以温阳止漓，12剂，每周服6剂。

4月20日四诊：称三诊方自行再取6剂服完，近况持续好转，唯矢气多。舌暗红略痿，苔黏滑，脉缓滑。增理气之品，并用紫草易千里光。处方：蒲公英40g，炒黄芩20g，炒白术12g，当归10g，姜半夏12g，广木香12g，厚朴15g，砂仁10g后下，香附10g，神曲15g，炒鸡内金15g，陈皮15g，海螵蛸15g，干姜6g，甘草10g，制附片10g先煎，瓦楞子30g先煎，紫草12g，14剂。

5月10日五诊：诉上脘已不痛，诸症悉除，复诊以求巩固。舌暗红少苔，脉缓滑。五诊方再予2周，留微信以备随访。上方14剂。

7月13日六诊：近期去黄山，吃屯溪烧饼而感不适；返回宣城后吃炒花生又感胃疼，停食痛止，余无不适。舌暗红，苔薄白，脉虚沉。嘱其不唯不吃生冷，也要少吃、不吃油腻烤炙与香燥坚硬之食品。五诊方加白及10g，7剂。

7月27日七诊：称近1周饮食起居均好，原有之荨麻疹也好多了。舌淡红黏滑，脉虚。五诊方去黄芩、紫草、制附片，加马齿苋20g、白及10g，15剂，隔日1剂。

年底随访，上脘腹痛愈，荨麻疹亦未复发。

按：本案患者饮食不节，喜食生冷、香燥脆之食物，败脾伤胃，以致罹患浅表性糜烂性胃炎，且因风寒袭肤而发“风疹”。初诊、二诊为其用“蒲芩暖胃汤”加减；二、三诊时月经至且淋漓不净，增附子，加香附、海螵蛸共襄调经止漓；四诊加理气之品，并以紫草替代千里光；五诊渐入顺境；六诊加白及以敛疡，并嘱饮食宜忌；七诊以原方出入，胃病与荨麻疹均渐向痊。回顾本案，蒲、芩等寒凉药稍减为妥。本案所用千里光为笔者常用中药，但现代药理研究称国产千里光有肝毒性[⑧]，故四诊用紫草易千里光。

⑧ 沈丕安．中药不良反应与临床[M]．上海：第二军医大学出版社，2007：207-209.

案 6 上脘胀痛

瞿某,女,43 岁。医院部门主管。2009 年 9 月 11 日初诊。

上腹胀痛 2 周余。本院胃镜诊断为“胃溃疡”。大便 2 日一行。既往史:慢性胆囊炎。舌红瘦,苔灰白,脉细弦滑。

此肝胃不和,脾运失健。予疏肝健脾,清热和胃。“蒲芩清胃汤”加减:蒲公英 25g,炒黄芩 15g,白蒺藜 20g,姜竹茹 10g,枳实 10g,茯苓 25g,法半夏 10g,炒黄连 8g,吴茱萸 5g,延胡索 15g,佛手 10g,鸡内金 10g,炒谷麦芽各 10g,海螵蛸 20g(先煎),7 剂。

9 月 18 日二诊:上腹已不痛,但感觉胀,大便仍 2 日一行。舌仍红瘦,灰白苔减,脉细弦滑。上方加厚朴、檀香各 8g,14 剂。

国庆节后来诊室诉药后上腹已舒适,不痛不胀。患者尤其高兴的是,原来常发的早搏,自从服中药后未再发生过。此后续服上方加减以巩固。2012 年 3 月本院胃镜复查,慢性胃炎、胃溃疡均痊愈。

按:本案患者系笔者同事,消化内科胃镜确诊其患“胃溃疡”后,先为其用“蒲芩清胃汤”加减方,症状较快改善,且原来常发之早搏亦销声匿迹。因其既往史记载胆囊炎,故存在胆心综合征诱发早搏的可能。“蒲芩清胃汤”兼有疏肝清热、利胆和胃之功,故对胆心综合征亦有效。

案 7 纳差便秘

李某,女,45 岁。内科医生。2017 年 5 月 10 日初诊。

以纳差便秘半年余来诊。有慢性胃炎、便秘病史。胃镜示“浅表性胃炎伴糜烂”。面皖白。舌淡红,苔白滑,脉虚软。

证属脾肾两虚。予健脾和胃,兼滋肾通便。处方:焦白术 12g,党参 15g,山药 30g,茯苓 12g,神曲 12g,炒麦芽 15g,焦山楂 12g,鸡内金 15g,白扁豆 10g,炙甘草 10g,蒲公英 30g,木香 10g,陈皮 12g,薏苡仁 12g,桔梗 10g,当归 10g,肉苁蓉 10g,7 剂。

5 月 17 日二诊:面色好转,纳馨,脾胃和,二便调。舌淡红,苔黏滑,脉虚软。上方 14 剂,以资巩固。

随访半年,胃和便调。

按:本案患者为消化内科高年资医师,工作繁忙,腹馁且忍诸多不便是常事,久之,胃病、便秘不期而至。遂为其拟健脾和胃、滋肾通便之方,初诊以参苓白术散加减,加蒲公英以清热解毒,《神农本草经疏》谓其入肝入胃,是解热凉血之要药,且其有轻泻之功用,与患者兼患便秘契合,增肉苁蓉以滋肾润燥,初诊获效;效不更方,二诊原方再予14剂。

案8|脘胀嗝气

张某,女,57岁。肾内科住院患者。2016年8月30日首次会诊。

诉上脘胀满、嗝气欲呕,纳差1月余。住院病历记载西医病理诊断:糜烂性胃炎,腺体轻度肠化。舌暗红,苔嫩黄黏滑,脉虚滑。于看诊中察其声高性急。

此肝脾不调,木克脾土。予清热和胃,理气健脾。处方:黄芩20g,黄连6g,炒白芍10g,焦白术10g,厚朴10g,陈皮12g,紫苏梗10g,广木香10g,公丁香1g,海螵蛸12g,神曲15g,鸡内金15g,白扁豆12g,炒麦芽12g,炙甘草10g,白及10g,瓦楞子20g先煎,7剂。

9月7日第二次会诊:诉服7剂药后,胃胀、嗝气均减,既能吃饭也能喝水,已无不适。舌暗红黏滑,脉虚。效不更方,原方再进14剂。

2个月后随访,其子告知,患者胃和纳佳,诸症悉减。

按:患者为本院某青年医生之母,罹糜烂性胃炎且腺体轻度肠化。会诊时,腹胀、嗝气欲呕,舌暗红,苔嫩黄黏滑,诊为中焦有热、膈上有痰。察其子纯孝而母急躁声高,此肝旺脾虚也。为拟清热和胃、理气健脾法,用芩、连清热,白芍柔肝,平胃散加味以健脾理气和胃,瓦楞入肝脾散结消痰,再加螵蛸制酸,白及弥疡。肝降脾升胃和,较快减轻患者痛苦。

案9|畏寒呃逆

时某,女,41岁。芜湖市郊区农民。2016年5月18日初诊。

上脘不适近1年。诉受凉即上脘发硬,热焐缓解。进食稍多作胀,常呃逆。大便两三天一行。舌淡嫩,苔白滑,脉虚软。

证属寒湿困脾，胃失和降。予温阳健脾，理气和胃。胃苓汤加减：桂枝10g，焦白术12g，焦苍术12g，茯苓15g，猪苓12g，泽泻10g，陈皮12g，厚朴12g，公丁香3g，广木香12g，紫苏子10g，蒲公英30g，炙甘草10g，7剂。

5月25日二诊：患者今称“好多了，胃不要热焐了，也不打嗝了”。舌淡胖，舌面浅裂纹，脉沉涩。上方去紫苏子，加神曲15g，鸡内金20g，焦山楂、炒麦芽各10g以醒脾和胃；加瓦楞子20g[先煎]、月季花10g[后下]以消积活血，14剂。

6月8日三诊：称上脘已无不适，不再热焐，饮食正常，精神好。要求兼顾面部黝斑。告诉患者，二诊方已有祛瘀消斑之功。去公丁香，加半枝莲15g以增解毒散瘀之力，余守原方不变，14剂。

6月23日四诊：上脘已无不适，且已每天排便。面部黝斑亦减淡。三诊方瓦楞子、月季花增量至30g、12g，守方14剂。

半年后随访，患者称疗效好，上脘已无不适，面黝亦减。

按：患者初诊以受凉上脘发硬、热焐方缓为突出症状，此寒水凌浸脾胃之证。胃失和降，寒滞胃腑而积冷；脾失健运，浊行肌肤而面斑。宜胃苓汤加味：用经方五苓散温阳化气，利水渗湿；平胃散燥湿运脾，行气和胃；加木香理气温中、丁香降逆温中、苏子下气消痰，重用苦甘寒之蒲公英清热解毒，并平抑诸品之温燥，共取温阳健脾、理气和胃、化湿祛浊之效。故胃寒得愈，面斑亦减。

案10 嗳酸嗝气

贾某，男，17岁。宣城市某中学学生。2016年10月4日初诊。

高三迎考，腹胀纳差，上脘时作痛，有时嗳酸嗝气。消瘦面黄。西医诊为慢性胃炎。舌淡胖嫩，苔水滑，脉虚缓。

证属心脾两虚，肝脾不调。病涉三脏，专注于培补后天之本。“蒲芩暖胃汤”主之：蒲公英30g，高良姜10g，法半夏10g，茯苓15g，陈皮15g，炙甘草12g，炒黄芩15g，姜竹茹10g，海螵蛸15g，炒枳实10g，鸡矢藤25g，炒白扁豆10g，山海螺20g，白豆蔻6g，青木香6g，广木香6g，炒白芍10g，神曲12g，炒麦芽10g，14剂。

10月16日二诊：称胃已不胀，纳谷馨。舌淡红干敛，脉虚缓略弦。宗上方意加减，以温运脾阳，呵护胃阴。处方：蒲公英40g，高良姜10g，法半夏10g，茯苓20g，炒白术12g，陈皮12g，炙甘草10g，炒黄芩20g，砂仁3g[后下]，海螵蛸

15g，炒枳实10g，鸡矢藤30g，炒白扁豆10g，青木香5g，广木香10g，炒白芍15g，神曲15g，生麦芽10g，生鸡内金15g，14剂。

后其亲戚来说，药后诸症平，体重增，高考顺利，已被某大学录取。

按：此子长期学习紧张，心脾两虚，寐差纳呆；肝气横逆，嗝气嗳酸。用“蒲芩暖胃汤”之意拟方，以健脾和胃，理气散寒，温中止痛；并加山海螺补益，俾心得所养，脾得健运，胃得安和，故体复健康，高考顺利。高三学子，养心安神不宜用天王补心、酸枣仁汤之属，以免贻误复习迎考。清王三尊曰：“治病当以脾胃为先。若脾胃他脏兼而有病，舍脾胃而治他脏，无益也……脾胃一强，则饮食自倍，精血自旺，阳生而阴亦长矣。”（《医权初编》）善哉斯言。

案11 | 小儿厌食

陶某，男，7岁7个月。住芜湖市某小区。2023年4月6日初诊。

食欲不振半年余。家长代诉：孩子半年多不思饮食，进食稍多欲吐，但又吐不出。舌嫩红，苔黏滑，脉滑尺弱。

此食滞胃脘之证。用自拟“太子开胃散”加减：太子参10g，炒白术6g，茯苓6g，炒白扁豆10g，陈皮6g，炙甘草3g，炒神曲6g，生炒麦芽各5g，焦山楂3g，姜竹茹3g，砂仁米1g后下，7剂。

4月13日二诊：孩子上学，今由其爷爷代诉，服药后食欲转佳，但停药食欲又差。舌嫩红，苔薄白黏滑（手机图片），脉缺如。上方加炮内金5g、白豆蔻1g，7剂。

4月20日三诊：今仍由其爷爷代诉，称孩子吃饭香了，但多汗。舌淡红有津（手机图片），脉缺如。二诊方加浮小麦15g，煅牡蛎15g先煎以敛汗，7剂。

5月随访，家长告知孩子食馨汗敛。

按：此子初诊舌黏脉滑，诊为食积痰滞。予益气健脾，化浊祛痰，用自拟“太子开胃散”加姜竹茹，初诊即见效；二诊加白蔻、内金以暖胃健脾、消食化积；三诊再加浮小麦、煅牡蛎敛汗，调治两旬，纳呆、多汗均愈。小儿纯阳之体，药证既符，痊可鸣金。

附:太子开胃散(自拟方)

组成:太子参 6 ～ 10g,炒白术 3 ～ 6g,茯苓 3 ～ 6g,炒白扁豆 5 ～ 10g,陈皮 3 ～ 6g,炙甘草 2 ～ 3g,炒神曲 3 ～ 6g,生炒麦芽各 3 ～ 5g,炮内金 2 ～ 3g,焦山楂 2 ～ 3g,砂仁 1 ～ 2g后下。

功用:益气健脾,开胃消食。

方解:是方以太子参为君,功专益气扶脾;白术、茯苓、白扁豆、炙甘草健脾化湿、和胃安中,共为臣;焦三仙健胃消食、生麦芽疏肝散滞、陈皮理气消痰、内金消痞化积,共为佐;砂仁芳香醒脾、畅达胃肠为之使。

加减:小儿恶心、呕吐加姜竹茹 2 ～ 3g;小儿或寒或热,小溲时黄时清,大便偶秘多溏,加生姜 1 ～ 2 片、大枣 1 ～ 2 枚擘以调和营卫;小儿便秘纳呆,可加生地、麻仁各 3 ～ 5g,不瘳加制大黄 1 ～ 2g,并酌加蜂蜜。儿科用药,医者务须尽可能兼顾疗效与适口性。

太子参首载于《本草从新》,亦名孩儿参,为石竹科植物孩儿参的干燥块根。其性味甘、微苦,微温。功用:补肺健脾。治肺虚咳嗽,脾虚食少,心悸自汗,精神疲乏。对于厌食且汗泄之小儿尤其合适。

案 12 | 小儿便秘

方某,男,3 岁。住宣城宣州区某小区。2022 年 3 月 29 日初诊。

便秘近 3 年。家长代诉,孩子出生不久即便秘,须用“开塞露”引导方能排便。大便硬如羊粪颗粒。舌暗红黏滑,中后苔白滑,脉滑。

此胃阴不足,谷道乏津。予养阴生津,兼润谷道。处方:生地黄 5g,火麻仁 6g,当归 3g,肉苁蓉 3g,怀牛膝 3g,枳实 3g,生大黄 1g后下,玄明粉 1g溶化,7 剂。

4 月 6 日二诊:家长代诉,仍需用开塞露引导方能大便,但羊粪样颗粒便减少。舌暗红黏滑,舌根苔白滑,脉滑。仍予上方,7 剂。

4 月 19 日三诊:其奶奶喜告小娃药后大便已变软,本周自行排便 4 次,其余便次仍需用开塞露。舌暗红黏滑,舌根苔白滑,脉沉。拓展初诊方意,两益气阴,润肠通便。太子参 6g,玉竹 3g,火麻仁 6g,生地黄 6g,肉苁蓉 3g,当归 3g,牛膝 3g,麸炒枳实 5g,生大黄 1g后下,玄明粉 1g溶化,焦山楂 3g,炒白扁豆 3g,7 剂。

4 月 27 日四诊:其奶奶代诉,每天大便仍需用开塞露引导,除初始段偏硬外,已无羊粪样颗粒,且当天第二次排便是自主排便,呈软条状。又,孩子口秽。舌暗红黏滑,脉沉滑。宗三诊方意而稍增药量,并加生石膏。火麻仁 6g,生地黄 6g，太子参 4g，肉苁蓉 3g，当归 3g，牛膝 4g，炒枳实 4g，生大黄 2g后下，玄明粉 2g溶化，生石膏 20g先煎，7 剂。

5 月 4 日五诊：今家长喜告，上方药后孩子已有 2 天自主排便。仍有口秽。舌暗红黏滑，脉沉滑。四诊方加佩兰 4g、制附片 1g（与生石膏一同先煎），12 剂，每周服 6 剂。

6 月初随访，家长称患儿便秘已基本痊愈，可自主排便，不再用开塞露，口气亦清。

按：小儿胃肠娇嫩，便秘宜清润缓通，故初诊用清润之品，参调胃承气意拟方，用归、地、苁、麻、膝以润下，佐少量大黄、枳实、玄明粉以缓下；二诊守初诊之方；三诊家长称其便秘而兼口秽，气阴皆显不足，故加太子参、玉竹等以益气养阴，并加扁豆、山楂健脾和胃；四诊加生石膏清热、增玄明粉软坚；五诊因其口秽，断然加用制附片、佩兰以清口秽而获显效。本例为笔者用附子最小年龄者。攻补兼施，祛浊扶正，3 年便秘调治月余而瘳。

案 13 ｜ 高龄肠结

卜某，男，82 岁。2013 年 10 月 15 日宣城市某院紧急会诊。

因腹胀 3 个月、加重伴腹痛 1 周于 10 月 14 日 11:20 入院。3 个月前无明显诱因出现腹胀、便秘，大便干结呈颗粒状。近 1 周大便未解，偶有肛门排气。3 天前又出现进食后呕吐。腹部隆起，肠鸣音减弱。入院时即予 0.9% 氯化钠溶液 100ml、开塞露 60ml，分别于 10 月 14 日 10:35、16:41 2 次保留灌肠，均未能排气、通便。

10 月 15 日早 8 时病程录载：上级医生查房，诊断为“麻痹性不完全性肠梗阻；高血压病 2 级（很高危）；冠心病、心功能Ⅱ级；L_1 压缩性骨折”。于 9:14 再次保留灌肠，仍未能通便，腹胀加剧，患者痛苦不堪。拟转院手术以解除肠梗阻。家属要求中医会诊。

15 日下午 3 时，笔者应邀床头诊察患者。患诉 1 周未排大便，腹胀难忍。察其腹膨隆如鼓，唇乌，舌肿胀，色淡紫干敛，苔白腻裂纹，脉弦滑略数。

高龄便秘，以致肠道梗阻，宿便难下，瘀浊互结。急宜通络泄腑，化瘀祛浊。用大承气汤合自拟“蒺通散”加味：白蒺藜 25g，路路通 12g，制大黄 8g，枳实 12g，厚朴 8g，玄明粉 8g烊化，丹参 15g，蒲公英 30g，赤芍 20g，桃仁 12g，乌药

10g，三七粉 10g 冲服，3 剂。嘱由中药房快速安排代煎 1 剂速服，每次服 150ml，大便畅下后，止后服。

服药后，护理记录载："患者 15:59 排气，此后至夜间先后排黄色稀便 7 次，每次 200 ～ 300ml。肠梗阻解除，予输液以纠正水电解质紊乱。"其后继续治疗高血压、冠心病等疾病，好转后于 10 月 31 日出院。

按：本案为高龄冠心病、高血压患者，腹胀、便秘长达 3 个月，到中医会诊前已 1 周不排便，肠鸣音弱而进食呕吐，西医确诊肠梗阻，拟手术治疗，并已约谈家属告之以风险。家属急请中医拟作保守治疗。笔者临危受命，截断扭转，以仲景大承气汤攻下泄浊，加以自拟"蒺通散"预防并发脑梗死，再辅以清热解毒、活血化瘀之品，其中三七含人参皂苷具补益之功，可防攻下气脱。虽预置 3 剂，实仅服首剂头煎药即除困厄。惜因护理给药未遵"畅下后止后服"之医嘱，以致解除梗阻后仍泻下数次，幸得及时补液纠正水电解质紊乱，患者又继续住院治疗原基础疾病后痊愈出院。余诊后自行评估，即使不加"蒺通散"，仅用"大承气汤"即可解除患者肠梗阻。然增"蒺通散"，意在借蒺藜、路通疏利之功，下通上行，直达颠顶，以期预防大便畅下之时，发生或加重可能隐性存在的脑梗死。

五、肾与尿道病

案1 面皖浮鼻衄

魏某，男，17岁。安庆市某中学高中生。2009年1月22日初诊。

足冷、常鼻衄半年余。2008年4月在市人民医院确诊为急性肾炎。近查尿蛋白呈弱阳性。目前低盐饮食，纳尚可。脚冷，经常鼻衄，面皖白略浮。舌红，苔薄白，苔间可见小光剥点。脉寸关虚滑略数，尺伏。

此风水急证失治，化热伤阴而鼻衄，肾阳失煦而足冷。先予养阴滋肾。一贯煎合知柏地黄丸，处方：枸杞子15g，生熟地各20g，南沙参15g，全当归12g，太子参20g，川楝子12g，怀山药40g，肥知母12g，炒黄柏12g，山萸肉30g，白蒺藜20g，薏苡仁50g，杜仲15g，女贞子12g，桑寄生12g，7剂。

1月30日二诊：药后鼻衄已止，春节期间忌口不够好，今查尿蛋白弱阳性。面色如前。舌略萎，淡红少苔，脉虚涩。予益气健脾，清热凉血。炙黄芪20g，枸杞子15g，炒白术15g，赤芍15g，川芎10g，桃仁8g，红花5g，丹参12g，金银花20g，紫花地丁20g，益母草30g，白茅根30g，车前子20g，怀山药20g，7剂。

2月5日三诊：昨日、今天2次尿检蛋白均阴性。咽部炎性充血，扁桃体(-)。予益气养阴，清热利咽。上方加减：炙黄芪30g，枸杞子15g，怀山药30g，炒白术12g，赤芍20g，金银花20g，紫花地丁20g，野菊花12g，青黛8g，桔梗12g，生甘草15g，车前子20g，芡实15g，金樱子15g，14剂。

2月26日四诊：面色如前。舌淡红，可见针尖样瘀血点，苔薄白，脉平尺弱。实验室检查：补体C3正常，C4 0.76g/L↑(0.16～0.38 g/L)，抗O 329.90kIU/L↑(0～200 kIU/L)，尿检(-)。予益气化湿，解毒祛浊。用“张氏消白散”加减：炙黄芪30g，枸杞子15g，炒白术12g，赤芍20g，金银花20g，紫花地丁20g，青黛8g，杜仲20g，桔梗10g，生甘草15g，车前子20g，怀山药30g，芡实15g，金樱子15g，山萸肉20g，薏苡仁30g，马勃6g，15剂。

3月19日五诊：脸形变瘦，肤色红润，晨起漱口欲吐。舌正，脉虚。效不更方，上方加法半夏6g以祛浊止呕，15剂，隔日1剂。

4月25日六诊至9月5日十一诊：脸形已如正常人，肤色正常。舌淡红，略有薄白苔，舌面原陈旧小瘀血点，其后各诊渐次转淡。脉虽虚，但尺脉渐中取亦应指，显冲和之象。由安庆携来检验单示：尿素氮、肌酐、尿酸均正常，抗O 372kIU/L↑。守"张氏消白散"意加减，持续予益气固涩，清热安肾。其间先后给药80剂，隔日1剂。

9月30日十二诊：昨日查抗O 270kIU/L↑。舌暗红，水滑苔，脉虚。上方加白蚤休12g清余邪，鸡内金10g健脾胃，20剂。

2011年春节后，见其姑母而询此子近况，喜告已恢复健康，高考体检合格，已考入某省医学院；2018年，得知其入职本市某市级医院；2020年，此子来余诊室喜报已成婚。

按：本案患者初诊诉鼻衄频而足冷，此风水急症失治，已羁延9个月，以致脾肾阳虚，开阖不利，水湿泛滥而面浮色皖；脾气虚惫，统血失司，肾阳不煦而鼻衄足冷。然阴阳互根，虽有面皖足冰尺伏之证，却又见舌红鼻衄寸关略数。此阴损及阳，先予养阴滋肾，用一贯煎加味合知柏地黄丸化裁，并加杜仲、寄生安肾。药后浮阳潜而鼻衄止。鼻衄者，标病也，标病既治，亟宜图本。二诊予益气健脾，清热凉血；三诊益气养阴，清热利咽；四诊起，予益气化湿，解毒泄浊。用张笑平兄"消白散"加减服用近半年，其方清热解毒、益气养阴、健脾滋肾，笔者酌情增删，病情明显向好，肿消足温，肤转红润。效不更方，遂以此方为主，随证加减，共历时8个月渐痊。

"张氏消白散"原名"消白散(张笑平经验方)"，系安徽中医药大学已故张笑平教授所创。笔者缩改方名为"张氏消白散"，一以纪念原创之勋，二为方便引用。"张氏消白散"组成：野菊花，青黛，马勃，桔梗，生甘草，生黄芪，党参，怀山药，萸肉，泽泻，石韦，莲须。⑨

案2｜尿频尿热

刘某，女，59岁。芜湖市某小区居民。2009年4月29日初诊。

失眠，夜尿多，频饮半年余。刻下自感排尿时"尿滚烫"。尿检：白细胞

⑨ 张笑平，倪朝民．西医检测　中医治疗：微观辨证论治[M].合肥：安徽科学技术出版社，2004：344.

(++),尿蛋白(+),潜血(++)。有颈椎病史。2006年曾患肾盂肾炎。舌红苔薄黄,脉细数。

证属湿热下注,灼伤阴络。予清热利湿,养阴宁血。处方:车前草30g,生地黄20g,南北沙参各20g,天麦冬各15g,黄芩15g,黄柏15g,虎杖20g,白蚤休12g,女贞子15g,墨旱莲12g,仙鹤草15g,白茅根30g,芦根20g,三七粉10g冲服,7剂。

5月6日二诊:今查尿,异常指标均转阴。自诉尿仍滚烫,腿怕冷,便秘。舌脉同前。上方加生大黄3g后下,7剂。

5月13日三诊:今日尿检,潜血(++)。全身痛,夜尿多,寐差,自感尿烫已减。舌红,舌中苔疏白,舌根苔板结,脉虚沉。用首诊方加减:去天冬,墨旱莲、仙鹤草各用20g,加益智仁20g、侧柏叶20g,8剂。

5月22日四诊:自感口秽,大便不成形,口干。今日尿检白细胞(-),尿蛋白(-),潜血(++)。舌淡红,苔薄白,部分苔光剥,脉虚涩。仍用首诊方加大小蓟各10g,14剂。

此后随访,称尿频尿热基本痊愈,失眠已自愈。

按:本案患者以尿热、频饮、夜尿多、失眠来诊,西医诊为尿道炎、慢性肾盂肾炎。此湿热下注已久,由腑及脏,阴津受损而频饮,热灼阴络而尿潜血,热扰心神而失眠。遂以清湿热、养阴津并重,予黄芩、黄柏、虎杖、蚤休、车前以清热利湿,仙鹤草、芦茅根清热宁血,生地、二至、二冬、二沙参益五脏滋阴津,三七粉活血止血兼扶正。药证相符,截断扭转。二诊加生军以通便,三诊、四诊再增二蓟宁血、益智仁固气涩精。尿频尿热、频饮、失眠均渐痊可。

案3 | 石淋绞痛

来某,男,22岁。芜湖某中医药高专实习生。2009年3月27日初诊。

左下腹间歇绞痛30小时伴呕吐。昨天晨7时,左腰背痛延及左下腹痛,间歇发作。今凌晨3时痛剧,于3时许急诊入院。西医即予解痉、纠正水电解质紊乱。B超示:双肾多发性结石,左肾轻度积水;左侧输尿管第二狭窄部结石,上段扩张。血常规示白细胞11.92×10^9/L ↑。西医续予山莨菪碱5mg、日3次,阿莫西林0.25g、日4次。患者痛不可耐,希望中医药治疗,遂邀请中医会诊。面青舌暗，苔白干黏，脉沉涩。

此膀胱湿热，发为石淋，呕吐伤阴，痛剧脉沉。予自拟“二金八正散”：金钱草 30g，海金沙 30g[包煎]，虎杖 20g，瞿麦 15g，萹蓄 15g，炒山栀 15g，枳实 12g，冬葵子 15g，木香 12g，车前草 20g，赤芍 15g，炒白芍 30g，王不留行 20g，延胡索 15g，生大黄 5g[后下]，5 剂，中药房代煎。因考期在即，遂携煎剂赴合肥参加大学“专升本”考试。

4 月 1 日患者由合肥发短信称：“28 日即已明显好转，现已完全不痛，结石应已排出。”

2013 年 4 月，笔者追询此事，此子答复此后未再发作。

按：本案以八正散去木通、滑石，加金钱草、海金沙、虎杖、冬葵子、王不留行化石通淋，二芍、枳实、木香、延胡索缓急理气止痛。尤其虎杖一味是本案要药，宋许叔微《普济本事方》记载其治妇人诸般淋，某人患砂石淋十三年，每漩痛楚不可忍，溺器中小便下砂石，剥剥有声，百方不效，偶得此啜之，一夕而愈。笔者治石淋每用之，确可增进疗效。

附：二金八正散（自拟方）

组成：金钱草 30 ～ 50g，海金沙 30g[包煎]，虎杖 20g，瞿麦 15g，萹蓄 15g，炒山栀 15g，车前子 15 ～ 20g，冬葵子 12g，白木通 12g，滑石 15 ～ 30g[包煎]，生甘草 6 ～ 10g，王不留行 20g，生大黄 3 ～ 5g[后下]。

功用：清热利尿，祛石通淋。

方解：本方为八正散加减方。以金钱草、海金沙清热化石通淋为君；用虎杖、山栀、车前子、瞿麦、萹蓄清热利水通淋为臣；木通、冬葵、滑石利窍散结，生草缓急止痛，生军苦寒下泄，共为佐；王不留行，性走不守，用而为使。

宜忌：木通宜用白木通，不宜关木通，后者有肾毒性。[⑩] 白木通为木通科植物白木通、三叶木通的木质茎，其果实名八月札，种子名预知子，都是中药材。如无白木通，可代之以通草。

案 4 | 舌苔如墨

方某，女，75 岁。宣城市某单位退休员工。2022 年 8 月 24 日初诊。

⑩ 沈丕安．中药不良反应与临床 [M]. 上海：第二军医大学出版社，2007:223-226.

舌苔发黑如墨伴消瘦半年余。自谓近半年来可能因服中西药等原因致舌苔发黑如墨，乏力纳差，因此来诊。今年3月以来瘦5kg。问诊得知其近期尿频尿急。既往有冠心病、2型糖尿病史。因冠心病、心动过缓，于7月18日安装起搏器。尿常规示：红细胞190/UL，白细胞870/UL，潜血(++)。舌淡红，苔色黑，干敛乏津，脉虚沉。

其病在心肾。阴虚内热，灼舌如墨。予"附冬煎"、增液汤合八正散化裁：制附片5g^先煎^，麦冬10g^先煎^，生地黄12g，玄参10g，焦山栀15g，车前子15g，瞿麦15g，萹蓄15g，木通10g，鸭跖草20g，白茅根30g，仙鹤草20g，路路通6g，六一散20g^包煎^，7剂。

8月31日二诊：诉药后胃纳转佳，小便通畅，乏力改善，黑苔退净，甚喜。尿常规示：潜血(++)，白细胞207/UL。舌淡红少津，脉虚沉。效不更方，初诊方再进14剂。

尽剂，因即将赴新西兰探亲，未再来诊。

按：患者因舌黑如墨来诊。笔者并未见舌治舌，而是以"五脏之色黑归肾"论治，循此而诊为肾病类证，并经尿检证实。鉴于其久罹冠状动脉粥样硬化性心脏病、2型糖尿病、尿潜血，而予心肾同治。遂以附冬煎、增液汤、八正散化裁，用制附片、麦冬入心脾肺肾，扶阳入阴；麦冬配生地、玄参增津液，以沃虚焰下灼将竭之肾阴；八正散清热泻火、利水通淋以釜底抽薪。三方合用，共取益心补肾、滋阴降火之效。服药7剂，黑苔渐退，乏力改善，再予14剂巩固。随后患者赴新西兰女儿家探亲，当年10月发来舌象图片，舌质舌苔正常，状态良好。

案5 | 女子癃闭

陈某，女，52岁。职工家属。2012年4月25日初诊。

尿频、尿急，会阴部不适2月余。4月18日本院B超示：尿道内口增厚，西医诊断为"女性前列腺病"。舌淡红，苔黏滑，脉虚涩。

清热利尿，通窍散结，兼益气敛阴。处方：金银花15g，黄芩15g，凤尾草20g，山栀20g，冬葵子12g，白蒺藜15g，太子参20g，升麻10g，山茱萸20g，制延胡索12g，枳壳10g，乌药10g，琥珀6g^冲服^，7剂。

5月2日二诊：会阴不适减，尿频略减。舌脉如前。上方增减：金银花

20g，蒲公英 30g，凤尾草 30g，山栀 15g，连翘 12g，红藤 20g，土茯苓 15g，太子参 15g，升麻 10g，法半夏 10g，浙贝母 12g，白蚤休 10g，枳壳 10g，乌药 10g，牡蛎 30g[先煎]，琥珀 6g[冲服]，14 剂。

9 月 26 日三诊：称上方服后效佳，会阴硌胀感消失。近来又有不舒，且小腹亦胀，夜尿多。舌淡红，苔薄白，脉虚滑。处方：忍冬藤 40g，凤尾草 30g，鸭跖草 30g，山栀 15g，黄芩 15g，车前子 15g，冬葵子 10g，太子参 15g，浙贝母 12g，制香附 12g，乌药 10g，桑螵蛸 12g，益智仁 12g，荆芥 10g[后下]，14 剂。

前后用以上 3 方交替化裁运用，到年底诸症平复。2013 年夏，其夫吴某告知笔者，6 月曾复发，当时住乡下，遂就地取材，用鲜马齿苋一握，约 500g 煎服，效亦甚佳。

按：患者反复向家人诉私处硌胀不适，妇科检查却无明显异常，B 超示尿道内口增厚。予清热利尿、通窍散结，并益气阴。用银花、黄芩、山栀、凤尾草清热利尿，太子参、山萸肉、升麻益气敛阴升阳于其上，蒺藜、冬葵、琥珀散结通淋化瘀于其下，枳壳理气开痞消积，乌药宣通达阳和阴，延胡索活血定痛散瘀。二诊再添法夏、浙贝消痰散结，蚤休清热解毒，牡蛎散瘀通淋；三诊续予清热通络，散结与敛阴并举，遂获平复。其后曾自用鲜马齿苋，亦获佳效。

案 6 | 女子癃闭

俞某，女，50 岁。芜湖市郊农民。2014 年 9 月 24 日初诊。

会阴处不适、尿频 3 月余。芜湖市弋矶山医院诊为“女性前列腺病”。刻下坐卧不安，会阴处如有石硌，排尿不畅，尿黄异味。舌红苔黄腻，脉滑数。

予清热解毒，养阴利窍。处方：赤芍 15g，丹皮 12g，凤尾草 20g，败酱草 30g，鱼腥草 30g，忍冬藤 30g，山栀 15g，黄柏 15g，红藤 20g，路路通 10g，瓜蒌皮 12g，乌药 12g，制香附 15g，车前子 15g，生甘草 12g，石斛 20g[先煎]，14 剂。

10 月 7 日二诊：称药后会阴不适好转，尿频尿黄减，有时会阴仍有硌胀感。舌淡红苔薄黄，脉滑。二诊方加白蒺藜 20g，路路通 12g，14 剂。

月后随访，愈。

按：本案以会阴不适、尿黄异味、坐卧不安为主要症状，故重用败酱草、鱼腥草、忍冬藤、红藤等清热解毒，赤芍、丹皮、山栀、黄柏清热凉血，车前子、凤尾草、路路通利尿通络，乌药、香附理气，生草、石斛安中养阴。两诊服药4周获痊。

以上两案"女性前列腺病"，似与男性"前列腺增生症"相类，中医均以"癃闭"论治。笔者学识局限，临床所遇西医确诊之两例，录于兹以备参考。两例年龄相仿，症情略有不同，均治以清热利尿、通络散结而愈。

六、妇科病

妇科之为病众也，以月经病为最多。古耆今贤论治各传心法，异彩纷呈。明方约之曰："妇人经病，有月候不调者，有月候不通者；然不调、不通之中有兼疼痛者，有兼发热者。此分而为四也。然四者之中，若细推之，不调之中有趱前者，有退后者；则趱前为热，退后为虚也。不通之中有血滞者，有血枯者；则血滞宜破，血枯宜补也。疼痛之中有常时作痛者，有经前经后作痛者；则常时与经前作痛为血积，经后为血虚也。发热之中有常时发热者，有经行发热者；则常时为血虚有积，经行为血虚有热也。此又分而为八焉……人之气血周流，忽因忧思忿怒所触，则郁结不行，人之经前产后，忽遇饮冷形寒，则恶露不尽。此经候不调、不通、作痛、发热之所由也……气行血行，气止血止，故治血病以行气为先……热则流通，寒则凝结，故治血病以热药为佐。"（《丹溪心法附余》）可谓要言不烦。

笔者数十年间，学习妇科经典及古今各家心法、医案，心有所领，则验之临床。其中，私淑赵松泉先生，用其"赵氏排卵汤"，受益良多。及至所用"经前温养汤""经期促排汤""经后促排汤"诸方，来自现代诸贤经验，笔者参以己意。其中，治女子经来淋漓不净有所心得，自拟"温肾止漓汤"以温阳补肾获效；另自制"增经汤"用于经血偏少，亦有成效。

（一）月经先后不定期

案1 | 肝郁肾虚

许某，女，31岁。芜湖市某小区居民。2021年9月30日初诊。

月经前后不定期3年，闭经2个月。诉2018年生二胎后月经不调，前后不定期，有时经来不净，近2个月闭经。舌淡嫩黏滑，脉虚沉滑。

证由产后失养，肾虚肝郁所致。予滋肾疏肝，调理冲任。用"赵氏排卵汤"加味：柴胡6g，赤白芍各10g，益母草12g，泽兰10g，怀牛膝15g，苏木8g，鸡血藤 10g，生蒲黄 10g包煎，女贞子 12g，菟丝子 12g，枸杞子 12g，覆盆子 10g，姜半夏 10g，瓜蒌皮 10g，10 剂。日 1 剂，每周服 5 剂。

10 月 14 日二诊：诉药后曾有 2 天腹泻，近日现蛋清样白带。佳兆。舌淡红，苔薄白腻，脉虚沉。予益气血，滋脾肾：柴胡 6g，党参 15g，熟地 12g，当归 15g，山药 30g，麦冬 10g，淫羊藿 20g，仙茅 10g，菟丝子 15g，覆盆子 10g，肉苁蓉 10g，肉桂 1g，制香附 6g，炙甘草 10g，7 剂。

10 月 21 日三诊：称胸微胀但月经未至，多梦，畏寒。舌淡红，苔薄白，脉虚沉。仍予上方，增肉桂至 2g，去香附，加制延胡索 12g，10 剂。日 1 剂，每周服 5 剂。

11 月 4 日四诊：上方服至第 2 剂，于 10 月 22 日月经来潮，行经 7 天，色深红。但到第 8、第 9 天仍偶有点滴经血。易感冒。舌淡嫩，苔薄，脉虚沉。用"经后促排汤"加荆芥炭：制何首乌 12g，熟地 12g，当归 10g，淫羊藿 20g，山药 20g，女贞子 12g，枸杞子 12g，菟丝子 15g，续断 12g，紫河车 6g包煎，荆芥炭 8g，5 剂。日 1 剂，连服。

11 月 25 日五诊：近况平顺。舌淡红，脉虚沉。仍用"经前温养汤"加减：柴胡 6g，党参 15g，熟地 12g，当归 12g，赤白芍各 10g，山药 20g，淫羊藿 20g，仙茅 10g，覆盆子 10g，益母草 15g，肉桂 2g，炙甘草 10g，7 剂。

12 月 2 日六诊：今诉月经 11 月 29 日来潮，现带经，量可，色偏深。舌淡红黏滑，脉沉。予养经温通之品：当归 12g，赤芍 15g，炒苍术 10g，淫羊藿 20g，女贞子 12g，茺蔚子 10g，怀牛膝 12g，王不留行 10g，路路通 10g，制香附 10g，红花 10g，7 剂。

12 月 16 日七诊：近况可，昨天有蛋清样白带。用"赵氏排卵汤"：柴胡 6g，赤白芍各 10g，益母草 10g，泽兰 10g，怀牛膝 10g，苏木 10g，鸡血藤 10g，生蒲黄 10g，刘寄奴 10g，女贞子 10g，菟丝子 10g，枸杞子 10g，覆盆子 10g，10 剂。日 1 剂，每周服 5 剂。

12 月 30 日八诊：今诉月经尚未至。舌暗红，苔薄白，脉沉。仍予"经前温养汤"加减：党参 15g，山药 20g，炙甘草 10g，生熟地各 10g，当归 12g，肉桂 2g，淫羊藿 20g，仙茅 10g，桃仁 10g，红花 10g，7 剂。

2022 年 1 月 13 日九诊：今诉月经 1 月 3 日来潮，1 周净。以往行经 8 ～ 9 天，基本结束后仍有余沥点滴难尽。舌暗红，苔薄白，脉虚沉。用"经后促排汤"：当归 12g，熟地 12g，制何首乌 12g，山药 20g，枸杞子 12g，菟丝子 12g，女贞子 12g，淫羊藿 20g，仙茅 10g，紫河车 5g包煎，12 剂。每周服 6 剂。

其后患者未再来。2023 年 5 月其夫来诊，述患者月经已正常。

按：本案继发月经不调，初为前后不定期，继而闭经。初诊先用“赵氏排卵汤”，并参半夏、瓜蒌以涤痰；出现蛋清样白带后，二、三诊为其在经前用“经前温养汤”，以温暖胞宫、鼓舞肾阳；四诊时月经来潮，且行经 1 周后仍有点滴经血，此值营精暗耗、血海空虚之际，用“经后促排汤”以滋养胞宫、补益冲任，并加荆芥炭入厥阴止漓；六诊正值经期，为用“养经温通汤”，以温通天癸、养血行经。如此规律重复用药，随证微调加减，前后治疗 3 个半月，月信复常。

“赵氏排卵汤”为北京妇产医院原中医科主任医师赵松泉先生所创，该方曾称为“闭经排卵汤方”，其组成为：柴胡，赤芍，白芍，益母草，泽兰，牛膝，苏木，蒲黄，鸡血藤，刘寄奴，女贞子，菟丝子，枸杞子，覆盆子。笔者临床中在运用自拟方与赵先生排卵汤方比较时，发现“赵氏排卵汤”治疗同类病疗效更好，择善敬而从之。笔者初识此方源自《中西医论治女性不孕》[11]一书，遂从该书之称谓曰“赵氏排卵汤”，以彰显赵师制方之德。

案 2 | 冲任不调

陈某，女，22 岁。宣城市某医院护士。2021 年 11 月 10 日初诊。

月经前后不定期 4 年，闭经 1 个月。诉月经 13 岁来潮，2017 年 18 岁起月经前后不定期，今年 9 月 28 日行经后闭经至今。舌淡红黏滑，脉虚沉。

以气血虚亏，冲任不调论治。予益气血，调冲任，养肝肾。先予自拟“经前温养汤”加减：党参 10g，生熟地各 10g，当归 10g，山药 20g，炙甘草 10g，淫羊藿 12g，仙茅 10g，女贞子 15g，菟丝子 10g，肉苁蓉 10g，桑椹子 15g，麦冬 12g，香附 10g，肉桂 1g，7 剂。

11 月 17 日二诊：经未至。舌红略痿干敛，脉虚沉。续予调冲任，益肝肾。用“赵氏排卵汤”加减：柴胡 6g，赤白芍各 10g，益母草 10g，泽兰 10g，苏木 8g，怀牛膝 10g，生蒲黄 10g（包煎），鸡血藤 10g，刘寄奴 10g，女贞子 12g，枸杞子 10g，菟丝子 12g，覆盆子 10g，7 剂。

11 月 24 日三诊：经未至。舌淡暗黏滑，脉虚沉。揆度周期，再用“经前温

---

[11] 陈利生. 中西医论治女性不孕 [M]. 上海：上海科学普及出版社，1991：208-209.

养汤”加减：生熟地各10g，当归10g，党参15g，山药20g，炙甘草10g，淫羊藿15g，仙茅10g，菟丝子10g，肉苁蓉10g，覆盆子10g，肉桂2g，炙枇杷叶15g，制香附10g，5剂，日1剂。

12月29日四诊：喜告12月14日月经来潮，12月20日净。经量经色尚可。舌淡红，略痿，脉虚沉。用“经后促排汤”加减：制何首乌10g，生熟地各10g，当归10g，山药20g，淫羊藿15g，仙茅10g，菟丝子10g，女贞子12g，枸杞子12g，鹿角霜6g，续断15g，制香附10g，7剂。

2022年1月5日五诊：舌红，边齿痕，脉沉紧。三用“经前温养汤”加减，重益气养阴。熟地10g，当归10g，党参10g，山药15g，炙甘草10g，淫羊藿10g，仙茅10g，菟丝子10g，肉苁蓉10g，覆盆子10g，肉桂1g，女贞子15g，玉竹15g，麦冬12g，7剂。

1月12日六诊：诉近日有白带、略黄，胸胀，月经似欲来。四用“经前温养汤”加清解湿热：熟地10g，当归10g，党参10g，山药20g，炙甘草10g，淫羊藿12g，仙茅10g，菟丝子12g，肉苁蓉10g，覆盆子10g，肉桂2g，桃仁10g，红花10g，炒苍术12g，炒黄柏12g，7剂。

1月19日七诊：月经于1月14日来潮，今第6天，稍有痛经。舌淡红嫩，边齿痕，脉沉。用自拟“经后促排汤”：制何首乌10g，生熟地各10g，当归10g，山药20g，淫羊藿12g，仙茅10g，菟丝子12g，女贞子12g，枸杞子12g，紫河车6g包煎，续断15g，制香附10g，7剂。

1月25日八诊：月经于1月20日净。舌淡红嫩，边齿痕，脉虚沉。用“赵氏排卵汤”：柴胡6g，赤白芍各10g，益母草12g，泽兰10g，怀牛膝12g，苏木10g，生蒲黄10g包煎，鸡血藤10g，刘寄奴10g，女贞子10g，枸杞子10g，菟丝子12g，覆盆子10g，10剂，日1剂，每周服5剂。

2月9日九诊：近况可，已无黄带。舌淡嫩胀，舌边多齿痕，脉虚。益气温阳补肾，五用“经前温养汤”加减：党参15g，制附片8g先煎，炮姜8g，当归12g，熟地10g，山药15g，菟丝子10g，覆盆子10g，肉苁蓉10g，淫羊藿12g，仙茅10g，肉桂2g，炙甘草10g，7剂。

同年7月随访，月经恢复正常。

按：本案患者月经前后不定期4年，且闭经1个月。以“益气血、调冲任、补肝肾”为治则，用“赵氏排卵汤”与“经前温养汤”“经后促排汤”，伺机适时交替用之。本案之所以运用“经前温养汤”多达5次，是因患者此5次来诊时，恰逢月经周期之经前期，故对证用之，并兼用益气养阴、清解湿热诸法。九诊时，发现其出现心肾阳虚证候，故加附片、炮姜。月经前后不定期逐渐获痊。

自拟“经前温养汤”组成：党参，生熟地，当归，山药，炙甘草，淫羊藿，仙茅，肉苁蓉，菟丝子，覆盆子，制香附，肉桂；自拟“经后促排汤”组成：生熟地，当归，山药，制首乌，枸杞子，女贞子，菟丝子，淫羊藿，仙茅，续断，制香附，紫河车。

（二）月经频发

案1｜胞宫失约

谢某，女，14岁。宣城市某中学学生。2021年11月3日初诊。

月经半月一行且淋漓不净1年余。诉月经12岁来潮。起初前后不定期，量少。近1年多来，月经约半月一行，色红量少，淋漓不尽，迁延10余日，最长达20多天不净。某医院诊为多囊卵巢综合征，看中西医不效。今日适来月经。舌红干敛，脉虚。

以气阴两虚，胞宫失约，血热妄行论治。予益气养阴，调护冲任。用自拟“增经汤”合二至丸，旨在令其循常度行经，此“通因通用”意。处方：当归10g，赤白芍各10g，生熟地各10g，川芎10g，黄芪10g，党参10g，香附10g，泽兰10g，青陈皮各10g，怀牛膝10g，桃仁10g，红花10g，益母草10g，女贞子10g，墨旱莲10g，5剂。日1剂，连服5天。

11月10日二诊：经来不净，今第8天。舌红干敛，脉虚细。其母云，服药后经转红而量未增多。当此之时，摄血为第一要务，当止养并用。处方：生熟地各15g，赤白芍各15g，女贞子20g，墨旱莲10g，怀牛膝10g，益母草10g，地骨皮15g，牡丹皮10g，侧柏炭15g，炙枇杷叶15g，煅龙骨10g先煎，煅牡蛎20g先煎，7剂。

11月17日三诊：今诉10日取药，当天下午、晚间即服药，月经翌日净。舌深红干敛，脉虚。经血虽净，阴血已亏，予益血滋阴。二诊方去柏炭、龙牡，加炙鳖甲20g先煎，7剂。

11月24日四诊：月经11月11日净，至今已13天洁净无漏血，为一年来不曾有。舌深红干敛，脉虚沉。续予滋阴补血，上方加玄参、麦冬各15g，7剂。

12月29日五诊：本月月经12月6日至，13日净，患女与家长甚喜。舌红干敛，脉虚。予“赵氏排卵汤”，以期重建正常月经周期。柴胡6g，赤白芍各12g，苏木10g，怀牛膝10g，泽兰10g，益母草10g，女贞子15g，生蒲黄10g包煎，鸡血藤10g，刘寄奴10g，枸杞子10g，菟丝子10g，覆盆子10g，7剂。

2022年1月5日六诊：今诉月经尚未至，距上个月来潮已整30天。舌红有津，脉沉。予“经前温养汤”加减：生熟地各10g，当归10g，党参10g，山药20g，淫羊藿10g，仙茅10g，菟丝子10g，肉苁蓉10g，覆盆子10g，麦冬10g，肉桂1g，炙甘草10g，7剂。

1月12日七诊：诉月经7日至，今第6天，自觉将净。痔疮发，面部可见细小丘疹。舌红偏干，脉沉滑。调经并治面痘，予清热解毒，祛浊调冲：赤芍20g，当归12g，川芎10g，鱼腥草30g，金银花20g，黄芩12g，蒲公英20g，玉竹15g，炙枇杷叶20g，制大黄3g，白茅根30g，甘草12g，薄荷10g后下，荆芥8g后下，7剂。

1月18日八诊：本月月经1月7—13日，色量正常。月经已连续2个月正常，此前手脚常冷亦随之好转。舌淡红，见红莓点，脉沉。用“经后促排汤”：制何首乌10g，生熟地各10g，淫羊藿10g，仙茅10g，山药20g，当归10g，续断12g，女贞子12g，菟丝子10g，枸杞子10g，紫河车6g包煎，香附10g，6剂。

1月25日九诊：诉手脚冷。舌淡红，舌苔见下凹之小光剥点，脉沉。此血热阴伤，阴损及阳。予养阴清热，并调和营卫。赤白芍各15g，玉竹15g，当归12g，鱼腥草40g，金银花20g，炒黄芩12g，桂枝8g，葛根20g，制大黄3g，炙枇杷叶20g，甘草12g，薄荷10g后下，荆芥8g后下，并嘱自加生姜3片、大枣2枚，7剂。

2月22日十诊：诉月经2月7—13日，已连续3个月正常。舌红，苔薄白偏干，脉沉。予养血温肾。制何首乌15g，生熟地各10g，当归10g，山药30g，淫羊藿10g，仙茅6g，菟丝子10g，女贞子10g，枸杞子10g，紫河车3g包煎，续断12g，制香附10g，7剂。

3月2日十一诊：诉近况可，月经尚未至。舌红，苔薄白少津，脉沉滑。月信似将至，予养血温肾，增益气之品，并少佐制军通经。黄精15g，地黄12g，党参10g，当归10g，山药20g，炙甘草10g，淫羊藿10g，仙茅10g，菟丝子10g，肉苁蓉10g，覆盆子10g，赤芍15g，制大黄3g，7剂。

3月9日十二诊：月经仍未至，然小腹有坠胀感。舌红偏干，脉沉滑。经似欲来，仍予上方，7剂。

3月16日十三诊：自诉11日晚内裤稍有血痕，随后即净。痔疮发。舌红偏干，脉沉。予清热活血。赤芍20g，川芎12g，当归12g，金银花20g，蚤休6g，制大黄2g，桃仁10g，红花6g，炙枇杷叶15g，甘草10g，荆芥、薄荷各6g后下，7剂。

3月23日十四诊：今诉月经3月17日至，行经7天，昨基本净，色正，量偏少。舌红，脉沉。予双补气血，兼温肾阳。"经后促排汤"加减：制何首乌10g，生熟地各10g，当归10g，山药20g，淫羊藿10g，仙茅6g，菟丝子10g，女贞子15g，枸杞子10g，紫河车5g包煎，续断15g，制香附10g，7剂。

4月13日十五诊：近况可，经尚未至。舌深红干敛，脉沉细。用"经前温养汤"加减：生熟地各10g，覆盆子10g，当归10g，党参10g，麦冬12g，甘草10g，山药20g，菟丝子10g，淫羊藿10g，仙茅6g，肉苁蓉10g，覆盆子10g，丹皮10g，女贞子15g，7剂。

4月20日十六诊：诉月经因迎中考而推迟至4月15日来潮，起初2天经色暗，后转红，今第5天。舌红干敛，脉沉细。用"经期促排汤"合"增经汤"：党参10g，炙黄芪10g，生熟地各10g，当归10g，赤白芍各10g，川芎10g，桃仁10g，红花10g，青陈皮各10g，香附10g，泽兰10g，怀牛膝10g，益母草10g，5剂。经期内服，若经净，亦将余剂服完。

5月18日十七诊：诉月经5月13日至，今第6天，感觉将净。已连续3个月基本正常。舌红，苔薄白，脉沉细。用养血补肾、利益胞宫收官。太子参15g，山萸肉15g，制何首乌12g，生熟地各10g，当归6g，川芎6g，炒白芍10g，益母草10g，菟丝子12g，肉苁蓉10g，续断12g，制附片6g先煎，麦冬15g先煎，10剂，每周服5剂。

同年中秋节后随访，月经已连续正常6个月。

按：本案患者初诊时，值其经期而量少，为用自拟"增经汤"，取"益气活血"与"通因通用"之意，药后经量增加；行经第8天起予"塞流"，11月11日经净；其后陆续予"澄源""复旧"：先以经期过长耗血伤阴而予滋阴益血；次治面痤而调经；再用"经后促排汤"，次第施治。及至八诊时，该女月经已2个月正常。以后陆续用"经前温养汤""经期促排汤"和自拟"增经汤"，续以养血补肾，逐渐向痊。反思十三诊其月经似来非来之时，仅用清热活血法欠妥，宜加滋阴生津之品以增化源。当日似来又净，却痔疮下血，是巧合还是经泄谷道？值得后续关注研究。

附:增经汤(自拟方)

组成:太子参20g,熟地15～20g,山药30g,当归12～15g,赤白芍各12～15g,菟丝子12g,肉苁蓉12g,泽兰12g,桃仁6g,红花5g。

功用:用于月经周期基本正常,因气血亏虚、肾气不足之月经量少。

方解:太子参、熟地益气补血共为君;山药、当归、二芍、菟丝、苁蓉健脾养血、补肾益宫同为臣;桃仁、红花活血行瘀而为佐;泽兰活血行水、通窍利关而任使。

宜忌:凡因患多囊卵巢综合征等月经不调疾患致经量少者,本方不宜首选。

案2 肝郁血热

张某,女,28岁。芜湖市某企业员工。2016年4月7日初诊。

月经频发2月余。今年2月,月经两至;3月,月经三至。易怒,痛经。舌红苔薄黄,脉弦。

证属肝郁血热。用"清经散"合"逍遥散"意化裁。处方:丹皮12g,地骨皮12g,赤芍20g,生地黄25g,青蒿10g,茯苓20g,柏子仁12g,郁金10g,川芎10g,当归10g,太子参15g,柴胡10g,甘草10g,薄荷10g后下,14剂。

5月19日二诊:少腹痛。舌红苔薄黄,脉沉弦。上方加没药、制延胡索各12g,14剂。

6月16日三诊:4月、5月月经已恢复正常,均在当月25日至。易怒已减,5月痛经亦好转。现怕热,易汗,寐差。舌淡红,苔薄干敛,脉细弦。仍以清经散加减:赤芍20g,丹皮12g,青蒿10g,地骨皮12g,当归10g,川芎10g,生地黄25g,太子参15g,甘草10g,柴胡10g,郁金10g,夏枯草10g,茯苓20g,柏子仁12g,制延胡索12g,没药12g,14剂。

入秋随访,愈。

按:本案抓住患者易怒、经频至、痛经,舌红苔黄脉弦,诊为肝郁血热。用方始终以清经散合逍遥散意加减,遂获痊可。清经散为《傅青主女科》之名方,本案用时以赤芍易白芍、生地易熟地,冀增清热凉血之功。三诊再加夏枯草,血凉肝宁,易怒自愈,而寐亦安。夏枯草一品,李士材曰其可补养厥阴血脉,又能疏通结气(《本草通玄》);黄宫绣曰其辛苦微寒,是以一切热郁肝经等症，得此治无不效(《本草求真》)；王秉衡曰其微辛而甘，故散结之中兼有和阳养阴之功，失血后不寐者服之即寐(《重庆堂随笔》)。

案3｜阴虚血热

毛某，女，40岁。芜湖市郊区农民。2017年11月16日初诊。

月经一月数至，经来不净3个月。患诉9月19日月经来，色深、量甚少，10月1日净。6日又来，量少。赴某院就医，嘱服八珍益母胶囊、妇炎康丸。10月12日月经来，色鲜红伴有小血块，量渐多，后3日量甚多，16日起渐少，19日净，但29日晚又见红。11月2日再就医，医嘱服雌二醇地屈孕酮片，3—12日1天2次，每次1片。12日停药，13日起阴道下少许深色液体，15日晚月经至，量增多伴血块。舌暗脉虚。

予益气凉血，养阴补肾，安宫逐瘀。嘱即于经期服药，行经与塞流、澄源并重。处方：太子参12g，焦白术12g，茯苓12g，桂枝6g，川芎8g，赤芍12g，丹皮6g，麦冬12g，狗脊20g，巴戟天10g，菟丝子10g，续断15g，莪术10g，制香附8g，吴茱萸3g，侧柏炭10g，7剂。

11月30日二诊：称服中药后月经于21日净，共行经7天。舌淡嫩红，苔黏滑，脉虚。处方：丹参15g，当归10g，党参15g，熟地12g，赤芍15g，炒白芍10g，茺蔚子10g，桃仁6g，红花3g，鸡血藤12g，枸杞子12g，制香附6g，7剂。

12月21日三诊：喜称月经已复正轨。本月例假14日至，昨天干净。舌淡红，苔黏滑，脉虚。予益气养血，滋阴补肾。太子参15g，当归12g，山药30g，女贞子20g，熟地15g，肉苁蓉10g，菟丝子15g，紫河车5g包煎，制香附10g，荆芥10g后下，14剂。

翌年4月10日来治感冒时告知，月经不调已愈。

按：本案患者中年女性，因月经紊乱就医，某院中西药杂投，致乱象叠加。推敲后拟“益气凉血，养阴补肾，安宫逐瘀”法，塞流与澄源并重。恰适其行经，遂予参、术、苓益气健脾，桂枝、赤芍、丹皮活血凉血，巴戟、菟丝、狗脊补肾安冲，麦冬、续断、侧柏炭养阴滋液塞流，香附、莪术、川芎理气逐瘀，吴茱萸开郁化滞。前后两诊共服药14剂，月经恢复正轨。

(三)月经稀发

脾肾两虚

鲍某,女,24岁。芜湖某公司驻京员工。2014年9月17日初诊。

月经不调4年余。4年前留学英国时即月经不调,多错后,甚或两三个月不至。西医令服黄体酮后,曾一度行经正常,但近半年再度不调。末次月经6月上旬。细询得知经期大便稀溏。诊舌淡红,略萎,脉虚缓尺伏。

此脾肾两虚,冲任失调之证。予健脾补肾,益气活血。处方:炙黄芪15g,焦白术20g,茯苓15g,当归15g,川芎12g,丹参15g,菟丝子15g,巴戟天10g,山海螺20g,制香附12g,泽兰10g,茜草10g,桃仁6g,红花6g,益母草20g,10剂,每周服5剂。并嘱其停服黄体酮。

年底得知此女服药后月经来潮,连续3个月行经,周期35～37天。

2015年2月25日复诊:药后月经按月而至,但稍错后。舌暗红瘘,少苔,脉虚。审视上方,加续断12g,10剂,代煎,每周服5剂。

年底向其亲属询问,得知此女月经已恢复正常。

按:本案患者初服西药黄体酮行人工周期,偶用之或可促月经恢复,但久用势必导致人体自然月经生成机制被干预、限制,而致有经血之形、无排卵之实,以致停药即经闭。笔者临床体会,凡久行月经人工周期患者,再转中医药治疗时会明显增加难度。本案叫停激素,用中医药益气健脾补肾法渐次向愈。调治月经病,医者务必询问患者经期是否便溏,因患者多不自知而习以为常,故一般不会主动告知。此为宣城地区名老中医张必烈先生所传。张老经验,凡行经期大便溏泄者,宜加用白术、茯苓以健脾利湿。

(四)闭经

案1|痰浊碍宫

汪某,女,28岁。芜湖市某小区居民。2016年9月28日初诊。

闭经近3个月。其月经13岁来潮，周期30～35天，行经5～7天。近3个月闭经。体形偏胖。舌嫩红而痿，苔黏滑，脉虚涩。

此痰浊碍宫，宜燥湿祛浊。予苍附导痰丸加减：焦苍术10g，制香附10g，法半夏10g，胆南星5g，枳壳12g，大腹皮15g，姜黄10g，薏苡仁15g，茯苓30g，陈皮15g，神曲15g，白扁豆12g，甘草10g，12剂，每周服6剂。

10月13日二诊：服药后10月9日来月经，色暗褐，量偏少，尚未净。舌脉如前。上方去薏苡仁，增"佛手散"，即当归12g、川芎10g以养血活血，12剂。嘱先服2～3剂，俟经血转红畅行，暂停服药。经净3天后，服余剂。

当年岁末随访，闭经愈。

按：本案患者体丰湿重，诊为痰浊碍宫而致闭经，用苍附导痰丸加减以燥湿化浊、祛痰通经。二诊再加佛手散，以培补流利气血；津血同源，且因其舌嫩而痿，故去薏苡仁以防伤津。遂痰浊去，脾运复，气血充，冲任调，经血通。

案2 天癸早竭

唐某，女，42岁。杭州某公司职工。2015年8月21日初诊。

闭经半年。杭州市某院查其雌激素下降，诊断为卵巢功能早衰。舌深红少津，脉虚略滑。

此气血亏虚，天癸早竭之征。用自拟"葆宫防衰汤"：当归10g，丹参15g，生熟地各10g，赤白芍各12g，苏木10g，川芎10g，制香附12g，枳实10g，怀牛膝20g，菟丝子15g，女贞子15g，鸡血藤10g，桃仁10g，红花5g，续断12g，路路通10g，10剂，每周服5剂。

服药两旬后月经来潮，特郑重来电频频致谢。此后嘱患者仍以本方每月服10剂，于月经来潮起连服5剂，排卵期再服5剂。随访3年，月经基本正常。

按：本案患者因其雌激素下降而闭经，西医诊为卵巢功能早衰。患者惶惶不安，甚至焦虑失眠，以致阴津暗耗，故其舌深红少津而脉虚。为用养血益津、滋阴补肾、活血通经而收明显效果。本案所用方为自拟"葆宫防衰汤"（组成：生熟地，当归，赤白芍，川芎，桃仁，红花，女贞子，菟丝子，鸡血藤,续断,制香附,怀牛膝,路路通)加味,用丹参、苏木入心、肝经,活血宁心逐瘀;四物、桃红补血活血通经;生地、二芍、女贞滋补肾阴胞宫,菟丝、血藤、续断温补肝肾调冲;香附、枳实、怀膝、路通调畅肝脾气机。诸品合用,沃阴益宫,延缓卵巢功能早衰。

案3 肝肾阴虚

陈某,女,21岁。芜湖市某单位员工。2021年3月25日初诊。

月经不调间歇闭经7年。诉月经14岁来潮后即不正常,常间歇性闭经,最长曾4个月不来例假。年前看西医,诊为多囊卵巢综合征,嘱服炔雌醇环丙孕酮片行人工周期。服药不适,已中止近半年。末次月经2月12日,行经6天,色量正常。舌淡红偏干,脉虚沉。

此肝肾阴虚,胞宫失养,经行泣迟。用“赵氏排卵汤”加减:柴胡6g,赤芍20g,白芍10g,益母草12g,泽兰15g,桃仁6g,苏木6g,生蒲黄10g包煎,怀牛膝15g,鸡血藤12g,刘寄奴10g,女贞子12g,枸杞子10g,菟丝子12g,覆盆子10g,14剂。

4月8日二诊:近况可,月经尚未至。舌脉如前。上方续服12剂,日1剂,每周服6剂。

4月29日三诊:月经仍未来潮。舌淡红黏滑,脉虚沉。上方续服10剂,日1剂,每周服5剂。

5月20日四诊:诉月经5月6日来潮,色正,前两天量多,行经6天。舌淡红干黏,脉虚沉。

仍予“赵氏排卵汤”,并增赤白芍、女贞子等养阴之品剂量。处方:女贞子15g,赤白芍各15g,枸杞子12g,菟丝子15g,覆盆子10g,鸡血藤10g,柴胡6g,苏木6g,生蒲黄10g包煎,怀牛膝15g,泽兰15g,益母草15g,15剂。

随访月经恢复正常。

按:本案患者因多囊卵巢综合征致月经不调伴间歇闭经。以肝肾阴虚、胞宫失养论治,为其用“赵氏排卵汤”加桃仁以增活血通经之力,坚持守方1月余而经至。前后四诊历时2个月,始终用赵松泉先生“赵氏排卵汤”加减而获佳效。良方可贵。

案 4 脾肾两虚

施某，女，17 岁。宣城宣州区某镇中学学生。2021 年 11 月 3 日初诊。

闭经近 2 年。诉月经 13 岁初潮，此后不规则，常前后不定期。曾看西医服炔雌醇环丙孕酮片行人工周期 5 个月。停药仍闭经，遂改投中医诊治。舌淡红嫩，脉虚沉。

证属脾肾两虚。用“赵氏排卵汤”加味：柴胡 6g，赤白芍各 10g，益母草 15g，泽兰 12g，怀牛膝 12g，苏木 8g，生蒲黄 10g包煎，鸡血藤 10g，刘寄奴 10g，女贞子 10g，枸杞子 10g，菟丝子 12g，覆盆子 10g，炒白术 10g，桃仁 6g，红花 6g，6 剂，日 1 剂，连服。

11 月 10 日二诊：舌淡红黏滑，脉虚小滑。径用“赵氏排卵汤”原方：柴胡 6g，赤白芍各 10g，益母草 10g，泽兰 10g，怀牛膝 10g，苏木 10g，生蒲黄 10g包煎，鸡血藤 10g，刘寄奴 10g，女贞子 10g，枸杞子 10g，菟丝子 10g，覆盆子 10g，10 剂，日 1 剂，每周连服 5 剂。

11 月 24 日三诊：经未至。询得此前经期便溏。舌红少津，脉虚滑。上方加白术、茯苓各 12g，10 剂，日 1 剂，每周连服 5 剂。

2022 年 1 月 4 日四诊：今诉 2021 年 12 月 29 日月经来潮且二便调，甚喜。今第 7 天，基本净。舌淡红干敛，见光剥点，脉缓冲和。用“经期促排汤”：当归 10g，川芎 10g，赤芍 20g，红花 6g，淫羊藿 12g，仙茅 8g，香附 10g，泽兰 10g，怀牛膝 12g，益母草 12g，王不留行 10g，路路通 10g，7 剂。

1 月 26 日五诊：舌淡红略痿，舌面中后薄白苔，脉虚细滑。用“经前温养汤”：熟地 12g，党参 15g，当归 12g，炙甘草 10g，山药 20g，淫羊藿 12g，仙茅 10g，肉苁蓉 10g，覆盆子 10g，菟丝子 12g，泽兰 10g，肉桂 2g，荆芥 10g后下，10 剂，日 1 剂，每周服 5 剂。

随访半年，月经恢复正常。

按：本案初诊、二诊均为其用“赵氏排卵汤”加活血化瘀之品；三诊询得经期便溏，遂于上方预加白术、茯苓以健脾（参阅“月经稀发”案）；四诊经至 1 周将净，为其用“经期促排汤”（组成：当归，赤芍，川芎，泽兰，红花，淫羊藿，仙茅，怀牛膝，香附，益母草，路路通），养胞宫、促复旧、不留瘀；五诊值经前期，用“经前温养汤”。调治近 3 个月，月经恢复正常。

案5 冲任失调

王某，女，17岁。宣城市某中学高三学生。2021年7月15日初诊。

月经不调、闭经1年余。2020年初起即月经不调，周期逐渐后延，直至闭经。同年4月就诊，西医诊断为多囊卵巢综合征，服炔雌醇环丙孕酮片行人工周期1年余，停药后月经已近2个月未来潮。舌淡嫩黏滑，脉虚滑。

此冲任不调，卵巢失养之证。用"赵氏排卵汤"加减：柴胡6g，赤白芍各10g，益母草15g，泽兰10g，怀牛膝10g，苏木10g，鸡血藤15g，生蒲黄10g包煎，女贞子10g，枸杞子12g，菟丝子15g，覆盆子10g，当归12g，制附片10g先煎，7剂。

7月22日二诊：药后无不适。但即便有空调仍汗多，且稍感冷。舌淡嫩黏滑，脉虚滑。嘱空调不宜直吹。上方加煅龙牡各20g先煎，炮姜8g，糯稻根30g，12剂，日1剂，每周服6剂。

8月4日三诊：药后汗减，经未至。舌淡红黏滑，脉虚滑。二诊方去糯稻根，加红花10g，12剂，日1剂，每周服6剂。

8月18日四诊：今告知月经昨日来潮，现带经，不痛，色正量可。舌红苔薄滑，脉虚滑。处方：当归10g，太子参10g，熟地10g，炒白芍10g，炒黄芩10g，白蒺藜10g，郁金10g，制香附10g，生甘草10g，5剂。

8月25日五诊：月经1周净，又略感畏寒。用8月4日方，炮姜改用6g，12剂，日1剂，每周服6剂。

9月8日六诊：近况可，微恶寒，大便溏。因被南京某大学录取，拟带药报到。舌淡红嫩黏滑，脉沉缓。用"赵氏排卵汤"加味：柴胡6g，赤白芍各10g，益母草15g，泽兰10g，怀牛膝10g，苏木10g，鸡血藤15g，生蒲黄10g包煎，女贞子10g，枸杞子12g，菟丝子15g，覆盆子12 g，苍术10g，茯苓12g，红花10g，炮姜8g，10剂，日1剂，每周服5剂。

2022年6月22日七诊：诉自去年诊后月经已基本正常，但因离家赴南京上大学，中断中医药治疗，闭经又犯。在南京看西医服炔雌醇环丙孕酮片等未效，已闭经半年余。夏季汗较常人多。舌暗红黏滑，边齿痕，脉沉缓。仍用"赵氏排卵汤"加味：柴胡6g，赤白芍各10g，益母草15g，泽兰12g，怀牛膝15g，苏木10g，鸡血藤10g，刘寄奴10g，生蒲黄10g包煎，女贞子15g，枸杞子15g，菟丝子15g，覆盆子15g，桃仁6g，红花6g，糯稻根30g，10剂，日1剂，每周服5剂。

年底随访，行经正常。

按:本案患者不但闭经年余且畏寒多汗,以卵巢失养、阳虚汗泄论治。先用“赵氏促排汤”调冲养宫,养血补肝肾促排卵;复诊增炮姜暖宫散寒,煅龙牡、糯稻根固涩敛汗;三诊时先后服中药已届3周,适时增用红花以活血通经,月事遂如期而至。其后患者外出上学中断中医治疗再次闭经,复行人工周期无效,中医再诊,症状、四诊所见如前,遂守良方“赵氏排卵汤”,闭经得愈。

案6 天癸近绝

蒋某,女,45岁。宣城市某药企员工。2021年10月13日初诊。

月经不调,闭经1月余。诉近半年月经渐后延,末次月经8月底,行经3天,色淡量少。舌淡红中裂少津,脉虚沉。

此围绝经期闭经,冲任渐衰之证。从患者意,予“赵氏排卵汤”原方:柴胡6g,赤白芍各10g,益母草10g,泽兰10g,怀牛膝10g,苏木10g,鸡血藤10g,生蒲黄10g,刘寄奴10g,女贞子10g,菟丝子10g,枸杞子10g,覆盆子10g,10剂,本周先连服5剂;停4天,再服5剂。

12月29日二诊:喜告服中药后月经已来2个月,分别是11月28日—12月3日、12月22—26日。舌淡红中裂,脉虚滑。用“经后促排汤”加味:制何首乌10g,熟地10g,淫羊藿10g,仙茅10g,山药20g,当归10g,菟丝子10g,女贞子10g,枸杞子10g,鹿角霜8g,续断12g,生地黄10g,制香附10g,7剂。

2022年1月11日三诊:称月经约将于18日前后来。舌脉同前。用“经前温养汤”:熟地10g,覆盆子10g,当归10g,党参10g,炙甘草10g,山药10g,淫羊藿10g,仙茅10g,肉苁蓉10g,菟丝子10g,肉桂2g,7剂。

5月24日四诊:今诉服中药后月经已连续5个月正常来潮。唯原每月提前3～7天,现则每月推迟3～7天,色量正常。近月来睡眠不好,多梦易醒,夜间耳鸣,白天则听声音有回音。舌淡中裂干敛,脉虚滑。用“天王补心丹”加减:党参15g,丹参15g,玄参12g,茯苓15g,桔梗10g,炙远志12g,当归12g,天麦冬各12g,柏子仁12g,酸枣仁20g,生熟地各10g,山萸肉15g,合欢皮15g,五味子5g,煅磁石20g(先煎),7剂。

半年后随访,月经已按月来潮,余症亦瘥。

按：本案患者年满 45 周岁，天癸近绝。然现代女性多望月经延缓闭止，以期避免衰老早至。从其意，初诊为其用“赵氏排卵汤”原方，此后各诊酌加补气血、利胞宫、益肝肾、养心神之品，前后调治近 8 个月，获得满意效果。

（五）崩漏

案 1 | 肾阳不足

林某，女，13 岁。芜湖市某中学学生。2013 年 12 月 25 日初诊。

行经淋漓不净 1 年余。月经 12 岁来潮，按月至，但行经 10 余日淋漓不尽已 1 年多。家长带其往市各大医院就诊未效。刻下带经，面黄神疲。舌淡，脉虚。

证属肾阳不足，冲任失调。予温阳益肾，调理冲任。处方：太子参 15g，肉桂 2g，当归 10g，川芎 10g，泽兰 10g，益母草 15g，菟丝子 15g，续断 12g，制何首乌 12g，制香附 12g，制附片 6g(先煎)，7 剂。

12 月 31 日二诊：诉淋漓之经血已止。舌淡红，脉虚。上方 7 剂续服。

2014 年 2 月 16 日随访，其母称患者月经恢复正常，本月例假 11 日来，今日净。

2015 年 1 月 16 日三诊：称自服中药后，例假正常已 1 年。升入高中后，学习紧张，本月例假又有淋漓之势。诊得舌淡嫩，脉虚。宗原意原方增损：太子参 15g，肉桂 2g，当归 10g，川芎 6g，泽兰 10g，益母草 10g，菟丝子 15g，续断 12g，制何首乌 12g，柏子仁 15g，制香附 12g，仙鹤草 15g，制附片 6g(先煎)，7 剂。

连续随访至 2020 年，愈。

按：本案为少女月经不调，其特征是月汛虽按月至，但行经淋漓不净长达 10 余日。察其面黄神疲，舌淡脉虚，一派寒象，为其拟温阳益肾方，而非见血止血，经漓遂止。此方多人多次运用，疗效确切，遂命名曰“温肾止漓汤”。本案三诊已在此女升入高中之后，学习紧张干扰月经，仍用本方而酌加仙鹤草，因其与诸峻止之品及各止血炭药不同，虽有止血之用，却有补益之功，江、浙、皖一带民间称其为“脱力草”，适当运用，可安血而不留瘀。

附:温肾止漓汤(自拟方)

组成:制附片 6 ~ 10g先煎,肉桂 1 ~ 2g,菟丝子 15g,肉苁蓉 15g,续断 15g,太子参 15g,制何首乌 12g,当归 3 ~ 6g,川芎 3 ~ 6g,益母草 10g,泽兰 6 ~ 10g,制香附 10 ~ 12g。

功用:温阳益肾,调冲摄血。用于月经周期基本正常,唯经来淋漓不净、清经止血皆不效者。

方解:附子、肉桂温阳补肾、暖冲任、益胞宫,共为君药;菟丝、苁蓉滋肾益胞、调理冲任,续断气味俱厚而微苦涩,止崩淋,与菟、蓉共为臣;太子参、制何首乌、当归、川芎、益母草、泽兰补养气血、温通营血而不留瘀,共为佐;制香附可益气而止血(《汤液本草》),其气平而不寒,香而能窜,其味多辛能散,微苦能降,微甘能和(《本草纲目》),故用而为使。

加减:如淋漓之经血量虽少但色鲜红者,减当归,去川芎、泽兰。

宜忌:运用本方漓止后再服 3 天即停后服。不宜在正常行经期和排卵期使用。

案 2 | 气阴两虚

徐某,女,43 岁。芜湖市某三甲医院护士长。2021 年 4 月 22 日初诊。

经来淋漓不止且量多 5 月余,伴便秘。月经每 22 ~ 23 天一至,行经 1 周,色鲜红、量甚多。去年 2 月起用炔雌醇环丙孕酮片调周期,曾恢复正常半年。年前 1 周起经来不净,西医诊为子宫内膜增生过长。此后月经淋漓不断,3 月 25 日起到今已近 1 个月,月经一直量多淋漓。便秘已近 10 年。刻下面皖神疲,舌淡暗黏滑,脉虚细。

此气阴两虚,经乏气摄而漓,便失津润而秘。予扶阳益气,养阴止漓。处方:党参 15g,制附片 10g先煎,肉桂 1g,女贞子 20g,墨旱莲 15g,生地黄 30g,制何首乌 15g,益母草 20g,泽兰 6g,菟丝子 20g,续断 20g,侧柏炭 20g,地榆炭 20g,血余炭 12g,三七 6g分冲服,7 剂。

4 月 29 日二诊:诉 27 日起经已净,无不适。便秘。舌淡黏滑,脉虚细。予滋阴益肾,补气养血,塞流调冲。处方:生地黄 40g,女贞子 20g,墨旱莲 15g,菟丝子 20g,肉苁蓉 12g,续断 15g,制附片 10g先煎,党参 15g,制何首乌 15g,仙鹤草 15g,地榆炭 20g,侧柏炭 15g,三七 6g分冲,益母草 15g,泽兰 6g,制大黄 5g,枳壳 10g,7 剂。

5 月 6 日三诊:诉近况可,仍便秘。舌淡略滑,脉虚细。宗上方意微调之,上方肉苁蓉用15g、制附片用8g先煎、制大黄用6g，去女贞子、侧柏炭，加桑椹子15g，7剂。

5月27日四诊：近况佳，仍有便秘。舌淡苔薄少津，脉虚细。予养阴益血，润肠通便。生地黄40g，党参15g，制何首乌15g，肉苁蓉15g，桑椹子15g，玉竹12g，女贞子20g，墨旱莲15g，续断15g，制大黄6g，当归10g，益母草15g，柏子仁12g，火麻仁12g，枳实12g，7剂。

年底随访，除月经周期为23～25天外，行经均在1周内，色量正常。

按：本案患者长年工作紧张致月经不调伴便秘。诊为气血亏虚、肾阴不足，予气血双补、滋肾塞流。并仿案1之“温阳益肾”方意，重用生地、二至、首乌、桑椹之属滋阴；参、附益气温阳；凉血之地榆炭、侧柏炭以塞流；苁蓉、菟丝、续断以益肾；制军、三七兼擅双向调节。调治月余，经来淋漓已止，周期基本正常。至于便秘之治，不独制军，其余之女贞、桑椹、生地、玉竹、苁蓉等皆有滋阴调经通便之功。

（六）痛经

案1　痛经畏寒多次晕厥案

宦某，女，27岁。宣城市某小区居民。2015年8月20日初诊。

痛经12年。诉15岁初潮起即痛经，经期尚准。每当月经来潮则小腹剧痛，喜热焐。曾因痛剧多次晕厥，必用止痛药布洛芬、山莨菪碱，甚至用哌替啶方能缓解疼痛。末次月经7月25日，腹痛且淋漓不净，行经半个月，直至8月10日始净。询得其经来必便溏，本次经期排稀便至少4次。舌淡嫩黏滑，脉沉涩。

此脾肾两虚，沉寒久滞胞宫，发为痛经。予王清任少腹逐瘀汤加味：当归12g，赤芍15g，川芎10g，肉桂2g，小茴香3g，制香附12g，炮姜10g，高良姜10g，苏木6g，五灵脂10g，蒲黄炭10g，没药12g，制延胡索15g，菟丝子10g，肉苁蓉10g，10剂。

9月3日二诊：称本次月经8月31日来潮，几乎无感觉，到9月2日下午小腹感微痛。舌淡红黏滑，脉虚细缓。仍予上方，5剂。并嘱下月月经来潮前原方再服5剂。

岁末随访,12 年痛经已愈。

按:本案患者痛经 12 年,渐次加重,以致剧痛而晕厥。其经来便溏、痛喜热焐,宫寒可知。予王清任少腹逐瘀汤加味,菟、蓉补肾,二姜暖宫,苏木助失笑散行瘀。10 剂效,再 10 剂,12 年痛经得瘥。回溯本案,经来便溏,酌加术、苓健脾更佳。

案 2 | 婚后痛经产后渐重案

陈某,女,44 岁。芜湖市某小区居民。2021 年 11 月 4 日初诊。

诉婚后、产前就常发痛经。现孩子 9 岁,近 2 年痛经加重,多胀痛,喜热焐。月经下周将至。既往史:子宫小肌瘤,子宫腺肌病可疑。舌淡暗胀黏滑,脉虚沉。

此沉寒痼冷积滞胞宫,宜少腹逐瘀汤加减。处方:当归 15g,肉桂 3g,没药 10g,制延胡索 15g,赤芍 20g,川芎 10g,炮姜 10g,小茴香 3g,五灵脂 10g,生蒲黄 12g[包煎],莪术 15g,7 剂。

11 月 11 日二诊:月经 11 月 7 日至,与之前相比痛胀减轻,血块也减少。刻下左下腹闷痛。舌暗红胀,裂纹,苔黏滑,脉虚滑。上方制延胡索用 20g,加枳壳 12g,7 剂。

11 月 25 日三诊:诉 11 月 11 日经净后小腹闷痛 4 天多。舌暗胖胀黏滑,脉虚滑。改用膈下逐瘀汤加减:炙甘草 12g,当归 12g,川芎 12g,赤芍 20g,丹皮 12g,五灵脂 12g,生蒲黄 10g[包煎],桃仁 12g,红花 10g,制延胡索 15g,制香附 12g,枳实 12g,乌药 12g,肉桂 3g[后下],12 剂,日 1 剂,每周服 6 剂。

四诊、五诊仍用膈下逐瘀汤加减方。

2022 年 2 月 24 日六诊:诉月经 2 月 18 日至,仍痛经,但较前轻,尤其左侧小腹已不痛,有血块,手脚冷。舌暗胖胀黏滑,脉沉小滑。用初诊方加减继服,初诊方炮姜用 5g、生蒲黄用 10g[包煎],去莪术,加蒲黄炭 6g[包煎],12 剂,每周服 6 剂。

随访半年,月经正常,已无痛经。

按:本案患者痛经已届 10 年,且逐渐加重,诊为沉寒痼冷、积滞胞宫,亟宜驱寒暖宫,化瘀散结。初诊、二诊用王清任“少腹逐瘀汤”加减奏效。

三诊诉经净后小腹闷痛数日，舌暗胖胀黏滑，此寒积胞宫弥漫膈下，转用王氏“膈下逐瘀汤”并守方加减，宫寒遂蠲而痛经得愈。

案3｜痛经畏寒伴行经淋漓案

田某，女，14岁。宣城市某校初中生。2021年1月27日初诊。

痛经近1年。畏寒乏力，纳谷不馨，12岁月经初潮，去年2月起月经周期提前4～5天，且色淡量少而淋漓不净。本月月经15日至，24日净。面皖无华。舌淡嫩黏滑，脉虚沉。

先予益气健脾，以培本固元。处方：党参15g，当归12g，炙黄芪12g，炒白术15g，山药30g，茯苓15g，桔梗12g，菟丝子12g，续断15g，炒薏苡仁30g，炒白扁豆15g，砂仁6g后下，10剂。日1剂，每周服5剂。

2月10日二诊：药后纳谷转馨而气力渐增，近日腰酸畏寒，月经将至。舌淡黏滑，脉虚。予温阳益气、养血调经。制附片8g先煎，太子参15g，制何首乌12g，菟丝子15g，续断12g，当归10g，川芎10g，泽兰10g，益母草15g，香附12g，延胡索12g，7剂。

2月17日三诊：月经提前至，痛经剧，经色暗。舌淡红黏滑，脉虚沉。酙酌后仍予二诊方，增制附片至10g先煎以温阳散寒，7剂。

当月月底家长告知，药后痛经未作，经色较红，量增，7日即净。嘱日常服补中益气丸，经前1周服上方。半年后随访，痛经愈，体质增强。

2022年1月19日四诊：诉月经正常8个月，于去年11月起痛经又作，小腹胀。月经5天净，已不再淋漓，痛经也不如以前剧烈。末次月经2021年12月30日至，5天净。舌淡红有津，见细小暗红蕾点，脉虚沉。用少腹逐瘀汤加附子、菟丝子以温阳补肾。当归12g，川芎10g，赤芍15g，没药10g，延胡索15g，生蒲黄10g包煎，五灵脂10g，炮姜10g，肉桂2g，小茴香2g，菟丝子12g，制附片10g先煎，7剂。

1月26日五诊：经尚未至，舌脉同前。上方加仙鹤草10g，并加红糖1小匙，7剂。

2月9日六诊：月经1月29日至，痛经轻微，5天净。舌淡红有津，蕾点细红，脉虚。上方制附片、仙鹤草增至12g，续进10剂。日1剂，每周服5剂。

6月随访，痛经痊愈。

按：本案少女因痛经先后两度来诊。初诊其面白光无华，纳谷不馨，舌淡脉虚，经淡量少，淋漓不净。此脾肾两虚，化源不足、胞脉失养而痛经，开阖乏力而淋漓。予参苓白术散加减而气力增；二诊再予温阳益气、养血调经；三诊守方增制附片量以温阳，并嘱常服补中益气丸，痛经愈近1年。2022年初再度以痛经复诊，察其舌有瘀点，且小腹胀，遂以血瘀痛经论治，用少腹逐瘀汤加附子温阳、菟丝补肾，痛经渐愈。五诊、六诊用民间验方仙鹤草佐红糖以暖宫补虚。然仙鹤草毕竟苦凉止血，其先后所用，分别在经来之前与经净之后，读者宜察。

（七）经期头痛

案1｜月经不调伴经期头痛案

何某，女，35岁。安徽某大学教师。2021年3月18日初诊。

月经不调伴经期头痛1年余。诉月经不调，经量少，经期头痛，伴上脘不适已1年多。末次月经3月6日，行经5天。舌淡嫩黏滑，脉虚滑。

此行经于下，血虚于上，头痛遂作。予益气补肾，养血活血。处方：党参15g，当归15g，熟地15g，山药30g，赤白芍各15g，桃仁12g，红花10g，泽兰15g，菟丝子15g，制延胡索12g，12剂。每周服6剂。

4月8日二诊：本次月经3月29日至4月2日，其间几乎已无头痛，胃不适亦缓解，近略感口干。舌淡嫩黏滑，脉虚缓。上方加太子参15g、麦冬10g、五味子6g，12剂。服法如上。

5月6日三诊：诉上方服完月经即来，头又感痛，但较之前为轻。宜加益气活血之品，用二诊方加味。党参20g，炙黄芪15g，当归15g，熟地15g，山药30g，麦冬10g，赤白芍各15g，菟丝子15g，桃仁12g，红花10g，泽兰15g，川芎12g，益母草15g，续断10g，五味子6g，12剂。服法如上。

5月20日四诊：今诉月经昨天至，头不痛，胃亦无不适，略感胸闷。三诊方加制附片10g[先煎]，12剂。服法如上。

8月19日五诊：今诉6月以来经期已无头痛。末次月经8月4日至，头不痛，经量较前多。因长夏湿热手痒起小疱来诊。舌淡嫩黏滑，脉虚。上方加减，增健脾利湿之品。党参20g,炙黄芪15g,当归15g,山药20g,赤白芍各12g,菟丝子15g,桃仁12g,红花10g,泽兰15g,川芎12g,续断15g,炒白术12g,白鲜皮15g,苦参15g,益母草15g,7剂。

10月随访,经期头痛愈。

按:本案患者为大学教师,因工作繁忙渐至透支,气血不足,以致月经来潮,血亏于下,脑窍失荣而痛。予益气养血、健脾补肾,初诊即效;二诊以口干、脉虚缓,加用生脉饮两益气阴;三诊重用参芪、山药合桃红四物汤加减。前后调治半年,经期头痛遂靖。

案2 漏下伴头痛案

朱某,女,45岁。芜湖市郊农民。2021年9月16日初诊。

月经前或经期头痛近1年。月经周期多在22天左右,经来量多,持续1周,甚至10余天。近1年经前或经中头痛。本次月经8月27日至,至今仍淋漓不净,已20天。舌淡暗黏滑,脉缓小滑。

离经之血不可留,用自拟"温肾止漓汤"加味,以补肾塞流,祛瘀生新。处方:制附片8g先煎,肉桂1g,党参15g,当归10g,川芎10g,泽兰10g,益母草15g,制何首乌15g,续断20g,菟丝子15g,杜仲15g,制香附10g,仙鹤草12g,侧柏炭12g,7剂。

10月14日二诊:诉服药后漏血渐止。月经于9月21日来潮,色红,行经1周后仍余沥不净伴头痛。舌暗红黏滑,脉沉缓滑。今称月经将至。予调理冲任,补肾安宫。党参15g,熟地12g,当归12g,炙甘草10g,山药30g,淫羊藿20g,仙茅10g,菟丝子15g,肉苁蓉10g,覆盆子10g,肉桂1g,制延胡索15g,7剂。

11月4日三诊:诉上月15日来月经,5～6天即净,头已不痛,但近来睡眠较差。回顾其病史,服中药后,经来淋漓渐止。舌暗红瘘黏滑,脉沉缓。处方:党参15g,熟地12g,当归12g,肉桂1g,炙甘草10g,山药20g,淫羊藿10g,覆盆子10g,仙茅10g,神曲12g,山楂8g,天麻12g,酸枣仁15g,7剂。

11月11日四诊:诉本月月经7日来潮,今将净,昨晚喝黄酒致头昏痛欲吐。经期饮酒伤肝损血,恐又转淋漓不净。予疏肝养肝敛经。柴胡6g,苏木6g,赤白芍各10g,女贞子10g,枸杞子10g,菟丝子10g,覆盆子10g,鸡血藤10g,益母草 10g，泽兰 10g，怀牛膝 10g，海螵蛸 12g，生炒蒲黄各 6g[包煎]，仙鹤草 15g，12 剂。

11 月 25 日五诊：诉 11 月 14 日经净，行经 7 天。17 日又有暗黑色分泌物，持续 5 天。18 日乳头如针扎样疼痛，22 日头痛 1 天半。舌淡暗略痿，苔水滑腻，脉沉缓滑。予温养气血，补益肝肾。党参 15g，当归 12g，熟地 12g，山药 20g，炙甘草 10g，神曲 12g，淫羊藿 15g，覆盆子 10g，仙茅 10g，肉桂 2g，天麻 15g，酸枣仁 15g，制延胡索 15g，制附片 12g[先煎]，14 剂。

12 月 9 日六诊：诉月经 11 月 30 日来潮，7 天净，头已不痛。舌淡暗，苔薄腻，脉沉缓滑。用赵松泉先生方加减善后。柴胡 6g，赤白芍各 10g，益母草 10g，苏木 6g，女贞子 10g，菟丝子 10g，枸杞子 10g，覆盆子 10g，鸡血藤 10g，怀牛膝 10g，泽兰 10g，生蒲黄 10g[包煎]，制延胡索 12g，10 剂。每周连服 5 剂。

年底随访，行经淋漓伴头痛愈。

按：本案由经来量多、淋漓不净而引发头痛，血虚头痛明矣。先予自拟“温肾止漓汤”，血渐止；再予调理冲任、补肾安宫，头痛亦止。然患者不自珍摄，经期饮酒致头痛复作，予温养气血、培补肝肾，复以“赵氏排卵汤”善后，行经淋漓伴头痛得愈。

（八）妊娠恶阻

朱某，女，39 岁。宣城市宣州区某局公务员。2022 年 3 月 23 日初诊。

妊娠恶心呕吐 2 月余。二胎孕 9 周$^{+}$，妊娠反应严重，不能饮食，早上吐黏涎，下午 2 时到晚间口泛清水，不时吐出。长子已 15 周岁。舌淡嫩黏滑，脉沉涩。

高龄二胎，饮食即吐，无以养胎，舌脉已显胞宫失宁之势。宜健脾益肾，温养胞宫。用自拟“安孕汤”加味。处方：炒白术 10g，茯苓 10g，姜半夏 10g，藿香 5g，神曲 10g，炒白扁豆 10g，佛手 10g，桑寄生 10g，续断 10g，菟丝子 10g，党参 10g，当归 10g，阿胶 8g[烊兑]，7 剂。

3 月 29 日二诊：诉服药前两日呕吐好转，第三天起痰多呕吐，呃逆。舌淡红黏滑，脉沉滑。宿痰阻膈，参胶不宜。用“安孕汤”原方加白豆蔻。处方：炒白术 12g，茯苓 12g，姜半夏 12g，神曲 12g，炒白扁豆 12g，佛手 12g，桑寄生 10g，续断 12g，菟丝子 10g，当归 10g，焦山楂 3g，炒麦芽 6g，白豆蔻 6g，7 剂。

4月4日三诊：诸症悉平。舌淡红润，脉滑。二诊方豆蔻减至3g，续进7剂。5月初随访，妊娠恶阻已愈。后得知“二宝”平安诞生。

按：患者回忆生育头胎时，虽亦有妊娠恶阻，却不甚严重。其后胞宫15年无孕育，孕卵突然光顾，反应过于强烈，数次想终止妊娠。为其用术、苓、夏、藿、曲、扁豆、佛手健脾和胃，寿胎丸以安宫，恶阻得控。二诊去藿香、党参、阿胶，加白蔻安胃，诸症悉平。自拟“安孕汤”组成：炒白术，茯苓，姜半夏，炒白扁豆，佛手，桑寄生，续断，菟丝子，当归，神曲，焦山楂，炒麦芽。

（九）妇科杂病

案1 经期口秽

赵某，女，27岁。芜湖市某单位职工。2008年11月8日初诊。

口秽3年余。自己感觉呼气烫手而臭。月经愆期，每月后延1周。月经来前1周，口干舌黏而口臭加重，平时感腹胀。医者问诊时，可嗅及其口秽重浊。舌暗红，苔薄白腻，脉虚涩。

此气阴两虚，虚火上炎，且兼胃热。予益气阴，抑虚火，清胃热。处方：太子参30g，麦冬30g，生地黄30g，玉竹20g，南沙参15g，白蚤休12g，鸡矢藤20g，白茅根20g，炒黄芩15g，粉丹皮15g，赤芍20g，生谷麦芽各10g，15剂。

11月22日二诊：自诉腹胀减，口黏减。11月13日曾来短信称口有蒜味，感辣。舌暗红，略有薄白苔，脉虚细。上方加佛手10g以理气，12剂，每周服6剂。

11月26日来短信称“每天排便3～4次，臭秽似排出，自觉身上有氨味”。

12月13日三诊：今来诊自诉呼气已不觉热，月经来前已不觉口臭加重。问诊交流时，确已不能察觉其口秽。舌红胖大，少苔，脉虚。减上方以资巩固。处方：太子参30g，生地黄30g，南沙参20g，玉竹20g，白茅根20g，生谷麦芽各12g，佩兰12g，佛手12g，炒赤白芍各15g，粉丹皮15g，白蚤休12g，7剂。

随访，愈。

按：经期口秽，常因阴虚火旺，或因胃热灼咽。本案患者经前及经期口气臭秽，口干而黏，脉虚且涩，常感腹胀。故诊为阴虚火炎，胃肠蕴热。遂予两益气阴、滋脾清胃。用二参养心益阴，麦冬、生地、玉竹滋阴生津，炒芩、丹皮、赤芍、蚤休、鸡矢藤清热降胃，生二芽疏肝和胃，白茅根凉血利尿。清润于上，和畅于中，泄浊于下，患者自感秽浊之气由体肤及尿道、谷道排出。续予益气养阴、清热理气，口秽遂愈。本案可与篇首“口臭”一节之案3相互参阅。

案2｜淋雨受寒阴道下血

纪某，女，37岁。芜湖市某单位员工。2018年5月17日初诊。

淋雨、受寒下身即下血10年；月经提前且量少2个月。诉月经周期原为30天左右，近2个月提前三四天至，量减少。10年前起，淋雨后下身就会下血，量少色深，褐黑色或褐红色。冬季受寒也会下血。月经13日至，今第5天，刻下带经，量少。以往行经8天左右，近两月行经近10天。既往史：过敏性鼻炎。舌淡嫩，右脉濡，左沉弱。

此气虚血不摄，脾虚血不统，肾虚宫不宁。予益气健脾安宫。处方：党参15g，炒白术12g，炙甘草10g，当归12g，玉竹12g，麦冬12g，柴胡8g，升麻10g，陈皮12g，黄芩12g，肉苁蓉12g，仙鹤草20g，侧柏炭10g，五味子3g，7剂。

5月24日二诊：近日因降温，过敏性鼻炎发，夜间打喷嚏、流清涕甚多。舌淡嫩，苔黏滑，脉虚。上方加夏枯草15g，辛夷10g，炮姜6g，14剂。嘱保暖。

11月15日患者称，月经量已正常，经期受寒、淋雨即下血已愈。过敏性鼻炎也明显好转。是年冬随访，患者月经恢复正常。尤其让她高兴的是，非经期淋雨或受寒就下血的顽症已愈。2019年7月患者以耳鼻眼痒来诊，说起2018年冬曾在吃螃蟹后阴道少量出血，但随即自愈。2022年秋，笔者再随访，称落发愈，而下血宿疾始终未再发。

按：此女非经期只要淋雨或受寒阴道就会下血，为笔者业医以来首遇。曾揣度其病机为脾虚失统、气虚不能摄血所致，若果然如此，则所下血应色淡质稀。然细询病史，患者淋雨或受寒后阴道下血，量少色褐。肾主血海，胞宫系于肾，此冲任不固，带脉失约。且冷雨寒气皆为阴邪，侵袭胞宫，胞中宿血受寒邪所激，非时而下，故量少色褐。治以补肾安宫，兼益气健脾。是方以参、术、草益气健脾，归、竹、冬养血滋阴，苁蓉、五味补肾安宫，芩、麻、侧柏清热解毒，柴胡、升麻升提下陷中气，陈皮理气。仙鹤草之用，除可止血外，尚有补益功用。是年11月，此女来诊落发，称受寒淋雨下身漏血已明显好转，遂施以补血滋肾之品，上以养发，下以安宫，终收全功。

案3 为应试要求延迟经期案

夏某，女，18岁。宣城市某中学应届高中毕业生。2015年3月29日初诊。

要求推迟经期，以避开高考考期。诉月经12岁初潮，月信准，行经5～7天，每30日一至。末次月经3月9日，行经6天。如此势必会在高考期间逢例假，影响考试发挥，故求改变经期，避开高考。询得经来便溏，近日曾感冒。舌嫩红干敛，舌尖红，舌缘齿痕，脉虚滑尺沉。

笔者首遇希冀改变正常经期之诉求，一时心中无数，据实相告，请其母翌日取方。当天夜以继日搜寻藏书，登梯至书架顶层，见日本学者矢数道明著《汉方治疗百话摘编》，检索其中有“延经期方”：续断、蒲黄、紫檀、滑石各3.5g，瓜蒌仁2g，枳壳1.5g。询问宣城市区各中药房均缺“紫檀”一味，遂结合四诊所见，拟方如下：

续断10g，生炒蒲黄各5g^包煎^，瓜蒌仁6g，连翘5g，莲子心3g，六一散10g^包煎^，菟丝子10g，炒白术8g，茯苓15g，枳壳6g，侧柏炭6g，檀香6g^后下^，7剂。

上方7剂服完后，嘱其再服3剂，到4月8日服完。停药2天后，该女于4月11日来月经。其母称孩子服药期间无不良反应，情绪稳定，睡眠亦较好。延迟月经周期4月份已成功，为考察疗效是否巩固，嘱此女5月份不服药，看新月经周期是否已建立，若不行，拟5月底、6月初再行干预。

5月19日二诊：其母来称，孩子近期小腹胀，口秽，面痘，大便黏，但月经未至。嘱其用莲子心1g，生甘草2g，金银花3g，炙枇杷叶3g，煎水代茶饮，每日1剂。

7月5日其母告知，此女月经5月25日至，6月24日再至，均正好30天，已成功恢复规律之月经周期。

按：本案患者寻求中医药治疗并非罹病，只为高考顺利减少干扰，冀改变月经周期。因其要求闻所未闻，笔者接受挑战却苦无良策，遂求诸文献。书到用时方恨少，幸找出日本汉方医学者矢数道明先生医著《汉方治疗百话摘编》（于天星、王征编译）中，记录有持桂里氏之“延经期方”并附成功案例。仿此方加减，居然10剂功成，且其后月经周期完全复归正常，顺利避开高考考期。此案反映了中医药的神奇效果，也是中日医药交流，互鉴互学、共同进步之典型案例。

（十）女性不孕

案1 | 不孕症

付某，女，28岁。江苏昆山某企业翻译。2009年1月23日初诊。

婚后1年余不孕。诉月经正常，末次月经2008年12月29日，同月13日，在江苏省昆山市某医院做B超示测得成熟卵泡1枚。今年1月20日，突然下身有鲜血滴出，其后两天里转为咖啡色液渗出，量少，至今仍有。今日本院妇产科为其做妇科检查，子宫、附件（–），做输卵管通畅试验，诊为“双侧输卵管阻塞”。患者消瘦，喜食辛辣。舌淡，苔灰白，脉虚细涩。

气血不足，冲任亏虚，固摄无权，故而漏下；气虚血瘀，致输卵管阻塞。先予益气血，调冲任。予归脾汤、归肾丸化裁；兼以自拟“蒺通散”祛浊通络。处方：太子参20g，炙黄芪20g，大熟地15g，炒白术12g，怀山药30g，山萸肉30g，全当归12g，云茯苓20g，枸杞子15g，菟丝子20g，泽兰15g，神曲12g，制香附12g，白蒺藜30g，路路通10g，10剂。

2月25日二诊：22日接其电邮称，1月30日来月经，约在排卵期的2月15日同房，20日前后阴道有陈旧褐色血滴沥。电邮下方：上方加杜仲15g、茜草10g、生谷麦芽各10g，白蒺藜减为20g，15剂。

3月5日接其电邮，试纸自测妊娠阳性，6日经昆山某医院确诊怀孕。

3月7日三诊：患者由昆山赶回芜湖面诊，诉阴道有少许淡褐色分泌物。舌淡红水滑，脉虚滑流利。予寿胎丸加味：桑寄生15g，续断15g，菟丝子20g，紫河车12g，车前子15g，地榆炭15g，墨旱莲15g，炒黄芩20g，太子参20g，东阿胶50g烊兑,25剂,每周服5剂。

2010年初其婆母特意来诊室告知,患者已于2009年底生一女婴,母女健康。

按:本案患者双侧输卵管阻塞而不孕,经两诊共服药25剂后,输卵管即再通,确实出乎笔者意料。治疗之要在益气血、调冲任、祛瘀阻。初诊见其舌淡苔白、脉虚涩而漏下,断为气血两虚、冲任不固之征,此为病之本;因气虚瘀阻胞络,致输卵管阻塞,此为病之标。遂着力于益气血、调冲任,以大剂归脾汤、归肾丸化裁,俾气血俱足、冲任安和,兼重用"蒺通散",水到渠成,遂得阴阳和合而孕。

案2 不孕症

王某,女,25岁。安庆市居民。2013年4月10日初诊。

结婚1年余不孕。诉2011年底结婚,丈夫身体健康,性生活正常。婚后半年月经尚可,但周期逐渐后延。近半年闭经,安庆市某院妇科诊断为"多囊卵巢综合征"。形体丰腴。舌淡嫩,苔白浊黏滑,脉虚沉。

此痰阻胞宫,宫幼卵稚。宜理气祛痰,活血化瘀,益肾养宫。予自拟"祛瘀促排汤"加减,处方:制香附12g,泽兰15g,法半夏12g,茯苓15g,荷叶12g,菟丝子15g,炒黄芩20g,浙贝母12g,陈皮12g,焦山楂12g,茜草10g,桃仁10g,红花6g,怀牛膝15g,炮山甲3g碾末用汤药分吞,7剂。

4月17日二诊:称服上方可,无不适。舌淡嫩,苔白黏滑,脉虚沉。上方去茜草、浙贝、炮甲,加莪术12g、炙鳖甲25g先煎、紫石英25g先煎,7剂。

4月24日三诊:诉近况佳,心情愉悦,夫妇和谐。舌淡红,苔黏滑,脉平。处方:菟丝子20g,刘寄奴15g,续断15g,制香附12g,法半夏12g,泽兰15g,茯苓15g,大腹皮15g,怀牛膝15g,桃仁10g,红花6g,神曲15g,焦山楂12g,陈皮12g,荷叶12g,炙鳖甲25g先煎,紫石英25g先煎,14剂。

按:患者婚后年余未孕,经期后延渐至闭经。形丰,舌淡苔白脉虚,此运化失司,湿浊困脾,痰阻胞宫,肾阳失煦,月事不行,故久久不能受孕。遂予祛痰浊,健脾运,温肾阳,促排卵。斟酌予自拟"祛瘀促排汤"(组成:

制香附，法半夏，茯苓，陈皮，浙贝母，炒黄芩，茜草，桃仁，红花，怀牛膝，莪术，炙鳖甲，紫石英）及其加减方，前后服药28剂。以上三诊既毕，患者未再来诊。10年之后的2023年4月，患者以落发再来笔者诊室就诊，自诉三诊中药服完不久即受孕，足月生育一对双胞胎。

七、男性不育

案1 | 无精症

汤某，男，32岁。芜湖市某校教师。2012年10月24日初诊。

婚前、婚后同居3年余不育。诉与其妻结婚前已同居3年，性功能正常，女方健康，从无避孕措施而未孕；正式结婚又已半年，迄今仍未受孕。曾在某三甲医院看西医，精子计数为零，诊为“无精症”。迭经中西医治疗不效。舌暗红胖胀，光剥少津，边缘齿痕，左寸口肤冷，寸、关虚涩；右寸、关虚滑，双尺俱伏。

是日病患少，遂析舌脉并录之：舌暗红胖胀，此有热有瘀；舌面光剥少津，为阴精暗伤；舌胖嫩边缘齿痕，属脾虚有湿。左尺伏主肾精虚、精少或无精、精关不通；右寸、关虚滑主肺、脾虚而蕴痰浊，尺伏主命门火衰。

病史与舌脉如此，勉力为之。予补肾益精，滋阴清热，祛浊通络。处方：女贞子20g，巴戟天15g，炒杜仲15g，淫羊藿15g，枸杞子12g，覆盆子12g，车前子15g，玉竹15g，麦冬20g，玄参15g，五味子6g，知母12g，黄柏10g，黄芩15g，紫河车10g^包煎^，藏红花1g^泡服^，白蒺藜20g，路路通10g，14剂。

12月5日二诊：舌紫胖胀黏滑，边缘齿痕稍浅，有瘀斑，六脉虚细。上方加黄精15g，14剂。并嘱去外地后，可用此方药店取药代煎续服。

后其妻来电话称，用原方续服2个月，复查精液，已有精子，且正常形态精子与精子活力分别达20%以上，西医认为可以尝试做试管婴儿。2022年9月19日，笔者试与患者妻子电话联系，知其做试管婴儿成功，已育两位小公主。

按：患者与妻同居3年余，性欲正常偏亢，其妻健康却经久不孕，始去医院检查，确诊为“无精症”。初诊日恰逢大雨，就诊时段患者少，遂详书脉案如上。四诊合参，拟诊“天阉”，然察其前阴，却又无异常人，此或是可医之处。筹思再三，遂以脾肾两虚、痰阻精窍，命门火衰、水涸精竭论治，急予培补肾元、滋阴益精、祛浊通络。用二至丸、五子衍宗丸、增液汤、知柏地黄丸、蒺通散化裁。取五子衍宗培补肾元,去升火之菟丝,代以女贞滋养肝肾;用玉竹代地黄,养脾肾、育阴精;芩、柏、知母、麦冬祛湿热、清相火、滋肾水;藏红花活血化瘀、散郁开结;紫河车培补元精;蒺通散斡旋气机、通络开窍。并嘱清心节欲,配合治疗。然脉诊有“脾虚而蕴痰浊”之录,本方鲜用祛痰之品,何也?盖相火炙烤,炼津成浊,浊聚为痰,予滋肝养肾,清热育阴,釜底抽薪,故津复浊消痰自蠲也。津精由兹复,精关由兹通,柳暗花明。

案2|精子发育不良

王某,男,31岁。宣城市某饮食店业主。2014年12月2日初诊。

婚后3年不育。诉结婚已3年,性生活基本正常,其妻体检正常而至今未孕。近赴医院检查,诊为“精子发育不良,精液不液化”。近常口干口苦,时感喉嗓不适,咳少许清黏痰,腰酸。舌淡暗略痿,苔薄黏滑,脉虚滑尺弱。

此肝肾不足,阴虚火旺,销铄精津,精子无以化育;灼津成痰,上碍喉嗓,下滞阴精,精子难以释放。予滋肝肾,益精津。以自拟“育精宣化汤”加味,处方:女贞子20g,玉竹15g,玄参10g,桑寄生15g,枸杞子15g,菟丝子15g,覆盆子10g,巴戟天12g,狗脊10g,锁阳10g,鹿角片10g(先煎),瓜蒌皮12g,车前子12g,生牡蛎20g(先煎),铁皮石斛15g(煎兑),14剂。

其妻2015年春节前喜告笔者,她已受孕,孩子诞育后又发来母子合影。

按:患者口苦、痰黏、舌淡暗痿、脉虚尺弱,此肝失条达,肾阴亏损,精元失养,精子育化欠臻;肝肾阴虚,相火失制,灼精成痰,痰滞精液不化。予育阴滋肾、益精填髓、化痰祛浊。用自拟“育精宣化汤”加味,俾精元足而生精良,阴津充而窍宣通,遂得阴阳和合,水到渠成。

附:育精宣化汤(自拟方)

组成:菟丝子15～20g,女贞子15～20g,玉竹15g,玄参10g,枸杞子15g,狗脊10g,鹿角霜10g,车前子12g,瓜蒌皮12g,生牡蛎20g(先煎),铁皮石斛15g(煎兑)。

功用：养肾育精，宣凝释精。用于肾阴亏损，精元失养，精子生化不良；阴津销灼，痰滞精凝，精液难于液化。

方解：菟丝子滋补肝肾、益髓生精，女贞子养阴益肾、除热补精，二者共为君药；枸杞子、狗脊、鹿角霜补阳益肾生精，玉竹、玄参、石斛滋阴补脾生津，共为臣；生牡蛎、瓜蒌皮敛阴潜阳、化痰祛浊用为佐；车前子清热利湿、泄浊下行，为之使。11味协同，共襄育精宣化之功。

案3 精液不液化

杨某，男，27岁。宣城市某网络公司员工。2015年1月12日初诊。

婚后2年不育。诉2013年春节结婚，性生活正常且较频，但其妻至今未孕。曾赴市医院检查诊为“精液不液化”。口干，会阴部时感胀。舌暗红干敛，苔薄黄，脉虚弦。

此下焦湿热化火，伤阴灼精。予清热养阴，滋液育精。处方：女贞子15g，墨旱莲10g，玄参15g，黄精15g，菟丝子15g，桑寄生15g，桑椹子20g，楮实子15g，车前子15g，赤白芍各12g，虎杖20g，白英20g，炙鳖甲20g先煎，铁皮石斛10g先煎，鹿角胶10g烊兑，14剂。

1月30日接其短信称其妻今日尿妊娠试验阳性。

按：患者婚后两年不育，性事频、会阴胀。此下焦湿热化火，伤阴灼精。拟方以黄精、二至、二芍等滋养阴津，虎杖、白英、车前等清利湿热，五子衍宗丸加减补益肾精，再予鹿胶、鳖甲血肉有情之品益精补元，铁皮石斛益脾生津、清热养阴、补虚强阴。遂得肾精充沛而能育。

案4 性事过频精液不液化

王某，男，21岁。宣城市郊区农民。2014年12月16日初诊。

结婚1年半不育。诉结婚已1年半，婚前双方体检健康，未避孕但至今未育。询得其年少贪欢，性事频繁，近感力不从心，有阳痿之势。西医诊为“精液不液化”。神疲，舌红干敛，脉虚弦。

此相火妄动，耗精伤津。予益精滋肾，并嘱节欲。用自拟“二五衍宗汤”加味，处方：女贞子15g，墨旱莲15g，菟丝子15g，楮实子15g，枸杞子15g，覆盆子15g，沙苑子12g，玄参10g，生熟地各10g，山药20g，桑寄生15g，巴戟天12g，淫羊藿 15g，紫河车 10g^包煎^，生牡蛎、炙鳖甲各 20g^先煎^，14 剂。

2015 年初复诊，病情好转，再予 14 剂。3 月来电话称其妻已孕。

按：本案患者因性事过频几近阳痿，西医诊断为“精液不液化”，用自拟“二五衍宗汤”（组成：女贞子，旱莲草，枸杞子，覆盆子，菟丝子，五味子，车前子）化裁，是方用二至丸、五子衍宗丸加玄参、二地、山药、寄生、巴戟、淫羊藿组方，以育精津、制相火、培肾元，并增河车、牡蛎、鳖甲等血肉有情之品滋阴填精。服药月余，其妻受孕。

八、皮肤病

（一）结节性痒疹

案1｜疙 瘩

伊某，男，满族，80岁。内科住院患者。2009年1月9日首次会诊。

行走不稳10年余、加重半天入院。既往有脑梗死病史。现患者全身皮肤散在性结节，阵发性瘙痒。皮肤科会诊后诊断为“结节性痒疹”，处理后仍瘙痒难忍，特请中医科会诊。

首次会诊记录：床头诊察患者，神清，反应迟钝，言辞不利。家属代诉，患者有高血压病、哮喘病史，1996年迄今已发4次脑梗死。4年前身上出现结节性丘疹，大者突起如黄豆，小者如绿豆。刻下所见右前臂丘疹已有三四年，数枚虬结，表面结白色厚痂；右小腿、踝和足背，满布多枚红色结节性丘疹，部分已搔抓破溃；腹部可见少量红丘疹；背部、臀部有陈旧性暗紫色结节20余枚。遍身瘙痒难耐，痛苦不堪。唇青紫，舌苔白厚浊腻，脉虚略滑。

此湿毒痰浊流散经络皮肤。拟祛毒利湿，散结化瘀。处方：土茯苓40g，川芎12g，石见穿15g，赤芍20g，丹皮15g，白花蛇舌草15g，白蚤休20g，地龙12g，姜竹茹15g，枳实10g，法半夏12g，陈皮10g，生甘草12g，蛇蜕10g，蚕沙25g，露蜂房12g，生牡蛎30g，蜈蚣2条，7剂。

1月16日二次会诊：上方服后疹反增多。白厚腻苔见退，苔黏滑，舌中后可见浮黄苔，脉虚。此湿毒久羁，伤津化热。宜改弦更张，予养阴利湿，散结止痒，兼清热邪。处方：生地黄40g，赤白芍各15g，白蒺藜20g，白蚤休20g，白花蛇舌草20g，石见穿15g，土茯苓30g，乌蛇20g，南北沙参各15g，玄参15g，金银花20g，丹皮15g，生甘草15g，浙贝母15g，7剂。

1月23日三次会诊：二诊方服后瘙痒明显减轻，各搔抓破损皮肤渐愈，右足背消肿。但日前误食辛辣川味小吃“夫妻肺片”，瘙痒又作。咳嗽痰多，可闻哮鸣音。舌红胖有裂纹，略见疏白苔，脉虚滑。宗上方加祛痰浊之品。二诊方加神曲 12g，法半夏 10g，胆南星 8g，7 剂。

1 月 30 日四次会诊：右腿结节平复，两手腕结节依然。喘咳，多泡沫痰。舌苔厚浊，脉弦滑大。予宣肺祛痰，化浊散结。原方意参二陈汤、三子养亲汤拟方：土茯苓 30g，白蒺藜 20g，南北沙参各 15g，法半夏 12g，炙甘草 12g，山慈菇 20g，紫苏子 12g，莱菔子 12g，白芥子 12g，葶苈子 8g，北细辛 4g，炒黄芩 25g，石见穿 15g，白蚤休 25g，白花蛇舌草 15g，白花蛇 1 条，7 剂。

2 月 18 日五次会诊：右腿部结节已愈，右前臂与腕部结节已无炎性渗出。全身结节瘙痒渐止，患者情绪甚佳，仍有咳喘。舌苔因进食由食物色素掩盖，呈条状黑色，脉右滑大，左虚滑。予利湿化痰，祛浊散结。处方：土茯苓 25g，白茯苓 25g，陈皮 12g，细辛 4g，法半夏 10g，生甘草 12g，姜竹茹 10g，胆南星 10g，枳实 10g，白蚤休 15g，赤芍 30g，白花蛇舌草 12g，南北沙参各 12g，川浙贝母各 10g，石见穿 12g，蛇莓 12g，白芥子 12g，白花蛇 1 条，10 剂。

同年 3 月 11 日，患者老伴找到诊室向笔者道谢，喜告伊某周身结节渐消，已基本不痒，日间安稳，夜可安眠。

按：患者高龄，以“脑梗死”行走不稳而住院，因兼患皮肤痒疹寝食不安，故先后请皮肤科、中医科会诊。皮肤科诊断明确，但用药不详。初诊以湿毒流溢经络、肌肤论治，予祛毒利湿、散结化瘀。药后厚腻舌苔虽见退，痒疹反增多。推敲缘由，实因湿毒夹痰浊流散经络皮肤甚久，胶固虬结，发为疙瘩，此时一味利湿散结，并以虫类药攻毒，致阴津愈亏，毒素叠加，而结节痒疹傲留。二诊改弦更张，师法朱仁康先生，用养阴利湿、清热散结法，并重用生地，药后瘙痒减轻、皮损消减。其后坚持养阴利湿，并随症化裁，历用宣肺祛痰、利湿祛痰、祛浊散结诸法，虬结之痒疹渐消，医患同庆。

案 2 | 疙　瘩

彭某，男，70 岁。宣城市某医院儿科医师。2022 年 3 月 15 日初诊。

全身多处泛发结节样丘疹，以四肢为多，瘙痒严重。2 月中旬赴上海某三甲医院皮肤科就医，诊为结节性痒疹，遂用大剂量地塞米松冲击，致患者胃肠出血，痒疹却无好转。现可见多处皮肤结节疹，疹周呈炎性浸润，甚痒。近期右耳鸣严重。舌淡嫩，苔白浊黏滑，脉弦滑。

此风夹湿毒走窜肌肤，滞留不去，发为痒疹。予化湿养阴，疏风祛浊。用自拟“祛湿疹汤”加减，处方：苍术 12g，土茯苓 20g，白蒺藜 20g，千里光 15g，苦参 15g，地肤子 12g，蛇床子 10g，赤芍 20g，炒薏苡仁 20g，路路通 12g，生地黄 40g，茯苓皮 10g，白鲜皮 15g，萆薢 15g，何首乌 15g，荆芥 6g后下，薄荷 10g后下，磁石 30g先煎，7 剂。

3 月 22 日二诊：称服中药后瘙痒减轻，疹减，口苦好转，大便变软易排，日两行。舌淡嫩，舌中后苔薄黄黏滑，脉弦滑。予养阴利湿，清热散结，兼益脾肾。处方：生地黄 40g，赤白芍各 15g，玄参 15g，南沙参 15g，甘草 12g，白蒺藜 30g，白蚤休 6g，白花蛇舌草 30g，石见穿 15g，土茯苓 30g，金银花 20g，牡丹皮 12g，浙贝母 10g，胆南星 4g，磁石 30g先煎，7 剂。

3 月 29 日三诊：结节渐趋平复，瘙痒减轻，耳鸣亦好转。上方微调，增白蚤休至 7g，减胆南星至 3g，另加地肤子、蛇床子各 10g，14 剂。

同年夏随访，得知渐愈。

按：患者是笔者西医同事，赴上海某院诊疗不效，反因用大量激素冲击致胃肠道出血而商诊于余。其舌脉与“银屑病”一节案 3 相似，故知其内生湿浊，外泛肌肤，发为疙瘩，络脉不通，血热无所泄，故而泛滥于体表而起疙疹瘙痒。其表证不同，病因则一。痒而搔抓，结节增生叠加，愈演愈烈，养阴利湿在所必用。遂为其用自拟“祛湿疹汤”加减，异病同治。经用化湿养阴、疏风祛浊、清热散结兼益脾肾诸法，结节痒疹渐消，耳鸣亦趋平复。

（二）银屑病

案 1 | 白 疕

齐某，女，21 岁。门诊护士。2015 年 1 月 14 日初诊。

患银屑病 10 年余。刻下躯干及四肢出红疹，瘙痒，搔抓脱落细鳞状白屑，以背部为重。10 年前即由芜湖某三甲医院诊为银屑病。10 年来，疹有时消退，总体逐渐加重，月经来前瘙痒加剧。末次月经 2014 年 12 月 20 日，行经 5 天。

舌嫩红而痿，脉寸关滑、尺伏。

予养阴利湿，清热解毒，凉血散结。处方：生地黄 30g，当归 15g，紫草 15g，白鲜皮 15g，苦参 15g，赤芍 20g，薏苡仁 20g，白蒺藜 12g，土茯苓 10g，僵蚕 10g，地肤子 10g，蛇床子 10g，川芎 10g，生甘草 10g，凤尾草 10g，14 剂。

3 月 26 日二诊：药后皮损明显消退。舌脉如前。效不更方，上方加乌梢蛇 12g，14 剂。

2016 年底随访，2 年未复发。

按：本案笔者以养阴利湿为主，重用生地，兼以清热解毒、凉血散结、利湿止痒之品。是方重用生地养血滋阴润燥，当归、赤芍、川芎养血活血，白蒺藜疏风散结，苦参、紫草、僵蚕清热解毒散结，土茯苓、凤尾草、薏苡仁、白鲜皮、地肤子、蛇床子清热利湿止痒，甘草清润解毒、调和诸药。十年之疾，一月而愈。然此症易复发，嘱其保留处方，每月至少服药 10 剂。

案 2 白疕

汪某，男，51 岁。内科住院患者。2009 年 6 月 10 日初次会诊。

患者系头昏乏力 1 周入院。患高血压病、颈椎病、左肩周炎、银屑病，内科医生以其兼患银屑病请求中医会诊。询得患寻常性银屑病已 25 年余，现四肢及腹背可见大块鲜红皮损，外被鳞状脱屑，部分皮损有渗出，下肢尤甚。询知口干，皮损处并不太痒。舌暗红，裂纹水滑，中后浮黄苔，脉虚涩。

予养阴利湿，祛浊解毒。处方：生地黄 60g，菝葜 50g，土茯苓 30g，白蒺藜 30g，生槐花 15g，莪术 12g，乌梅 30g，红花 6g，南北沙参各 20g，徐长卿 12g，地骨皮 15g，浙贝母 15g，白蚤休 20g，生煅牡蛎各 20g（先煎），8 剂。

6 月 26 日第二次会诊：鲜红色皮损已转褐色，脱屑明显减少，皮损表面已无渗出。夜间口干、口苦。舌暗红裂纹，中后白腻苔，脉虚涩。宗原意加重生地黄量，用至 80g，并增西洋参 25g、赤芍 20g 以养阴清热，川贝 15g 代浙贝以化痰消浊，10 剂。

2 周后随访，皮损基本脱去，患者甚喜。

按：本例患者视其皮损鳞屑累累，血痂重叠，日夜瘙痒，痛苦不堪，遂以朱仁康师养阴利湿法予之。初次会诊重用生地 60g，并重用清热凉血、解毒利湿之品，且佐酸甘化阴之味以两益气阴；二次会诊重用生地达80g，余循上方之意予清热解毒、疏风祛湿、化痰散结等法辅之，获得显著效果。

案3｜白疕

童某，女，69岁。芜湖市某中学退休教师。2014年12月3日初诊。

全身红斑瘙痒2月余。患者赴美探亲回国后于9月初患感冒，10月初头皮和全身燥痒，日趋严重。曾用马齿苋煎水洗，无效；再去本市中医院就诊，确诊为银屑病，服中药亦未奏效。近来纳差，视其全身泛发红片状斑疹，瘙痒起白屑。舌淡红水滑，脉滑。

治以养阴疏风，利湿化浊。处方：生地黄30g，女贞子15g，制何首乌15g，天花粉15g，玉竹12g，南沙参12g，白蒺藜15g，防风10g，秦艽15g，焦苍术12g，土茯苓10g，苦参12g，赤芍20g，地肤子10g，蛇床子10g，白鲜皮15g，乌梢蛇12g，鸡内金12g，神曲12g，7剂。

2015年1月8日二诊：药后瘙痒减，口干。舌淡红，苔黏滑，脉虚沉。上方去香燥苦寒之苍术、苦参及鸡内金，增养阴散结之品，加白茅根15g、紫草15g、连翘10g、僵蚕10g、焦山楂10g，7剂。

2月12日三诊：喜称药后瘙痒大减，口润有津。舌淡红，略见白苔，脉虚。二诊方10剂，每周服5剂。

3月11日四诊：皮损明显消减，连片痒疹已消。诉便溏，日数行。舌淡嫩水滑，边缘齿痕，脉虚沉。见此脉证，颇费踌躇，推敲再三，决心仍宗原意，续予养阴散结。以麦冬易生地黄，去秦艽、土茯苓、蛇床子，加墨旱莲、五味子，以协酸甘化阴。处方：麦冬20g，女贞子15g，墨旱莲10g，制何首乌15g，天花粉15g，玉竹12g，南沙参12g，白茅根15g，紫草15g，防风10g，连翘10g，赤芍20g，地肤子10g，白鲜皮15g，乌梢蛇12g，僵蚕10g，白蒺藜15g，神曲15g，焦山楂10g，五味子10g，7剂。

4月1日见其先生，喜告其妻皮损已全部消退。其后随访2年，未复发。

按：本案患者由西医确诊为银屑病，视其遍身红色斑疹，起白屑瘙痒难忍，舌淡水滑，脉滑。此痰浊为患，化火伤阴，走窜肌表，灼肤生屑。初诊予养阴疏风、利湿化浊；二诊减苦寒之品，增养阴散结；三诊见已获效，原方巩固；四诊患诉便溏，舌淡嫩水滑、脉虚沉，此似湿浊未除而心生踌躇，然不用育阴滋液之品无以涵养脾津，脾阴不足，脾阳失其滋助，亦难以健运；何况今察其皮损减、痒疹消，此湿毒渐消之征。遂舍舌脉而从其证，续予养阴疏风、酸甘化阴，兼祛痰浊，终获全功。四诊方药虽显芜杂，但总体坚持了养阴散结。因患者苦于服生地致便溏，遂尝试以麦冬合二至代替生地获成功。实录于兹，以供参考。

（三）湿疹

案1 | 全身泛发湿疹

左某，男，76岁。上海铁路局退休工人。2009年7月25日初诊。

全身多处湿疹10余年，以背部、腹部为多，多处求治不效。舌胖紫，苔疏白而浮，脉滑略数。

此湿邪久蕴腠理，酿生湿毒，夹风化燥，浸袭肌肤而生湿疹。用朱仁康先生法，重用生地黄养阴，并加清热解毒之品，兼以荆、薄疏风，龙、牡敛疮。处方：生地黄30g，赤芍25g，川芎12g，炒山栀15g，金银花30g，生甘草12g，鱼腥草60g，枇杷叶15g，白蚤休15g，制大黄4g，煅龙骨、煅牡蛎各20g（先煎），薄荷、荆芥各10g（后下），10剂。

8月5日二诊：称明显好转。舌淡胖，灰白水滑苔，脉滑略数。上方加薏苡仁、茯苓各30g，以利湿祛浊，10剂。

8月15日三诊：显著好转，腹部、大腿、臀部湿疹已全消，遗留色素沉着。患称“已恢复到10年前模样”。舌淡白，浮滑苔，脉沉缓。效不更方，再予二诊方10剂。

8月28日四诊：泛发性湿疹已退尽，患者甚喜。舌淡紫，薄苔水滑浊腻，脉沉。原方加法半夏10g以祛痰浊，10剂。

9月10日五诊：近日湿疹轻度复发，口秽。舌淡紫，苔浮白，脉沉。余毒未靖，用8月5日二诊方重用薏苡仁至50g、加石见穿15g以利湿解毒，10剂。

年底随访，多年顽固湿疹已愈。

按：本案患者为老铁路工人，早年风餐露宿，罹湿疹10余年，久治不愈。此湿浊久羁，化为热毒，窜留肌肤，发为湿疹。用朱仁康先生法，养阴利湿、清热解毒。始终重用生地养阴滋液，助脾阳运化而逐湿浊；重用蕺、银花、山栀、蚤休、石见穿以清热解毒；茯苓健脾利湿；赤芍、川芎凉血活血；薏苡仁、制大黄利湿浊于前后二阴；荆芥、薄荷散风寒风热于肌腠肤表；煅龙牡涩敛疮损；枇杷叶澄廓中州、下气降痰；生甘草解毒，调和诸药。俾湿浊去、热毒靖，10年湿疹奇痒之苦得以蠲除。

案2｜入秋即双颊对称红斑并渗黄水

张某，女，55岁。住芜湖市某小区。2008年5月9日初诊。

双颊发红斑，瘙痒、渗黄水，入秋加重3年。双颊发对称蝴蝶形红斑，色暗红，瘙痒，渗出黄水，时发时止。每年入秋在10月初加重，面破碎如溃疡，春夏则安。医院诊为湿疹。长期便秘且无便意，已久服“排毒养颜胶囊”，并面部涂抹“消炎癣湿药膏（铍宝）”达1年之久。现便溏。舌淡胖裂纹，灰白苔，脉沉涩。

此湿邪化毒久羁人体，发于肤表而为湿疹。予疏肝健脾祛湿。处方：白蒺藜20g，苍白术各10g，太子参20g，南北沙参各15g，山药20g，五味子10g，车前子15g，五倍子6g，龙胆草10g，泽泻10g，5剂。

5月14日二诊：5月10日曾来电告称夜寐佳，脸未渗水。但近2天双颊痒加剧，渗黄水，喝水多并嗜好西瓜，尿频量少。舌淡胖，脉沉涩。予清热养阴，祛湿利水。处方：白蒺藜20g，南北沙参各15g，赤白芍各40g，忍冬藤30g，川楝子10g，泽泻15g，太子参20g，苦参12g，茯苓30g，车前子12g，菟丝子15g，薏苡仁30g，地肤子12g，蛇床子12g，制大黄3g，六一散30g^包煎^，3剂。

5月16日三诊：今日两颊已不渗水，但面部皮损面积增大。舌淡胖，脉虚涩。予养脾阴，祛湿毒，降腑浊。处方：枸杞子15g，南北沙参各20g，怀牛膝20g，赤白芍各25g，忍冬藤30g，枳实12g，肉苁蓉15g，生地黄15g，苦参15g，防风10g，蝉蜕10g，制大黄5g，延胡索12g，荆芥12g^后下^，4剂。

5月21日四诊：面浮肿已消，仍自搽“铍宝”，否则渗水。手背皮损已敛，肠道已排气。舌淡嫩，脉如前。效不更方，三诊方加金荞麦20g微调，并嘱停用“铍宝”，3剂。

5月23日五诊：上方效颇佳，已排气，便溏。仍予上方，5剂。

5月28日六诊：近几日时好时发，昨便秘。舌淡白，脉虚涩。予益气阴，降浊滞。处方：太子参20g，麦冬30g，玉竹20g，竹叶10g，南北沙参各20g，怀牛膝30g，肉苁蓉15g，制大黄6g，枳壳12g，赤白芍各15g，忍冬藤15g，白蒺藜15g，蝉蜕10g，生甘草12g，女贞子15g，荆芥10g^后下，肉桂1.5g^后下，8剂。

6月4日七诊：面疹大为好转，双颊肤色已正常。舌正，脉虚涩。效不更方，继予10剂。

6月11日八诊：持续好转，大便已成形，日一行，量不多，略感腹胀。嗜吃西瓜已减。两颊光净，与上额、下颏肤色无异，左手背略见湿疹样皮损。沿用上方，改枳壳为枳实12g，白蒺藜改用20g，10剂。

2009年4月9日九诊：喜告湿疹已3个多月未发。今右颧略显紫，担心复发而再来就诊。舌淡紫，苔白滑，脉沉。处方：生熟地各20g，土茯苓30g，白蒺藜20g，南北沙参各15g，佛手12g，枳实10g，肉苁蓉20g，升麻10g，何首乌20g，女贞子20g，7剂。

4月16日十诊：上药服后佳，称第二天即感轻松，但药后矢气极臭。舌淡胖少苔，脉沉细略数。效不更方，上方加乌药10g，14剂。

10月15日十一诊：隔半年再来复诊，称入夏以来每天必吃西瓜，否则就大便不通。每到10月初即面破如溃疡已五六年之久，今年面部至今未再破溃，喜甚。现手背、足痒，时有渗水。此湿毒未靖，予解毒利湿，兼滋阴活血。处方：白花蛇舌草12g，生熟地各20g，白蒺藜30g，肉苁蓉20g，决明子15g，生山楂20g，何首乌20g，女贞子15g，柏子仁15g，土茯苓20g，枳实12g，制大黄4g，7剂。

11月18日十二诊：面部已无皮损，仍便秘。舌淡白少苔，脉虚沉。生制首乌各25g，生黄芪15g，天麦冬各15g，肉苁蓉20g，当归12g，川芎10g，土茯苓30g，白蒺藜20g，乌药12g，枳实12g，生大黄4g，决明子10g，玄明粉6g^冲兑，7剂。

当年岁末来电告知，面部及周身皮损基本痊愈。偶有旧疹结痂处泛湿，自碾“黄连素片”，以其药粉抹之而敛。

按：笔者曾一度怀疑患者罹红斑狼疮，惜患者未按建议做相关检查。本案之所以列入湿疹病例，因其就诊之三甲医院皮肤科已下此诊断。湿疹发病机制不甚明了，有“类免疫病”之嫌疑。患者自行服用“排毒养颜胶囊”、外用“铍宝”年余，前者含青羊参、大黄、芒硝；后者含升药底、升华硫等品，均不宜久服、久用。故初诊予疏肝健脾利湿，然加用龙胆草，初服似效，旋即频痒转剧，而渴饮、嗜瓜以自济。遂剔苦寒，转而养阴利湿，重用通腑祛湿毒之品。同年5月六诊用“益气阴、降浊滞”，6月初复诊时已疹退频净，由此渐入坦途。后以解毒利湿、滋阴活血而收功。

案3 全身湿疹瘙痒起屑

桂某，女，58岁。芜湖市郊居民。2014年8月7日初诊。

周身皮肤瘙痒脱屑半年。周身皮肤起疹瘙痒，以下肢为甚，搔抓出黄水，结痂后脱灰白屑。因瘙痒夜不安眠，纳差。某院皮肤科诊为湿疹性脱屑皮炎，治疗效果不显。上下肢及腹背部皮肤多处淡褐或深褐色皮损、脱屑，部分搔痕可见黏液渗出。舌淡暗胖，苔黏滑，脉虚沉涩。

用自拟“祛湿疹汤”加减：苦参15g，土茯苓12g，白蒺藜15g，生地黄25g，千里光15g，薏苡仁20g，蛇床子10g，地肤子10g，凤尾草15g，白鲜皮10g，制何首乌20g，淫羊藿12g，砂仁4g后下，荆芥10g后下，薄荷10g后下，7剂。

8月14日二诊：喜诉皮肤瘙痒大减，夜可安眠，纳谷转馨。舌淡暗，苔黏滑，脉虚沉。上方去砂仁，荆芥、薄荷减为各6g后下，14剂。

2014年8月30日来电话称，全身瘙痒及搔痕渗水已止，肤表脱屑明显减少。嘱其用二诊方再取14剂，隔日1剂，以资巩固。

按：本案为湿疹性皮炎，瘙痒、渗黄水、脱屑，用自拟“祛湿疹汤”加味，效佳。因其纳差，故初诊酌加砂仁和胃醒脾，生地之用亦较常规略减，以其有滋腻碍脾之嫌。

附：祛湿疹汤（自拟方）

组成：炒苍术15g，生地30～60g，炒黄柏12～15g，土茯苓12～15g，苦参12g，赤芍12g，凤尾草15g，白蒺藜20g，地肤子10g，蛇床子10g，薏苡仁15g，荆芥、薄荷各6～10g后下。

功用：各型湿疹。近年来笔者拓展其用途，亦用于结节性痒疹等其他皮肤病。

方解：笔者私淑朱仁康先生，本方创制受朱师“养阴利湿法”启迪。是方以苍术健脾燥湿，生地养血滋阴。养阴与利湿，看似水火不容，实则相反相成——葆养阴津而燥利湿浊也，二者共为君药；赤芍、黄柏、苦参、土茯苓、凤尾草、薏苡仁凉血清热祛湿，共为臣；白蒺藜、地肤子、蛇床子祛风止痒，同为佐；荆芥辛温解表、薄荷辛凉解表，二者协同，疏散内外之风寒、风热而为之使。其中，君药之一的生地务须重用，以滋阴之药少而燥湿之药众也。

注：本方组成原有“千里光”，因国内有学者对其肝毒性进行了研究，称“国外的千里光植物含生物碱，对动物和人有明显的肝毒性”“国内肝脏病专家已经提出国产千里光肝病患者不宜使用”[12]，虽笔者在长期使用本品时并未发现不良反应，然出于慎重起见，删除原方中之千里光。

（四）脱发

案1｜津亏血热

江某，女，36岁。宣城宣州区某乡农民。2019年10月9日初诊。

头发脱落半年余。今春落发，初不以为意，近3个月落发明显，洗头时整簇脱落。便秘近6年。诊见其头顶及前额头发较稀疏，部分位置可见头皮。舌深红多裂无苔，脉沉涩。

此津液匮乏，血热内炽，上不能濡养毛发，下不能布津通便。予养阴润燥，清热活血。处方：制何首乌20g，生熟地各15g，桑椹子20g，女贞子20g，墨旱莲20g，枸杞子15g，当归15g，山药20g，百合20g，丹参15g，瓜蒌子20g，黄芩12g，炒白术12g，炙甘草8g，怀牛膝15g，桃仁10g，炙枇杷叶15g，7剂。

10月16日二诊：今称脱发好转，大便通畅。舌红胖胀，舌面光剥，脉虚沉。津液渐充，血热未靖，滋阴即是清热。原方去瓜蒌子再进14剂。

10月30日三诊：脱发明显改善，洗头不再落发，原见头皮处长出黑茸发。舌红胖少苔，中见深裂纹，脉虚沉。津伤尚未复，二诊方加玉竹15g。24剂，每周服6剂。

2年后的2021年冬，此女陪同伴来诊脱发，喜告尽剂停药后落发痊愈，且黑发茂密。视之果然。

---

⑫ 沈丕安．中药不良反应与临床[M]．上海：第二军医大学出版社，2007：207-209.

按:患者便秘在先,落发其后,且舌深红多裂而无苔,阴津伤而血蕴热可知。"发为血之余",津血同源,津不能下输而便秘,血不能上荣而发脱。故予养阴润燥、清热活血。初诊 7 剂便已畅、发渐固;二诊新发已生,予原方去滑下之瓜蒌子,专以复阴津、清余热;三诊再加玉竹以养津血,并守方 1 个月,尽剂发茂便畅。

案 2 | 肾虚津亏

戴某,女,39 岁。铜陵市居民。2017 年 11 月 16 日初诊。

诉头发易脱落近 1 年,前额发已明显稀疏。便秘。询得常感腰酸。舌淡暗略痿,脉虚尺沉。

肾虚津匮,毛发失荣,以养阴滋肾为要。处方:桑椹子 30g,女贞子 15g,制何首乌 15g,枸杞子 12g,沙苑子 12g,杜仲 12g,淫羊藿 15g,仙茅 10g,续断 15g,菟丝子 10g,巴戟天 10g,炙枇杷叶 15g,14 剂。

2018 年 2 月 1 日二诊:诉回乡守上方先后服 20 余剂,腰酸落发均减,仍便秘。询得曾人工流产 3 次。舌淡少津,脉虚。上方加养肾润肠之品,处方:桑椹子 30g,制何首乌 20g,女贞子 20g,枸杞子 15g,沙苑子 12g,菟丝子 10g,熟地 15g,山萸肉 12g,黄精 15g,墨旱莲 15g,当归 10g,肉苁蓉 10g,火麻仁 10g,陈皮 10g,炙枇杷叶 12g,14 剂。

3 月 8 日三诊:前额脱发已渐长出,二便调,腰酸减。舌淡润,脉虚。二诊方加金狗脊 30g 以补肾强膂,20 剂。

此女此后脱发渐愈。2019 年 1 月又以落发来诊,先后以二诊方加减再服药 3 个月,隔日 1 剂。年底随访,脱发愈,腰酸止。

按:患者以脱发、便秘、腰酸来诊,初诊以肾虚津匮、毛发失荣论治,用自拟"五子二仙汤"(组成:桑椹子,女贞子,枸杞子,沙苑子,菟丝子,淫羊藿,仙茅)加减;二诊复询得知曾人工流产 3 次,此术重伤冲任胞宫,遂用上方增地、精、萸、蓉等养血补肾填精之品;三诊守前方而重用狗脊以强肝肾、健腰脊。2019 年初再度落发复诊,斟酌仍用原二诊方并守用 3 个月,脱发痊愈,腰膂酸疼亦宁。

案3 肝肾阴虚

吕某，女，48岁。宣城宣州区某乡农民。2016年10月24日初诊。

头发易落半年，头顶斑秃2月余。诉春天起即掉头发，逐渐加重，梳头落发，睡觉也落发，现在头发明显稀疏。8月中旬发现头顶有一块头发落光而见头皮。仍有月经，但后延量少。头顶偏右有一枚一元硬币大小之斑秃。唇紫，舌淡白水滑，边缘齿痕，脉虚涩。

以肝肾阴虚论治。予养肝滋肾，处方：丹参20g，白蒺藜15g，当归15g，熟地15g，赤芍15g，制何首乌20g，桑椹子20g，墨旱莲15g，女贞子20g，菟丝子10g，覆盆子10g，桑寄生15g，续断15g，制香附12g，砂仁3g后下，14剂。另嘱把生姜横断切开，自行涂擦斑秃处，日数次。

11月15日二诊：今日患者见面即告知，服药到第11天斑秃处开始萌出新发，现在落发也减少。视之，果已长出短茸黑发。舌淡嫩，苔薄白，脉虚。处方：丹参20g，炙黄芪20g，当归15g，炒白术15g，桑椹子20g，制何首乌20g，狗脊20g，茯苓20g，菟丝子15g，桑寄生15g，杜仲15g，续断15g，女贞子15g，枸杞子15g，覆盆子10g，制香附10g，陈皮15g，制附片3g先煎，12剂。每周服6剂。

11月29日三诊：喜称基本已不落发。视其斑秃处已长满黑色短发，舌脉如前。二诊方再予12剂，服法如上，并嘱常吃黑芝麻。

2017年春节前随访，喜告斑秃、落发均愈。

按：患者已届更年期，肝血渐衰、天癸将竭，脱发、斑秃与经少、后延互见。遂以肝肾阴虚论治，予补血养肝滋肾。用丹参活血祛瘀，蒺藜疏肝行血，当归、熟地、赤芍、首乌、桑椹养血滋阴，二至、桑椹、菟丝、覆盆、寄生、续断滋补肾阴，香附理气调经，少佐砂仁调畅气机，另嘱以生姜涂搽斑秃处。二诊时已入冬，酌加芪附汤益气固表，加白术、茯苓、陈皮健脾理气，枸杞、杜仲、狗脊补益肝肾，共促气血互生、阳生阴长。三诊守方，并增服黑芝麻以养阴补肾，脱发、斑秃遂愈。

案4 阴阳两虚

杨某，女，30岁。芜湖市某小区居民。2020年12月3日初诊。

产后落发11月余。诉去年12月生二胎后，持续落发，近期加剧。四肢冷，便秘。舌深红，苔黏滑，脉滑。

予补肾养血，温阳益阴。以肾气丸加味处方：熟地15g，山茱萸20g，山药30g，泽泻12g，茯苓15g，丹皮12g，制附片10g先煎，肉桂1g，制何首乌20g，桑椹子20g，肉苁蓉10g，巴戟天10g，覆盆子10g，7剂。

12月10日二诊：称药后落发好转。舌深红黏滑，脉滑。续予滋阴养血，处方：制何首乌30g，桑椹子30g，当归10g，黄精15g，枸杞子15g，菟丝子15g，淫羊藿15g，女贞子15g，墨旱莲15g，熟地12g，沙苑子12g，山茱萸10g，肉苁蓉10g，茯苓10g，火麻仁10g，炙枇杷叶20g，7剂。

12月18日三诊：称药后落发已止，四肢冷减，大便渐畅。舌深红黏滑，脉滑。续予滋阴养血，用二诊方14剂。

年底随访，落发已愈。

按：患者生二胎后持续落发近一年，此产后养护失周，气血未复，阳虚津亏，故肢冷便秘而毛发失荣，方用仲圣"肾气丸"加养血滋阴之品。药证合拍，初诊7剂知；二诊用首乌、桑椹、二至、黄精、枸杞、苁蓉养血滋肾填精，麻仁润肠，杷叶调畅气机，诸症悉减，落发遂愈。

九、自身免疫病

自身免疫病，良由阴阳失衡，营卫不和，气血逆乱，升降失司，以致五脏六腑、四肢百骸或某个系统，触发乖戾反应，良莠不辨，致卫气营血自相搏击，从而使器官组织受损。因受袭靶器官不同，而发为各类各型之免疫病。我国前辈医家把免疫病之一白塞综合征名之曰狐惑，形象地形容了本病多器官受损且难以把握的特性，体现了古代中医智慧。

(一)干燥综合征

案1｜营津亏损失润

董某，女，57岁。芜湖某保险公司退休职工。2008年2月23日初诊。

口眼干涩3年余。芜湖市某三甲医院诊为原发性干燥综合征，多处求治不效。自诉口、眼干涩，每日多次滴润眼液。近日上腹胀，全身痛，有时皮下出丘疹样红色小结节，出处不定，时起时消，时发口腔溃疡。有慢性胃炎病史、阵发性心动过速史。诉说间，频频以自带水杯小口饮水润喉。眼睑浮，舌光红无苔，脉细弦。

拟疏肝养阴清热，予四逆散合一贯煎。处方：白蒺藜30g，枳实10g，赤白芍各20g，生甘草12g，枸杞子15g，当归12g，生地黄30g，南北沙参各20g，麦冬30g，炒延胡索15g，女贞子20g，玉竹15g，7剂。

2008年3月1日二诊：自诉服第2剂起就已有泪液，口干亦好转。开始服药时大便次数增多，现日排便1次，便微溏，腹不痛，略胀。舌脉同前。效不更方，上方加佛手15g以添理气之力，加玄参20g以增养阴之功，10剂。

3月12日三诊：持续好转，已能洗衣，甚喜。舌光红，略有白苔，脉之弦象减。予上方，隔日1剂，续服3个月。

其后2个多月，至2009年11月，分别因肩髋关节痛、指趾关节痛、类风湿因子升高、口干等症状共复诊8次，予清热通络、养阴生津等方药，症状缓解。

同年 12 月 25 日至 2010 年 4 月 29 日，患者曾先后感冒发热、喉痒咳痰、口干眼涩、肩髋大关节痛、指趾小关节痛等，分别予疏风清热、利咽祛痰、养阴润燥、通络定痛治疗。其间，曾用附冬煎加蠲痹通络、补肾舒筋之品，然而用后口干咽痛、眼磨升火。

4 月 29 日二十五诊：诉咽痛，视咽峡充血肿胀。舌红瘦，中后疏白苔，脉虚滑。处方：金银花 25g，连翘 12g，炒黄芩 15g，鱼腥草 40g，鸡矢藤 30g，麦冬 30g，法半夏 10g，杏仁 10g，生甘草 12g，玉竹 25g，金荞麦 20g，芦根 12g，川楝子 10g，生石膏 30g先煎，5 剂，2 天服 1 剂。

5 月 12 日二十六诊：口干略好转，皮肤干燥蜕皮。舌红苔薄白，脉虚。上方去法半夏增损。处方：金银花 25g，连翘 10g，鸡矢藤 30g，麦冬 20g，杏仁 10g，玉竹 25g，金荞麦 25g，蝉蜕 12g，乌梢蛇 15g，石斛 12g，川楝子 10g，生石膏 25g先煎，5 剂，2 天服 1 剂。

5 月 21 日二十七诊：气色好，自诉气力较足。舌淡红有津，脉虚。上方继用 5 剂，2 天服 1 剂。

5 月 28 日二十八诊，先以二十七诊方合“附冬煎”以镇痛润燥，加鸡矢藤、鸡血藤以通络养血，然服后非但掌指、跖趾关节痛不减，反增鼻干衄血，附子不可用也，去之。二十九诊拟方：鸡矢藤 30g，巴戟天 20g，淫羊藿 30g，延胡索 20g，玄参 15g，麦冬 20g，赤芍 15g，女贞子 15g，丝瓜络 10g，怀牛膝 20g，桑椹子 20g，蝉蜕 10g，玉竹 20g，石斛 20g，乌梢蛇 20g。5 剂，服后可。6 月 11 日三十诊至 8 月 21 日四十诊，续以此方随症微调予之，诸症减，体重增。

10 月 28 日四十一诊：秋燥口干，口唇起疱。舌红瘦干敛，脉虚滑。忍冬藤 20g，青风藤 15g，南北沙参各 15g，天麦冬各 12g，玄参 15g，菝葜 20g，巴戟天 20g，淫羊藿 30g，桑寄生 20g，鸡矢藤 30g，三七粉 10g冲服，5 剂。

11 月 4 日四十二诊：舌红润有津，脉虚滑。称上药甚好，口润身和，睡眠亦佳，一觉到天亮。原方 5 剂，服法如上。其后四十三诊、四十四诊继用此方。

2011 年 12 月 1 日四十五诊至 2014 年 10 月 8 日四十八诊，患者基本每年赴加拿大探亲半年至一年。其间虽大外孙长大，又添小囡，家务增多，而身体却较前为好。

2015 年 3 月 11 日四十九诊：病情稳定已 3 年。近感冒后感口干，咽痒有黏痰。舌红瘦少津，脉弦细。生地黄 20g，玄参 15g，麦冬 20g，山药 30g，女贞子 20g，墨旱莲 10g，白蒺藜 20g，天冬 15g，山海螺 20g，决明子 15g，桑椹子 20g，杭菊花 10g，乌梅 10g，白茅根 15g，水牛角丝 10g，石斛 20g先煎，14 剂。

3月25日五十诊:称上方可,舌脉大致如前。予上方加减,10剂,每周服5剂。随即带药出国。

9月16日五十一诊:近口眼干燥、便秘,提前归国来诊。舌淡红,脉弦细。左颈部出一疹微痒,基底部质硬。用上方加减,去天冬、山海螺、乌梅,加蒲公英20g、白蚤休8g,以清热解毒散结,且公英尚能轻泻通便,14剂。

10月5日五十二诊:口眼润,舌淡红有津,脉弦细。予自拟"养阴润燥汤":生地黄20g,白蒺藜20g,玄参10g,麦冬15g,女贞子15g,墨旱莲15g,桑椹子15g,赤白芍各10g,水牛角丝10g,忍冬藤15g,石斛12g,炙枇杷叶15g,14剂。

其后患者一直服用本方至今,国内自购饮片煎服,每周服4～5剂;出国则尽可能携带颗粒剂,药罄则服铁皮石斛,并尽早回国复诊,始终遵照医嘱不用激素。

按:本案是笔者治疗的首例干燥综合征患者。从2008年2月到2023年秋,单纯用中医药治疗已历时15年余,病情稳定并逐渐减轻,生活质量较高。初诊用四逆散合一贯煎化裁有效,因其时已发现柴胡于免疫病类不宜,故以白蒺藜取代柴胡。起初数诊效可,患者信心渐增。四诊参以"附冬煎",其后渐增附子量而感不适,但身痛与结节减;六诊添加僵蚕、乌梢蛇,口干又转严重,思其为虫类药,所含异性蛋白可能触发机体免疫反应而剔弃之;十六诊、十七诊因其手关节痛而再用附子,发现不妥,弃之;三十五诊、三十九诊因四肢麻木疼痛而重用薏苡仁;三十六诊因四肢麻木疼痛启用附子,四十诊又启用川乌、草乌,以致口唇起疱。笔者终于意识到,本病虽出现与风湿性关节炎相似症状,但病因与风湿性关节炎迥异,不可误用治疗风湿痹之方药。此后改弦更张,断不再用温阳燥烈之品,总体用药不离养阴益津、清热活血、滋肾通络之属,并逐渐修改增删初诊方,揆定"养阴润燥汤"与之。其后8年,以上方为主,随症微做调整,病情稳定,逐渐向愈,并嘱患者不得使用激素,患者一直坚定恪守。

附:养阴润燥汤(自拟方)

组成:生地20～30g,白蒺藜20～30g,麦冬15g,玄参15g,赤白芍各12g,女贞子12g,墨旱莲12g,桑椹20g,水牛角丝12g,忍冬藤15g,丝瓜络10g,炙枇杷叶15g,铁皮石斛10～15g(先煎)。

功用:用于干燥综合征。

方解:是方以白蒺藜疏肝通络,生地、麦冬、玄参(即增液汤)以滋阴增液且清无根之火;二芍、二至、桑椹、石斛补阴血、滋肝肾、养心肺脾阴;水牛角、忍冬藤清热凉血解毒,且藤类有开痹通络散结之能;忍冬藤、丝瓜络清润通络;炙枇杷叶香而不燥,安胃气、润心肺、养肝肾、肃治节,理气而不伤阴。诸药共奏养阴津、滋肝肾、安五脏、通脉络、平乖戾之功。

案2 营津亏损失润

赵某,女,71岁。芜湖市某小区居民。2013年6月13日初诊。

口干、眼干、视物模糊5年余。某三甲医院确诊为"干燥综合征",多方求治不效。舌淡紫干敛少津,脉虚涩。

予养阴润燥。用一贯煎意拟方,增石斛益津明目。处方:北沙参12g,玉竹12g,桑寄生12g,生地黄20g,麦冬20g,玄参12g,白蒺藜20g,桑椹子15g,女贞子15g,山茱萸20g,甘草10g,石斛12g先煎,12剂。

6月20日二诊:诉仍感口干,胸口似有火灼。见其面有紫斑。舌淡紫少津,脉虚。处方:丹参12g,北沙参10g,南沙参10g,生地黄20g,麦冬20g,玄参12g,白蒺藜15g,桑椹子12g,女贞子15g,山药25g,甘草10g,紫草10g,芦根10g,水牛角丝12g,绿萼梅8g后下,石斛12g先煎,7剂。

8月22日三诊:诉口干稍减,眼糊视物不清。舌脉如前。上方去紫草,加谷精草、密蒙花各10g以明目,7剂。

9月26日四诊:近况可,口眼不甚干,视物不清,睡眠稍差。舌淡紫,苔薄白,脉虚。三诊方去芦根,加玉竹15g、合欢花12g以养阴安神,7剂。

10月10日五诊:近感好转,口眼基本不干,视力仍差,有时胸膺不适。舌淡紫暗,苔薄白,脉虚弦。用四诊方加川芎8g以助宽胸活血,7剂。

12月19日六诊:近况佳,口眼基本不干,唯服药后偶感嘈心。舌淡紫有津,脉虚。上方去山药、合欢花,余味部分增减。丹参12g,北沙参12g,生地黄20g,玉竹15g,麦冬15g,玄参12g,桑椹子20g,白蒺藜25g,女贞子20g,谷精草10g,密蒙花10g,川芎8g,甘草10g,水牛角丝12g,绿萼梅8g后下,石斛15g先煎,7剂。

2014年1月23日七诊:称近来诸症悉减,口眼不干,饭量增,人有劲。舌脉如前。效不更方,径用六诊方,7剂。其后自行守此方长服达1年余。

2015年5月6日八诊:诉1年多时间里,用上方取药自服,且1剂药多服用 2 天。每个月服 10 ～ 15 剂不等，最长曾 4 个多月未服药，病情尚稳定。近来口、鼻、眼皆干，喉有痰，面紫斑。舌紫暗，干敛少津，脉虚细。仍用六诊方增损：去绿萼梅，加紫草 12g，石斛增至 20g[先煎]，7 剂。

12 月 3 日九诊：口腔下唇 2 枚小溃疡。舌淡紫黏滑，脉虚滑。用八诊方，部分药微调剂量，7 剂。

2016 年 5 月 5 日十诊：患者近 5 个月自行停药。近感口干，眼干涩磨。舌淡紫干敛，脉虚弦。处方：丹参 20g，北沙参 15g，南沙参 15g，五味子 6g，生地 30g，麦冬 20g，知母 15g，决明子 15g，沙苑子 15g，枸杞子 20g，山茱萸 30g，巴戟天 20g，女贞子 20g，紫草 20g，贡菊花 10g，炙枇杷叶 10g，铁皮石斛 10g[先煎2小时]，7 剂。

5 月 26 日十一诊：称诸症减。舌淡紫润，脉虚。上方去知母，原铁皮石斛改用石斛，余味部分减量，7 剂。

6 月 15 日十二诊：口干眼干目糊。舌淡紫少津，脉虚。十诊方去五味子、知母，加天花粉 20g 养阴生津，青葙子、夏枯草各 10g 以清肝明目，7 剂。

7 月 4 日十三诊：眼干减，口仍干，多汗。舌淡紫而黏，脉虚。上方去北沙参，加煅龙骨、浮小麦。处方：丹参 20g，南沙参 15g，生地黄 30g，麦冬 20g，决明子 15g，沙苑子 15g，枸杞子 15g，山茱萸 20g，巴戟天 15g，女贞子 20g，天花粉 20g，青葙子 10g，夏枯草 10g，紫草 20g，贡菊花 10g，炙枇杷叶 10g，浮小麦 30g，煅龙骨 20g[先煎]，石斛 20g[先煎]，7 剂。

7 月 14 日十四诊：口眼干减，仍多汗。舌淡紫润，脉虚。用上方 7 剂，隔日 1 剂。

2016 年 7 月后，间歇来笔者处治疗，自诉病情逐渐减轻。为书自拟“养阴润燥汤”，并只用普通石斛，嘱其长服，可隔日 1 剂，稳定后可每周服 3 剂，切忌长期停药。患者按医嘱，间断服此方 5 年余。

2022 年 7 月随访，其健康状态颇佳。

按：此老人罹患干燥综合征来诊，初诊用一贯煎、二至丸意拟方，后续皆注重养肝肾之阴，兼明目敛汗。老人孤苦，用药力求验廉。该患者后续用自拟“养阴润燥汤”，且用普通石斛取代枫斗，价格约其十分之一，本案八诊用相对价廉之紫草取代绿萼梅亦此意也，同获良效。

(二)白塞综合征

案1 狐 惑

王某,女,21岁。芜湖市某职业学院学生。2009年3月18日初诊。

口腔溃疡、关节肿痛伴外阴溃疡2年余。2007年起口腔溃疡,其后又发手腕关节痛。近来会阴部亦有溃疡。右眼视力下降。月经不调,先后无定期,今年2月时月经两至,量少,腹痛。夜间睡醒感燥热。经医院诊为白塞综合征。

舌淡红,苔薄白而干,脉虚细。此即狐惑病,证属肝脾湿热,蕴而化燥生毒,常袭扰口、眼、外阴,抑或袭扰肛黏膜与关节囊滑膜,或痛或溃,发无定处。予清润养阴,通络敛疡。处方:生地黄30g,南北沙参各15g,麦冬20g,枸杞12g,川楝子12g,白蚤休15g,赤白芍各12g,巴戟天12g,鸡矢藤15g,石见穿12g,山海螺15g,白茅根15g,7剂。

3月25日二诊:上方服后,手腕关节痛减,口腔及会阴溃疡缩小。舌脉如前。效不更方,再进14剂。

嗣后因此女赴外地实习无从随访。2013年春节后,其因月经不调来诊,称上方服至10剂诸症若失,陆续服完余药,愈。到2017年数次因妇科病来诊,称8年来始终不曾复发。

按:此女经某三甲医院确诊为白塞综合征,相关症状非常典型。其以湿蕴生热,续而湿热聚毒,再而乖张之毒流窜体表、腔道黏膜或囊腔滑膜,痹阻于兹,或发为溃疡,或发为炎性疼痛,且发无定处,而成"狐惑"之患。以"养阴解毒,清润通络"为治则,用生地、沙参、麦冬、二芍、山海螺清润养阴除痹;白蚤休、鸡矢藤、石见穿清热解毒活血;枸杞、巴戟滋养肝肾,川楝子疏肝理气通络。《本经》云地黄主折跌绝筋,伤中,逐血痹,填骨髓,长肌肉,作汤除寒热积聚,除痹,故本案仿朱仁康师重用生地。药证合拍,遂获良效。

案2 狐 惑

刁某,女,42岁。宣城市某厂员工。2005年8月31日初诊。

2003年3月起，患者面部、头颈、四肢多发红色丘疹，此起彼伏；口腔、会阴黏膜常发溃疡。当年7—12月，先后赴各大医院就诊，诊断为白塞综合征，令其服雷公藤多苷片、泼尼松等，效果不显且身体不适。停经已1年多。舌暗红，苔薄白，脉弦滑略数。

此湿邪蕴毒，走窜袭扰体表肌肤，化生丘疹结节，或发为黏膜溃疡，此伏彼起，故前人称其“狐惑”。治以清热散结，养阴利湿。处方：土茯苓30g，赤芍15g，丹参12g，苦参15g，野菊花10g，泽兰12g，威灵仙15g，王不留行12g，女贞子12g，旱莲草12g，当归10g，制香附10g，5剂，每日服1剂。

9月7日二诊：药后多处丘疹未发展，但感瘙痒。增白鲜皮、地肤子、六一散各12g以止痒利湿。9月14日三诊、9月22日四诊均以二诊方加减，腿疹渐消。其间，右颈部曾出一疹，但很快自行消退。仍沿用上方增删，曾加生牡蛎以凉血散结；并增用黄芪，以其为“疮家圣药”，正气充而邪易散。日1剂，每周服5剂。

9月30日五诊至2007年2月15日十五诊，病变无明显规律，出疹部位不定、大小不定、软硬不定，或红或白，红多兼痒、白多兼痛，并曾数次波及口腔、会阴，但总体下肢出疹偏多。析其病机为湿邪阴毒胶结，蕴滞肌腠，流窜经络，发为结节丘疹。湿邪下注，故疹发下肢偏多。湿从热化，则发为红疹而痒，予清热化湿、解毒通络，用以上自拟方加减；湿从寒化，则发为基底硬结之白疹而痛，用经方“桂枝芍药知母汤”参以解毒通络之品化裁。如此交替用药，历时3年余。到第十五诊时，陆续在两膝周边、上臂、颈项、前胸起丘疹共20余枚，此伏彼起，走路时触碰或衣服摩擦感痛。疹色淡红，质硬，稍凸起。

2007年4月19日十六诊：患者颈项、臂、胸仍发红丘疹10余枚。舌淡红，苔嫩黄，脉沉细。拟活血祛湿，解毒通络为治。处方：土茯苓30g，苦参12g，蛇莓12g，当归12g，川芎10g，王不留行10g，虎杖15g，楮实子15g，威灵仙20g，石见穿12g，生甘草10g，怀牛膝20g，炙黄芪15g，10剂，日1剂，每周服5剂。此后，患者多次反馈此方有效，并自行赴中药店取用之。

2008年8月追踪随访，患者用上方1年零4个月，每周服2～3剂。肤表、口腔、会阴均基本正常，上下肢内侧偶发小红疹，服药后自消，患者喜悦。2008年9月8日十七诊，患者精神佳，肤表光洁。见其舌面有垢浊淡黄苔，脉沉细。上方加法半夏8g以蠲痰浊，10剂，日1剂，每周服5剂。2009年1月11日十八诊，患者复查，喜告迄今已1年余周身未再出疹，但近日口腔有小溃疡。舌淡红，浅裂纹，苔薄白，脉沉弱。用上诊方加赤芍15g，6剂，并嘱每周服3～5

剂。其后诸症消弭、状态稳定长达4年。2013年12月12日十九诊至2014年6月22日二十一诊，先后发生下肢红斑结节、结节性痒疹、咽痛、口腔溃疡等症状，分别予养阴利湿、清热解毒、活血散结、清热利咽、利湿通络、疏风散结，均以十七诊方为基本方加减而缓解。

2015年5月8日二十二诊：时隔10月余再来复诊，诉此期间溃疡一直未发，四肢及发际、额头偶发红斑与丘疹，并曾自行停药半年多。近日四肢皮下隐隐有疹欲出，触之稍硬。舌干敛，苔嫩黄，脉虚。予养阴清热，疏风散结。处方：生地黄25g，赤芍20g，苦参12g，连翘12g，当归6g，炒苍术10g，土茯苓10g，地肤子10g，白蒺藜20g，路路通10g，夏枯草15g，薏苡仁20g，凤尾草12g，忍冬藤25g，白茅根12g，生甘草10g，荆芥、薄荷各6g[后下]，7剂。

6月2日二十三诊：今诉下肢发多枚红疹，隐现皮下，扪之硬。患者看电视某节目专家介绍白塞综合征验方，抄录示笔者：龙胆草12g，黄芩15g，山栀12g，车前子15g，泽泻12g，当归10g，柴胡10g，生地黄25g，生甘草10g。笔者酙酌后，告知其组方过于苦寒，且柴胡不宜，患者仍然表达试用意愿，劝说无果。

9月17日二十四诊：诉陆续服用上述某专家方药3个半月，初服药时腹泻，但疹少发，口腔溃疡一直未发。从8月初起，眼周发青，人感乏力。近停药1周，先感到皮肤下异样，今起手背出淡红硬疹。察其面色青晦，眼眶暗青；舌淡暗，裂纹，苔薄灰白板结，脉虚尺弱。告知患者，眼周淤青与过服、久服大苦大寒之品有关，若不改弦更张，势必损阳伤正。患者急切告知，正为此来复诊。仔细酙酌后，为拟养血扶正、利湿散结方：当归10g，赤芍15g，川芎12g，丹参15g，白蒺藜15g，路路通10g，生甘草10g，苦参10g，土茯苓10g，桃仁5g，红花3g，荆芥10g[后下]，7剂。

2016年4月8日二十五诊：称服上方延续至今，口腔溃疡、皮疹均未再发，眼周青瘀渐消，面色霁和。舌淡红，中后嫩黄苔，脉虚尺伏。予上方加生地黄15g以养阴逐痹，制香附10g以调畅气机，7剂。

11月28日二十六诊：诉近日偶发皮肤结节及口腔溃疡。舌尖红干，苔薄白，脉虚。予养阴清热，散结敛疡。处方：女贞子15g，桑椹子15g，菟丝子12g，生地黄25g，车前子12g，赤芍15g，桑寄生15g，路路通10g，白蒺藜15g，玉竹12g，淫羊藿15g，夏枯草15g，荆芥10g[后下]，7剂。

2017年10月23日二十七诊：诸症已10个月未复发。近日下唇、舌下各一枚绿豆大小溃疡。舌淡红，苔薄黄干敛，脉虚沉。宗上方意，增凉血养阴滋肾之品，少佐附子温阳复脉。处方：丹参 10g，赤白芍各 12g，生地黄 30g，女贞子 15g，南沙参 12g，桑椹子 20g，菟丝子 12g，楮实子 12g，覆盆子 10g，木蝴蝶 12g，肉苁蓉 10g，炙枇杷叶 12g，淫羊藿 15g，夏枯草 20g，珍珠母 30g先煎，制附片 3g先煎，5 剂。

11 月 3 日二十八诊：双下肢多枚红斑疹，基底部硬，触之感痛。舌嫩红，苔薄白，脉虚。予凉血滋阴，清热散结。附子之用虽少，却极不相宜，速撤之。处方：赤芍 20g，川芎 10g，生地黄 40g，女贞子 15g，路路通 10g，紫草 20g，白茅根 20g，薏苡仁 20g，白蒺藜 20g，苦参 20g，白鲜皮 12g，地肤子 10g，莪术 12g，当归 12g，夏枯草 20g，荆芥、薄荷各 10g后下，5 剂。

2019 年 6 月 19 日二十九诊：近况可，红斑疹渐退。舌暗红，边齿痕，苔疏白干敛。予养阴利湿，通络散结。处方：炒苍术 10g，苦参 12g，赤芍 15g，生地黄 30g，当归 12g，土茯苓 15g，炒薏苡仁 15g，白蒺藜 20g，路路通 10g，南沙参 15g，丹参 12g，夏枯草 15g，猫爪草 12g，荆芥、薄荷各 6g后下，7 剂。

到 2021 年初随访，患者口腔多处溃疡愈，偶然会在下肢出现红斑，服上方数剂即愈。

按：本案患者病情不定，多次反复。接诊初，为其用清热解毒、活血散结、养阴利湿之自拟方药，小有疗效。其后出疹忽上忽下，忽白忽红，疹白则微隐而触痛，疹红则隆起而瘙痒，总体看下肢出疹偏多，且时发口腔小溃疡、偶发阴部溃疡。曾为其用清热解毒、利湿通络之自拟方；又曾因其困乏身痛、苔腻脉沉而用桂枝芍药知母汤并随症加减，然皆疗效欠佳。

回顾其 15 年诊疗过程之早中期，每当为其用附子、桂枝、黄芪等温阳补益之品时，必定会有皮下结节、红疹或白疹复发等阳性反应。2007 年 4 月第十六诊处方，患者反馈效佳。虽再用黄芪，但药后无明显异常，估计与该方含多味活血祛湿、解毒通络之品有关；抑或个体适应黄芪，而未再触发免疫反应。2009 年 1 月至 2014 年 12 月，患者断续用 2008 年 9 月 8 日十七诊方，5 年间基本稳定。第二十三诊，病情突变，患者擅自使用含龙胆草的“专家秘方”，并执意服此近 3 个月，以致苦寒遏阻原本化火外宣之湿浊，湿停浊滞，更损式微之元气，疹虽未发而人面青困顿。幸患者及时复诊，未酿成更大祸患。二十七诊，笔者再次误用附子，仅 3g 病情即出现反复。二十八诊方，即用朱仁康师之养阴利湿法，在清热祛湿、养阴活血、疏风散结的同时，重用40g生地以养阴逐痹，二者并行不悖。二十九诊方为笔者自拟“祛湿疹方”之加减方，用于白塞综合征及其他不明病因之皮肤红斑、结节亦很有效。方中所用猫爪草，为毛茛科植物小毛茛的块根，可消肿、截疟，治瘰疬、肺结核，笔者用以散结。其后患者守此方3年余，效果颇佳。

回顾本案，切忌用附子、桂枝、细辛等温阳益气燥烈之药伤阴耗液，致使病邪更趋乖张；亦不可自行擅用大苦大寒之药以折损阳气，使式微之正气更显消减。二十三诊，医者未能坚持医疗原则，放任不良后果发生，录此自警。本病具“免疫病类”特征，不可温阳，慎用补气；宜养阴津，宜祛湿毒，宜通痹阻。坚守中正之道，缓图可愈。本病之治疗与用药宜忌，可与以下自身免疫性肝炎两案互参。

（三）自身免疫性肝炎

笔者于2001年至2005年、2006年至2009年间，分别治疗2例自身免疫性肝炎患者。其病程长，病史及检验数据完整，中医药探索治疗经过曲折，分别长期追踪随访。其中，案1曾由多家三甲医院先拟诊为“系统性红斑狼疮”，后确诊为“自身免疫性肝炎”，前后追踪观察历时22年。患者已退休，现病情稳定，至今仍定期复查、复诊，到本书付梓时肝功能正常；案2亦病情稳定。由于两案时间跨度大，诊次多，病案实录过于冗长，故有删节。

案1 | 营精逆乱自损肝阴

慕某，女，38岁，宣城宣州区某小学教师。2001年7月1日初诊。

尿黄乏力、胁下及上腹胀痛10个月。患者自2000年9月20日—10月1日，因乏力尿黄伴上腹部胀痛3天住院治疗。入院查体：巩膜重度黄染，肝叩痛(+)、压痛(+)，余(-)，拟急性肝炎伴重度黄疸收住院。2001年3月3日、4月2日，两度因反复黄疸伴乏力住院，经中西医治疗无明显好转，4月3日赴某三甲医院住院治疗，经检查诊断为自身免疫性肝炎、系统性红斑狼疮待确诊。5月，患者赴北京各大医院就诊，经检查诊断为未分化结缔组织病、原发性干燥综合征、自身免疫性肝炎。5月28日起，患者赴北京某中医院治疗，并予泼尼松

20mg/d，前后共历七诊，因药后胃脘部不适、恶心欲呕而自行中止治疗，但仍早晚各服泼尼松 10mg。

细询患者，诉近 10 年来，每至夏天日晒，眼下、鼻翼旁易显现褐色蝶斑。脉诊时，可嗅及患者体肤散发类似霉腥之味，笔者既往治疗重症传染性肝炎亦曾嗅及“肝臭”，但与此明显不同。刻下询得患者乏力，右胁不舒，纳差，尿黄。舌暗紫，脉沉弦。

病史与脉证合参，患者系湿热内蕴，肝阴受损，脾失健运，浊泛颜面而成蝴蝶斑。筹思再三，予活血化瘀，疏肝健脾，养阴清热，以候消息。处方：丹参 10g，当归 10g，赤白芍各 9g，炒白术 10g，茯苓 12g，泽泻 10g，桃仁 5g，郁金 10g，生山楂 12g，平地木 6g，白薇 9g，生谷麦芽各 6g，垂盆草 9g，5 剂。

7 月 7 日二诊：纳稍增，舌脉如前。宗上方意，增轻清疏肝之品。处方：丹参 10g，当归 10g，赤白芍各 9g，郁金 6g，生山栀 6g，生黄芪 9g，茯苓 10g，生谷麦芽各 6g，垂盆草 10g，平地木 6g，玫瑰花、绿萼梅各 5g后下，10 剂。嘱患者务必递减激素，并嘱复查肝功能。

7 月 17 日三诊：查 ALT 198IU/L ↑，AST 75IU/L ↑，余（-）。（以下检验报告凡结果阴性项目均省略）诉右胁隐痛，脘胀，纳差，口干，尿黄。舌紫暗略胀，边齿痕，脉沉弦。予益气养阴，疏肝健脾，活血利湿降酶。处方：西洋参 9g，麦冬 12g，五味子 9g，车前子 9g，赤白芍各 12g，当归 10g，郁金 9g，茯苓 12g，生谷麦芽各 9g，垂盆草 9g，绿萼梅 9g后下，5 剂。同时，从 7 月 13 日起泼尼松由 20mg/d 渐减为顿服 15mg。

以上三诊，先予疏肝健脾、养阴清热、活血利湿，共服药两旬，症状改善，转氨酶已明显下降（与 6 月 20 日 ALT 855IU/L、AST 330IU/L 相较）。

7 月 24 日四诊至 8 月 15 日六诊，时值酷暑，患者先后出现脘满纳差，便秘，中暑发痧，胁胀或胁胀痛、或胁背疼痛走窜，尿黄，面浮、见蝶斑等症。舌淡紫暗，可见瘀斑，苔薄黄黏滑，或薄黄干敛，脉沉弦，或沉微弦，或虚弦。遂以柴胡疏肝汤、四苓汤、芍药甘草汤等并参以垂盆草、平地木等随症化裁，并开启用柴胡之端。

8 月 26 日七诊：患者乏力，左胁背疼痛走窜，尿色深黄，面隐有暗斑。舌紫而有条状暗紫斑，苔薄黄黏滑，脉虚弦。邀请西医同仁会诊，诊断为系统性红斑狼疮，建议恢复泼尼松 20mg/d，同时仍予中医药治疗。笔者辨证，此湿蕴肝胆，发为阴黄。予疏肝解郁，益气清热，利湿化浊。处方：当归 12g，郁金 12g，泽兰 15g，生黄芪 15g，橘红 9g，赤白芍各 12g，苦杏仁 9g，黄芩 10g，蒲公英10g，车前子12g，焦白术10g，生谷麦芽各6g，茵陈30g后下，3剂。坚持逐渐撤减激素，嘱泼尼松每日服10mg。

9月13日十诊：面黄尿黄，舌淡紫，脉虚沉。处方：丹参12g，生黄芪12g，郁金10g，泽兰12g，生山栀12g，炒黄芩10g，制香附10g，炒白芍15g，五味子5g，茵陈30g后下，10剂。并嘱撤减泼尼松至每日7.5mg。此方服后，患者感觉可，遂以此方连服2个月。

11月13日十一诊：ALT 57IU/L↑，球蛋白（GLO）30.5g/L↑，肌酐（CREA）40μmol/L↓。面晦，尿黄乏力，右胁痛。舌淡紫，脉沉细。转氨酶虽降，而一派寒象，用真武汤意化裁：制附片10g先煎，茯苓15g，炒白术10g，枳壳9g，郁金10g，茵陈12g，制延胡索10g，生姜3片，10剂。此后患者因故未能复诊，又以上方自取10剂服之。

以上为本案治疗第一阶段，笔者以多年治疗传染性甲型肝炎和部分无黄疸性肝炎的经验为主，稍作变通，用于本例治疗。先予疏肝健脾，养阴清热，兼活血化瘀。前三诊可，其后治亦无大错，但效欠佳。

由于患者在数年病程中，基本舌象以淡紫胖胀、苔黏滑出入，基本脉象以沉弦细出入，故转而求诸疏肝益气温阳，先后用柴、芪、附之属。然事与愿违，肝功能持续恶化，邪势愈加鸱张。其中，第十二诊至2002年3月1日十九诊期间，始终用柴胡疏肝汤为主，或参以温胆汤加减化裁，然患者ALT、AST由264IU/L、108IU/L逐渐上升到938IU/L、580IU/L（2月2日），其后略回落，但始终居高不下。

2002年3月8日二十诊至12月22日四十九诊，四季变迁中，患者始终胁胀不舒，口干乏力，纳差腹满，便溏或便秘，腰痛尿黄，舌淡紫瘀斑，苔淡黄水滑、或黏滑、或干敛，脉沉弦、或虚弦、或弦细、或沉细。兼症则见牙痛龈肿、口腔溃疡、寒热往来，甚或肤黄欲呕，尿如浓茶或色深似血。先后予柴胡疏肝汤、逍遥散、增液汤、一贯煎、二至丸、五味消毒饮、温胆汤、茵陈蒿汤、青蒿鳖甲汤、越鞠丸、玉屏风散等，或以一方为主，或多方合参化裁，且各诊再随症参以清热解毒、凉血活血、利湿化浊之品，随证施治。此期间除6月19日三十诊未用柴胡外，其余全部用之。ALT、AST持续波动渐升。

2003年1月2日五十一诊：ALT 95IU/L ↑，AST 58IU/L ↑，较上年11月30日报告有所下降。颏下淋巴结肿渐消，胁胀痛，尿黄，膝亦痛。舌脉如前。处方：醋柴胡8g，秦艽9g，当归12g，炒白芍15g，郁金10g，五味子5g，虎杖12g，焦山楂15g，小蓟10g包煎，10剂。

1月19日五十二诊：诉略畏寒，淅淅细汗出，胁胀尿黄如前。上方参桂枝汤意加二至丸化裁，处方：醋柴胡9g，桂枝3g，炒黄芩12g，当归12g，丹参15g，炒白芍15g，茯神15g，郁金10g，虎杖12g，焦山楂18g，女贞子10g，墨旱莲10g，炙甘草9g，小蓟10g[包煎]，8剂。

2月15日五十三诊：ALT 83IU/L↑，AST 52IU/L↑，GLO 33.2g/L↑。诉畏寒，腰酸，尿淡黄。舌淡紫，舌面中后可见纵向两条深色紫斑，脉虚沉弦。予疏肝活血温肾。处方：当归15g，丹参12g，红花3g，郁金12g，虎杖15g，焦山楂18g，柴胡9g，五味子9g，小蓟12g[包煎]，制附片7g[先煎1小时]，20剂。

2月28日五十四诊：因感烦热，胁胀痛、尿黄依旧而提前复诊。舌紫干敛，脉虚弦略数。酙酌在上方未服完之10剂中，各予赤白芍15g、板蓝根20g、丝瓜络10g、白蚤休20g，加入余药中同煎服，10剂。

3月9日五十五诊：服完上方，烦热退，胁胀略减，但口干、肝区隐痛。舌紫暗，脉虚弦。予活血化瘀，养阴散结。处方：当归12g，川芎6g，红花6g，郁金10g，制香附9g，怀牛膝12g，丝瓜络9g，桔梗5g，女贞子10g，墨旱莲10g，泽兰9g，天花粉12g，赤白芍各9g，虎杖12g，广木香5g，生牡蛎18g[先煎]，10剂。

3月18日五十六诊：ALT 75IU/L↑，AST 44IU/L↑，较前次下降。诸症悉减。舌紫，脉虚弦。上方去天花粉、怀牛膝，加陈皮5g，10剂。五十七诊胁胀痛、口干均减，继服10剂。

4月5日五十八诊：近况可，口润，身形稍浮肿，右胁略胀。舌淡紫，脉虚弦。上方去桔梗，加茯苓25g、车前子12g以利水消肿，余药剂量微调，10剂。

4月15日五十九诊：ALT 60IU/L↑，AST 41IU/L↑，较前再下降。浮肿减，精神佳，口略感干，尿转清。舌脉如前。上方去木香，加天花粉12g以养阴，10剂。六十诊、六十二诊，面部紫暗蝶斑转淡，胸胁胀痛、尿黄渐减。用前方微调，养阴祛湿并行，利胆退黄同步。病情渐入顺境。

5月25日六十三诊：喜告天冬氨酸转氨酶已降至正常（AST 39IU/L），ALT 66IU/L↑。并称便通热泄，尿黄亦减，刻下腹胀，月经已两月不至。舌淡紫，脉虚弦。回顾五十五诊以来处方，弃柴胡、桂附之属后，肝功能渐次好转，循养阴利湿、解郁活血思路组方奏效。上方增损。处方：当归10g，川芎5g，红花5g，郁金10g，桃仁10g，女贞子10g，墨旱莲10g，丝瓜络10g，枳壳15g，赤白芍各10g，虎杖20g，生牡蛎20g[先煎]，10剂。

6月3日六十四诊至8月20日七十诊，先后因多汗、经来色黑量少、面现蝶斑、胁胀尿黄而予养阴敛汗、活血调经、养血通络、利湿化浊等方药对证调治。患者诸症减，信心增，精神旺。

在第二阶段内，笔者觉察温阳益气之辛温方药于本病不宜。一度曾去辛温之附桂、苦平之柴胡等耗散气阴之品，肝功能好转。继之据症情辨证，复用附桂、柴胡之属，虽加养阴清热诸味，肝功能再度异常，如此反复，呈现拉锯态势。

以下七十一诊至七十三诊为本案第三阶段。虽仅三周，其转折甚为关键。因处方复用柴胡，转氨酶再度上升。

8月31日七十一诊：天气炎热，尿浓黄，胁胀痛，便秘。舌紫，舌面中后紫条斑明显，脉弦。予疏肝活血，利湿通腑。处方：丹参10g，当归10g，柴胡5g，郁金10g，红花5g，赤白芍各10g，女贞子10g，墨旱莲10g，茯苓20g，虎杖15g，炒山楂10g，车前子10g，茵陈10g，丝瓜络10g，生大黄15g煎煮时先后分两次后下，10剂。

9月10日七十二诊：上方服后大便先泄后溏，腹胀稍减，近日又感腹胀胁痛，尿黄如茶。舌紫，脉虚弦。予疏肝活血，兼利湿通络。柴胡10g，郁金10g，丹参15g，炒山楂15g，虎杖15g，枳壳15g，制何首乌15g，薏苡仁15g，赤白芍各10g，茵陈15g，红花5g，制大黄10g煎煮时先后分两次后下，10剂。

9月21日七十三诊：上诊方药服后，诸症加重，肝区胀痛明显，尿黄如茶，纳差。舌紫干敛，舌面紫条斑加深，脉细弦。9月20日查ALT 139IU/L↑、AST 81IU/L↑，均较8月20日大幅抬升。检索前数方，宜速改弦更张。用下方以候消息：蝉蜕6g，僵蚕10g，姜黄6g，炒神曲10g，女贞子15g，墨旱莲15g，炙鳖甲20g先煎，生牡蛎40g先煎，3剂。

本阶段虽历时甚短但至关重要。笔者认识到，举凡免疫病患者，多属营卫不和，气血逆乱，自相戕伐，营精愈虚，卫外不固。以致外感六淫，内扰七情，尽皆增病，呈现本未宁而标病添之繁杂证候。观其病程，除体虚、胁胀、尿黄等主症外，还频发感冒、易中暑、常腹胀腰痛、寐差多梦、月经不调等。虽已不用附桂之属，而性味苦平，和解表里、疏肝升阳之柴胡，仅用5～10g，先后配方各10剂，转氨酶就大幅升高。遂勤求古训，从前人经验智慧中获得启发，确认对此类患者而言，叶天士“柴胡劫肝阴”之说不谬。

以下诊次为本案第四阶段。笔者清晰认识到决不可蹈袭治疗“阳黄”“阴黄”之熟路，必须另辟蹊径。

9月25日七十四诊：上方服3剂后，无明显变化，舌脉证候如前。遂思及先贤叶天士曾有“柴胡劫肝阴”之说，凛然自省，柴胡不可用也。当以养阴柔肝活血为第一要务。处方：女贞子15g，墨旱莲15g，当归10g，赤白芍各15g，炒黄芩 15g，片姜黄 6g，生谷麦芽各 15g，炒神曲 10g，炒山楂 10g，净蝉蜕 6g，生大黄 10g[煎煮时分初煎、二煎两次后下]，炙鳖甲 20g[先煎]，生牡蛎 40g[先煎]，7 剂。

10 月 12 日七十五诊：胁下胀痛减轻，尿黄稍淡。舌淡紫干敛，脉弦细。宜重养阴柔肝，兼疏肝散结。处方：女贞子 15g，墨旱莲 15g，生地黄 20g，玉竹 15g，丹参 20g，泽泻 15g，泽兰 10g，郁金 15g，炒山楂 15g，生谷麦芽各 10g，刘寄奴 15g，怀牛膝 20g，炒延胡索 10g，生牡蛎 20g[先煎]，炙鳖甲 15g[先煎]，7 剂。

10 月 20 日七十六诊：今日查 ALT 131IU/L↑，AST 49IU/L↑。诉胁下仍胀，尿淡黄。面显蝴蝶斑，月经 3 个月未至。舌淡紫，脉弦细。女贞子 15g，墨旱莲 15g，生地黄 20g，丹参 12g，泽泻 12g，泽兰 12g，丹皮 12g，赤芍 12g，茜草根 12g，枳壳 10g，炒山楂 15g，刘寄奴 15g，露蜂房 5g，白花蛇舌草 30g，生牡蛎 20g[先煎]，炙鳖甲 20g[先煎]，10 剂。

11 月 3 日七十七诊：近咳嗽，蝴蝶斑稍减，胁胀尿黄。舌淡紫，中后薄黄苔，脉弦细。女贞子 15g，墨旱莲 15g，当归 10g，赤白芍各 10g，炒黄芩 15g，焦山楂 10g，虎杖 10g，枳壳 10g，刘寄奴 10g，红花 5g，生大黄 5g[后下]，生牡蛎 30g[先煎]，10 剂。

11 月 18 日七十八诊：面略浮，下肢浮肿，胁胀尿黄。舌淡紫，脉沉弦细。女贞子 15g，墨旱莲 15g，当归 10g，赤白芍各 12g，炒黄芩 15g，泽泻 12g，茯苓 15g，猪苓 12g，虎杖 10g，枳壳 10g，刘寄奴 10g，肉苁蓉 10g，生牡蛎 30g[先煎]，10 剂。

12 月 3 日七十九诊：胁痛腰痛，身重微浮肿。舌脉如前。予养阴利水，活血软坚。女贞子 15g，墨旱莲 15g，当归 10g，赤白芍各 10g，红花 5g，川芎 6g，杜仲 15g，泽泻 12g，茯苓 15g，猪苓 12g，炒黄芩 12g，虎杖 10g，枳壳 10g，刘寄奴 10g，肉苁蓉 10g，生牡蛎 30g[先煎]，10 剂。

12 月 18 日八十诊：上方服后诸症减，皮肤起细小痒疹。舌脉如前。病情渐稳定，宜守方。上方去猪苓、枳壳，加土茯苓 15g、延胡索 10g，20 剂。另嘱取三七粉 100g，每日冲服 5g。

2004 年 1 月 5 日八十一诊：舌淡紫胀，脉沉细。胁胀，尿黄，腰酸。予养阴活血，清热利湿，兼益肾气。女贞子 15g，墨旱莲 15g，当归 15g，赤白芍各 10g，茯苓 15g，泽泻 10g，刘寄奴 10g，肉苁蓉 10g，虎杖 10g，炒黄芩 10g，杜仲 15g，桑寄生 10g，红花 5g，川芎 6g，三七粉 6g（早晚各冲服 3g），10 剂。

1 月 18 日八十二诊：近况佳，胁稍胀，尿淡黄。舌脉如前。上方去虎杖，以菟丝子 15g 易桑寄生，10 剂。本诊前于 1 月 12 日起，要求患者把泼尼松减为 2.5mg/d。

1月31日八十三诊：今日查ALT 57IU/L↑，AST 34IU/L，已接近正常。精神气力均转佳。舌淡紫，脉沉细。上方微调：女贞子15g，墨旱莲15g，当归15g，炒白术10g，茯苓15g，泽泻10g，刘寄奴10g，肉苁蓉10g，炒黄芩10g，杜仲15g，菟丝子15g，红花7g，川芎5g，三七粉6g（早晚各冲服3g），10剂。

2月15日八十四诊：近况佳，胁胀减，有时腰酸。舌淡紫干敛，脉如前。重用养阴活血兼滋肾。女贞子20g，墨旱莲30g，当归15g，川芎10g，刘寄奴15g，红花8g，赤白芍各15g，杜仲15g，菟丝子20g，肉苁蓉15g，怀牛膝30g，10剂。

3月1日八十五诊：仍感腰酸，尿黄。有时耳鸣，面斑紫暗。舌淡紫，脉沉细涩。予上诊方，加制附片10g先煎、灵磁石20g先煎以温阳益肾，10剂。

3月14日八十六诊：3月6日查ALT 80IU/L↑，AST 44IU/L↑，较1月31日升高。尿黄，胁下胀痛。舌紫胀，脉沉涩。予养血柔肝，利湿解毒。女贞子15g，墨旱莲15g，当归20g，赤白芍各20g，鸡血藤15g，丹参15g，桑寄生15g，菟丝子15g，杜仲20g，茯苓25g，延胡索20g，红花10g，白花蛇舌草20g，茵陈20g，10剂。

4月3日八十七诊：尿黄，面有暗斑，下肢浮肿，胁胀痛。舌紫胀，脉沉略数。用上方，重用活血养阴、利胆祛湿之品，上诊方增鸡血藤、丹参、桑寄生、女贞子、墨旱莲至各20g，茯苓增至30g，10剂。

4月12日八十八诊：4月10日查ALT 115IU/L↑，AST 53IU/L↑，较3月6日再升高。下肢浮肿渐消，腿酸膝痛，尿黄色深，胁胀痛。舌淡紫，脉沉。上方去茵陈，加减处方：女贞子20g，墨旱莲20g，当归20g，丹参15g，赤白芍各15g，桑寄生20g，菟丝子20g，茯苓25g，淫羊藿20g，虎杖15g，延胡索15g，白花蛇舌草20g，10剂。

4月25日八十九诊：近感乏力，胁胀痛，腰酸，视力差。舌淡紫，脉沉。益气养阴，补肾明目。处方：女贞子20g，墨旱莲20g，生黄芪20g，当归20g，丹参15g，桑寄生20g，菟丝子20g，延胡索15g，杜仲15g，茯苓30g，虎杖15g，白花蛇舌草15g，赤芍15g，决明子15g，杭菊花10g后下，10剂。

5月9日九十诊：药后胁胀痛加重，口干，唇起红疹，口腔小溃疡，尿深黄。舌淡紫，脉沉细略数。予养阴泄热，并加软坚散结之品。女贞子15g，墨旱莲15g，丹参15g，桑寄生20g，菟丝子20g，生地黄15g，玄参15g，野菊花12g，麦冬12g，小蓟15g，赤白芍各12g，莪术10g，川牛膝15g，白花蛇舌草10g，红花6g，珍珠母30g先煎，5剂。

八十六诊重用茯苓25g，八十七诊更增茯苓至30g，旨在消湿浊、退浮肿。

然湿与浊毒浑然一体，重用茯苓虽利其水而浊毒浓缩留存，故下肢浮肿虽消却胁胀口干、唇疹口溃，变症丛生；八十九诊“乏力、脉沉”却重用生芪，此“内气虚乏，用黄芪升提于表，外气日渐有余，而内气愈使不足，久之血无所摄，营气亦觉消散，虚损之所以由补而成也”(《得配本草》)，故转氨酶也再度上扬。

5月16日九十一诊：诸症未减，舌脉如前。5月10日查ALT 219IU/L↑，AST 106IU/L↑，较4月10日成倍升高。亟以养阴柔肝为主。女贞子15g，墨旱莲15g，桑寄生15g，菟丝子15g，生地黄15g，玄参15g，野菊花12g，小蓟15g，赤白芍各20g，丹参15g，泽兰12g，炒川楝子10g，珍珠母20g先煎，10剂，每周服5剂。

6月5日九十二诊：唇疹退，口腔溃疡渐愈。舌淡紫，脉沉细。续上方意。上方加麦冬15g，车前子12g，10剂，每周服5剂。

6月20日九十三诊：口腔溃疡愈。6月12日查ALT 78IU/L↑，AST 41IU/L↑，较上月明显下降。胁下胀痛、尿黄。舌淡紫，脉沉细。续予养阴活血散结。上诊方去川楝子、珍珠母，加红花6g、枳壳10g、生牡蛎25g先煎，10剂，每周服5剂。

7月4日九十四诊：胁胀减，尿亦变淡。舌脉如前。上方加减：女贞子15g，墨旱莲15g，桑寄生15g，菟丝子18g，玄参12g，麦冬15g，丹参12g，红花6g，泽兰12g，赤白芍各15g，小蓟12g，枳壳10g，薏苡仁15g，车前子12g，生牡蛎30g先煎，10剂，每周服5剂。**九十四诊、九十五诊方佳。**

7月18日九十五诊：近况可，胁舒，尿色转淡黄，但腰感酸。舌淡紫而润，脉沉细。上方加补肾清热利湿之品，加杜仲15g，茯苓20g，泽泻12g，野菊花9g，10剂，每周服5剂。

8月1日九十六诊：7月31日查ALT 65IU/L↑，AST 42IU/L↑，较上月12日结果大致持平。口干唇燥。舌淡紫，脉沉细。予养阴活血、清热利湿。女贞子15g，墨旱莲15g，麦冬20g，桑寄生15g，菟丝子20g，丹参10g，赤白芍各12g，泽兰12g，小蓟12g，枳壳9g，薏苡仁15g，泽泻12g，红花6g，白花蛇舌草10g，车前子15g，生牡蛎30g先煎，10剂，每周服5剂。

8月15日九十七诊：近况可，心情亦舒。舌紫，脉沉细。予养阴清热，活血散结。女贞子20g，墨旱莲20g，丹参15g，虎杖12g，红藤10g，炒延胡索10g，茯苓15g，小蓟15g，赤白芍各12g，菟丝子12g，车前子10g，生甘草10g，茵陈12g后下，生牡蛎30g，10剂，每周服5剂。

8月29日九十八诊：8月28日查ALT 52IU/L↑，AST 38IU/L，ALT较前略降，AST已正常。膝酸软，尿淡，下肢略浮肿。舌淡紫，脉沉弦细。女贞子

20g，墨旱莲20g，桑寄生12g，菟丝子12g，淫羊藿12g，车前子12g，丹参12g，赤白芍各10g，薏苡仁15g，生甘草12g，茵陈10g后下，炒延胡索10g，生牡蛎30g先煎，10剂，每周服5剂。患者心存疑虑，不敢停服激素，8月16日起仍自行服1/4片泼尼松。笔者得知后告知其日服1.25mg泼尼松无意义，嘱速戒断。患者8月26日遵从医嘱彻底停服激素。

9月11日九十九诊：目糊，口干，尿色近正常。舌淡紫干敛，脉沉细。女贞子20g，墨旱莲20g，桑寄生12g，南沙参10g，麦冬15g，丹参12g，菟丝子10g，淫羊藿10g，车前子10g，赤白芍各10g，生甘草10g，滁菊花6g后下，生牡蛎30g先煎，10剂，每周服5剂。

9月26日一百诊：口干，舌脉如前。用上方去滁菊花，10剂，每周服5剂。

10月7日一〇一诊：9月30日查ALT 71IU/L↑，AST 52IU/L↑，TG 2.26mmol/L↑，较前转氨酶上升，且甘油三酯升高。胁下仍胀，腰酸，下肢略浮肿，尿深黄。舌淡紫，脉沉细。予养阴活血利湿。女贞子15g，墨旱莲15g，当归15g，炒白芍15g，丹参10g，桑寄生10g，杜仲10g，菟丝子10g，淫羊藿10g，红花6g，车前子10g，生甘草10g，小蓟10g，生牡蛎30g先煎，10剂，每周服5剂。（此诊方佳）

10月22日一〇二诊：感全身胀痛不适。舌脉如前。用上方加川楝、枳壳疏肝理气，泽兰、灵仙活血通络，加生地黄以助养阴通痹，10剂，每周服5剂。

11月6日一〇三诊至11月22日一〇四诊：10月30日查ALT 45IU/L↑，AST 32IU/L，数值已接近正常。患者喜，心宽，胁膈亦感舒畅。尿仍黄。微调上方，各10剂，仍每周服5剂。

12月13日一〇五诊：近来面紫，隐有斑，四肢冷。舌淡紫，脉沉细。筹思再三，加桂枝以和营通阳。桂枝6g，当归12g，炒白芍15g，红花7g，女贞子12g，墨旱莲12g，菟丝子15g，淫羊藿15g，泽兰10g，枳壳10g，茯苓15g，威灵仙10g，炒川楝子10g，车前子10g，生牡蛎30g先煎，10剂，每周服5剂。

2005年1月9日一〇六诊：上方服后不适，胁胀尿淡黄。舌淡紫，脉沉细。上方去辛温之桂枝，仍予养阴柔肝，活血通络，10剂，每周服5剂。

1月19日一〇七诊：1月15日查ALT 68IU/L↑，AST 43IU/L↑，较前再度出现异常。舌淡紫，脉沉细。

回顾4年来，本例患者每用柴胡、附子、桂枝等肝功能即现异常，甚至观察到用性味“苦平”之茵陈亦会出现肝功能波动。辛温之桂枝不宜用，此前所用导致肝功能异常之柴胡、附子更不可用。宜育阴柔肝，活血通络。

女贞子 15g，墨旱莲 15g，杜仲 12g，菟丝子 10g，淫羊藿 10g，炒白芍 15g，泽兰 10g，枳壳 10g，当归 10g，威灵仙 10g，桃仁 10g，红花 6g，车前子 10g，炒川楝子 10g，生牡蛎 30g先煎，10 剂，每周服 5 剂。本方佳，守之向愈。2 月 16 日：ALT 39IU/L，AST 30IU/L。转氨酶首次降至正常，可喜。3 月 29 日：ALT 49IU/L↑，AST 38IU/L。

4 月 17 日一〇八诊：患者遵医嘱已守 1 月 19 日方药达 3 个月。刻下口干，尿清，四肢酸痛。月经已至，量甚少而色黑。舌淡紫干敛，脉虚沉。予养阴柔肝，活血通络。女贞子 15g，墨旱莲 15g，赤白芍各 15g，麦冬 15g，桑寄生 15g，菟丝子 12g，淫羊藿 15g，泽兰 12g，炒山楂 20g，红花 10g，威灵仙 20g，炒川楝子 12g，益母草 12g，生牡蛎 30g先煎。20 剂，每周服 5 剂。

4 月 22 日复查自身抗体，包括抗核抗体和 ENA 多肽谱抗体（12 项）全部阴性。4 月 30 日：ALT 29IU/L，AST 25IU/L；5 月 30 日：ALT 28IU/L，AST 24IU/L。

6 月 5 日一〇九诊：又续守上方月余，现尿清，胁不胀，通体爕和。舌淡紫，脉沉。宗前诊方意微调。女贞子 12g，墨旱莲 12g，赤白芍各 12g，桑寄生 12g，菟丝子 12g，淫羊藿 12g，丹参 12g，泽兰 12g，红花 8g，炒山楂 12g，威灵仙 15g，生牡蛎 30g先煎，10 剂，每周服 5 剂。并嘱患者用本方取药续服 20 剂，每周服 5 剂。6 月 30 日：ALT 32IU/L，AST 21IU/L。

8 月 4 日一一〇诊：8 月 2 日查 ALT 42IU/L↑，AST 27IU/L，余（-）。近况颇稳定，胁舒，唯感腰膝酸软。舌淡紫，脉沉。加之品，前诊方加南沙参 15g、熟地 12g、生甘草 10g 微益气阴，15 剂，每周服 5 剂。9 月 3 日：ALT 34IU/L，AST 25IU/L。

10 月 2 日一一一诊：昨日查 ALT 83IU/L↑，AST 52IU/L↑。舌淡紫，脉沉细。予养阴活血，利湿解毒，通络散结。女贞子 12g，墨旱莲 12g，丹参 12g，炒山楂 20g，泽兰 12g，红花 10g，野菊花 20g，土茯苓 30g，威灵仙 15g，生薏苡仁 25g，菟丝子 15g，淫羊藿 15g，炒延胡索 10g，生甘草 10g，生牡蛎 30g先煎，15 剂，每周服 5 剂。11 月 5 日：ALT 34IU/L，AST 22IU/L。

11 月 20 日一一二诊：近况稳定。舌淡紫，舌面中后紫斑减淡，脉沉细。上方去苦寒之野菊花，加粉葛根 12g 以鼓舞胃气。20 剂，每周服 5 剂。

本案第四阶段历时 2 年余。笔者弃用柴胡并逐渐取消附、桂、香附等辛温香燥耗散肝阴之品，用滋阴利湿、养血柔肝、清热解毒、活血通络等治则，酌情益气阴，终于控制顽疾，“肝臭”消失，面部蝴蝶斑亦不再出现。从此之后渐入顺境，为拟“轻柔疏肝汤”以善后。其间，2005 年 1 月 19 日方是本案转向坦途之关键方剂，是方以二至丸滋肝肾、益阴精；白芍、当归柔肝体、养肝血，杜仲、淫羊藿、菟丝补益肝肾；桃仁、红花祛瘀活血，泽兰、车前活血利水，牡蛎入肝肾敛阴软坚，川楝、枳壳疏肝理气；威灵仙走而不守，通经络、散癖积，宣通五脏(《开宝本草》)。守此方渐愈。此后治疗本病及其他免疫病凡须疏肝者，皆少用、弃用川楝子，代之以白蒺藜。

2006年1月5日——三诊：2005年12月24日查ALT 28IU/L，AST 21IU/L。诉近况可，唯感乏力。舌淡紫，脉虚沉。予益气养阴。女贞子15g，墨旱莲15g，炙黄芪15g，当归15g，枸杞子12g，麦冬20g，南沙参12g，炒延胡索12g，熟地12g，太子参12g，丹参12g，炙甘草10g，10剂，每周服5剂。

1月15日起黄芪减至10g，续服15剂，每周服5剂。其后嘱去黄芪，自行续服至7月中旬，守方半年。

7月22日——二诊：目前稳定，各项化验指标正常。近来睡眠差，多梦，中脘痛，泛酸。舌形略胖，色淡紫无瘀斑，脉沉濡弱。拟健脾养心宁神。全当归12g，炒白术12g，太子参10g，茯苓30g，炙甘草12g，酸枣仁12g，炙远志10g，木香10g，女贞子15g，墨旱莲15g，生麦芽12g，大狼把草12g，青蒿10g，瓦楞子30g先煎，10剂，每周服5剂。

其后，病情稳定。为拟“清柔疏肝汤”，每月服10～15剂。随访观察至今已逾17年，身体状态良好。

附：清柔疏肝汤(自拟方)

组成：丹参15g，玉竹12g，白蒺藜12g，赤白芍各10g，蒲公英20g，白花蛇舌草20g，女贞子12g，墨旱莲12g，全当归10g，佛手12g，石见穿12g，忍冬藤10g，丝瓜络10g，炙鳖甲15～20g先煎。

功用：用于免疫性肝炎恢复期。

方解：是方以丹参、当归、二芍、玉竹养肝血、柔肝体，二至、蒺藜、佛手滋肝阴、疏肝气，蛇舌草、蒲公英、石见穿清热解毒，忍冬藤、丝瓜络清润通络，炙鳖甲软坚散结。诸药共奏疏肝解郁、养阴柔肝之功。

其中，玉竹，历代本草言其性味甘平，归经多入肺胃，功用养阴润燥，除烦止渴。《本草拾遗》谓其主聪明，调血气，令人强壮；《日华子本草》称其可补五劳七伤；《神农本草经疏》云斯药能补益五脏，滋养气血；唯李杲明言其润肝，除热。故以玉竹润肝滋阴，谐白蒺藜疏肝解郁同为君；二至、丹参、当归、二芍、鳖甲滋阴柔肝散结共为臣；蛇舌草、蒲公英、石见穿清热解毒凉肝，佛手舒肝和胃协为佐；忍冬藤、丝瓜络清热通络派为使。玉竹、白蒺藜用量均不宜少于12g。丝瓜络在夏秋季节有鲜品时，养老丝瓜，去皮、子，剪碎入煎为佳。

案2｜营精逆乱自损肝阴

朱某，女，38岁。合肥市肥东县某村村民。2006年10月19日初诊。

患者憔悴黧黑，急躁忧心，自诉“看病六七年花费十万多元，病越来越重”。给予劝慰后，其历数15年来所罹疾患，几度垂泣，并出示历年病历，诊断包括“胆汁反流性胃炎伴黏膜出血，幽门螺杆菌(+)”“慢性胆囊炎”“乳腺小叶增生症”“慢性结肠炎”“慢性鼻炎”“月经不调”“干燥综合征”“免疫性肝炎”等。常感胸胁不舒，乳房作痛；易感冒，常犯鼻炎。

患诉今晨起即腹痛腹泻，至下午来院就诊时已排两次。回忆自20多岁起，常腹痛，日行大便2～3次。刻下口干，头胀痛，胸骨痛，乳房亦胀痛。末次月经10月14日，经色暗红而稠，有血块及白色皮肉样物排出。舌青紫红瘦，略有白滑苔，脉弦细略数，尺弱。此气血痹阻，痰浊阻络，肝气横逆，脾失健运。宜祛瘀通络，疏肝健脾。予四逆散、血府逐瘀汤合二至化裁：生地黄15g，全当归15g，赤白芍各20g，焦白术12g，柴胡8g，桔梗8g，川芎10g，生甘草8g，怀牛膝15g，女贞子20g，墨旱莲20g，石见穿15g，枳壳12g，桃仁10g，红花6g，5剂。

10月25日二诊：月经已净。胸膺及上脘均不感痛，乳胀痛减，阴部亦已不痒。大便次数多，夹黏液与点状血迹。舌脉同前。拟清热解毒，祛瘀通络，疏肝和胃。处方：蒲公英20g，仙鹤草20g，女贞子15g，墨旱莲15g，柴胡8g，赤白芍各12g，木香8g，茯苓20g，当归15g，桔梗8g，川芎10g，怀牛膝12g，枳壳12g，延胡索15g，7剂。

10月31日三诊：服药后10月28日、30日连续腹痛、腹泻。舌脉同前。该患者身上散发气味与另一同病患者慕某（案1患者）完全相同。用痛泻要方加减：白术20g，炒白芍40g，陈皮12g，防风12g，仙鹤草20g，千里光30g，女贞子15g，墨旱莲10g，5剂。

11月6日四诊：患者候诊时频频饮水，诉腹痛无定处，或心窝、或下腹、或腰部，拉扯作痛。舌淡红有津无苔，脉虚细，已无弦象。处方：柴胡6g，炒地榆15g，蒲公英30g，焦白术12g，炒白芍45g，防风8g，杜仲12g，炒黄连10g，木香10g，虎杖15g，延胡索12g，茯苓20g，煅牡蛎30g[先煎]，5剂。

11月11日五诊：前天起大便已无黏液和血点，口苦，小便黄。乳房痛缓解，外阴痒。舌淡多津少苔，脉细弦涩。处方：茵陈12g，柴胡3g，炒山栀10g，枳实 10g,女贞子 12g,葛根 12g,赤白芍各 15g,墨旱莲 12g,仙鹤草 10g,延胡索 12g,焦三仙各 6g,煅龙牡各 25g先煎,7 剂。11 月 13 日,患者电话诉称:“肝区拉拽痛,不能进食,大便溏不成形。昨天来月经,色暗有血块成团,烦躁。”

11 月 18 日六诊:口干,全身躁烦而干,喝麻油汤也感干。月经第 7 天,称经夹许多黑色血团。舌紫暗,略有黏腻白苔,脉弦细而虚。

遂惕然思之,此即案 1 慕某所遇“柴胡劫肝阴”之征也,亟宜改弦更张,摒弃柴胡。遂以白蒺藜取代柴胡疏肝。处方:白蒺藜 15g,生地黄 12g,当归 10g,麦冬 30g,枸杞 12g,南沙参 15g,女贞子 12g,墨旱莲 10g,5 剂。

11 月 25 日七诊:口干好些,昨起已不口苦,今晨仍感胸口拉拽难受。腹痛减,大便溏,有少许血丝。舌红活有津,无苔,脉弦细。以一贯煎、二至丸、痛泻要方化裁:白蒺藜 15g,月季花 10g,石见穿 10g,女贞子 15g,墨旱莲 15g,当归 10g,麦冬 20g,炒白术 10g,陈皮 10g,防风 6g,瓦松 10g,北沙参 12g,延胡索 12g,10 剂。

12 月 8 日八诊至 2007 年 6 月 27 日二十诊,先后因胸胁胀痛、大便黏溏、口干口苦、头起红疹烦躁、经期头颠痛而作躁、全身出疹瘙痒、头痛伴胆区痛、乳房胀生核且感拉拽痛、上下腹痛等来诊。责之于肝失条达,疏泄无权,肝气横逆,水不涵木,木克脾土,分别治予疏肝解郁、调畅气机、平肝滋肾、健脾和胃,并随证予养阴清热、两益肝肾、补肾止泻、清热凉肝等法。其中,第十六诊曾发生“黄连”过敏,及时从方剂中剔除;第十七诊,笔者将自行采撷之“狼把草”⑬与之,微苦性平,可补气清热。

6 月 30 日二十一诊:近况稳定。舌红瘦见瘀点,薄黏滑苔,脉濡数。宜疏肝清热,养阴逐瘀。今用前诊方与张笑平先生“降酶汤”合参:白蒺藜 20g,女贞子 15g,蒲公英 30g,垂盆草 30g,赤芍 15g,郁金 15g,炒山栀 15g,延胡索 15g,制香附 12g,枳壳 12g,月季花 6g后下,15 剂。

7 月 19 日二十二诊:近况稳定,复查 ALT 228IU/L↑、AST 190 IU/L↑。舌红瘦有瘀点,薄黏滑苔,脉濡。用上方加马齿苋 30g,30 剂。

8 月 23 日二十三诊:近半月来心口不适,小腹痛,稀便有时带血。月经提前两天,腹不痛。舌淡红有津,脉弦虚数。拟疏肝清热,养阴益气。ALT

⑬ 亦名接力草、一包针,菊科一年生草本植物大狼把草之全草。性味苦、平,功效补气、清热。用于体虚无力,又能清热解毒,治疗痢疾。(上海中医学院方药教研组 . 中药临床手册[M]. 上海:上海人民出版社,1977:369.)

120IU/L↑,AST 141IU/L↑。处方:白蒺藜12g,赤白芍各15g,陈皮10g,防风10g,生白术12g,女贞子20g,墨旱莲15g,炒黄芩15g,延胡索12g,太子参20g,白花蛇舌草15g,麦冬30g,生甘草10g,五味子10g,制香附12g,30剂。

9月28日二十四诊:诉9月10日前大便成形,此后大便溏泄。今日查ALT 94IU/L↑,AST 77IU/L↑。舌青,黏滑水苔,脉细涩数。此肝郁脾虚,拟疏肝健脾,减甘寒之品。上方白蒺藜增至15g,用生炒白术各10g,加山药30g、丹参15g,减麦冬至20g,25剂,每周服6剂。

11月1日二十五诊:10月25日例假来,自觉往下拽坠,经血夹小碎皮肉。头起少量红点作躁,火烧火燎。饮食可,腹痛减轻,大便多日一行。风吹流清涕。今日查ALT 100IU/L↑,AST 81IU/L↑。舌水滑,暗红瘀点,脉细。上方加路路通10g、垂盆草15g以通络降酶,25剂,每周服6剂。

12月12日二十六诊:头顶时起红点,作躁。大便成形,鼻腔多黏涕。舌暗红黏滑苔,有陈旧出血点,脉左弦细,右寸关浮尺弱。仍予上方加减,以疏肝养阴润燥。处方:白蒺藜20g,赤白芍各15g,太子参20g,青陈皮各10g,炒白术20g,女贞子25g,墨旱莲15g,蒲公英20g,炒黄芩15g,白花蛇舌草15g,山药30g,马齿苋30g,垂盆草20g,路路通12g,延胡索15g,25剂,每周服6剂。

2008年1月16日二十七诊:昨日月经至,较上月提前4天。头痛、头顶可见多个红色丘疹,乳房胀痛。腹痛明显好转,已无肠黏膜脱落。外阴干痒不适。舌淡红,边尖可见腥红点,黏滑薄白苔,脉沉涩。治予疏肝通络,养阴清热,祛浊散结。处方:白蒺藜20g,赤白芍各15g,南沙参12g,女贞子15g,墨旱莲15g,丝瓜络10g,石见穿15g,麦冬15g,炒黄芩15g,茜草10g,生地黄20g,白花蛇舌草20g,夏枯草15g,路路通10g,蒲公英20g,浙贝母10g,制香附12g,生牡蛎20g先煎,20剂,每周服5剂。

2月16日二十八诊:春节前大便正常,但至正月初五后又便溏。月经仍夹有条块状皮膜,近几天左下腹痛。舌青紫,苔淡黄黏滑,脉右细弱,左细弦。上方加减,去生地黄、丝瓜络、麦冬,加大腹皮10g、延胡索15g、续断12g,20剂,每周服5剂。

3月13日二十九诊:今为月经第四天,身燥热,头起红疹,阴痒。双乳房、腹痛,口唇干。舌青紫,苔水滑,脉细。予疏肝解郁,养阴清热。处方:白蒺藜20g,赤白芍各15g,当归12g,女贞子15g,墨旱莲15g,石见穿15g,忍冬藤20g,炒黄芩15g,白花蛇舌草20g,路路通10g,蒲公英20g,浙贝母10g,延胡索15g,生牡蛎20g先煎,20剂,每周服5剂。

4月19日三十诊：今月经干净第9天，经来第一天仍下小皮膜。舌淡紫，苔水滑，脉虚涩。予利湿通络，清热养阴。处方：薏苡仁30g，白蒺藜20g，赤白芍各15g，熟地12g，巴戟天15g，女贞子15g，虎杖15g，白英15g，石见穿15g，丝瓜络10g，生谷麦芽各10g，白花蛇舌草20g，淫羊藿20g，蒲公英20g，浙贝母10g，佛手12g，生牡蛎20g先煎，20剂，每周服5剂。

5月23日三十一诊：近况平稳。舌淡紫，苔水滑，脉细弦。予通络散结，养阴清热。处方：忍冬藤20g，鸡矢藤20g，红藤15g，女贞子20g，墨旱莲12g，赤白芍各15g，薏苡仁20g，夏枯草20g，石见穿15g，白蒺藜20g，浙贝母12g，延胡索12g，蒲公英20g，熟地15g，丝瓜络10g，20剂，每周服5剂。

7月2日三十二诊：本次月经提前4天，量多。舌紫暗，边尖出血点，苔水滑，脉弦略涩。上方去熟地、丝瓜络，20剂，每周服5剂。

8月6日三十三诊：近来烦躁，腹泻。本月月经夹片状血块。舌暗红水滑，脉虚滑数。养阴柔肝、清热解毒、利湿止泻同施。处方：生地黄15g，白蒺藜20g，女贞子15g，石见穿15g，赤白芍各15g，鸡矢藤20g，忍冬藤15g，红藤15g，薏苡仁25g，浙贝母10g，延胡索12g，夏枯草20g，泽兰12g，白豆蔻10g，20剂，每周服5剂。

9月10日三十四诊：最近大便次数多，夹小血块，上脘感牵拽痛，胃纳尚可。舌淡紫水滑，脉虚。上方去白豆蔻、忍冬藤，增生地黄至30g，加黄芩15g、地榆炭15g、败酱草30g，25剂。每周连服6天，休息1天，下同。

10月10日三十五诊：背上出红疹，行经时烦躁。舌暗红有津，边尖瘀斑，脉虚细。今查肝功能：已全部正常。仍予上诊方，25剂。

11月13日三十六诊至2009年10月30日四十六诊，此10诊，历时近1年。患者先后出现口咽干燥、上唇疱疹、乳房胀痛或结节、头部红疹、月经不调、丹皮过敏、腹泻夹冻、感冒咳嗽等病证。因其无论何证何病，始终口干烦躁、并常感胸腹牵拉疼痛或不适，故治疗以养阴润燥、疏肝理气、两益肝肾为总则，再针对各证，分别兼以清热散结、凉血通络、养阴利湿、健脾益肾、涵木清金、滋肾固冲。好在自2008年10月10日检验报告示肝功能正常后，仅2009年6月27日时AST 43IU/L略高，余皆正常。

2009年12月18日四十七诊：今查ALT 26IU/L，AST 9IU/L，已连续1年余正常，佳兆。近期食欲好。本次月经12月7日来，称“皮屑少多了”。虽已停药1周多，大便仍正常。予上诊方：白蒺藜30g，白花蛇舌草15g，赤白芍各20g，女贞子15g，墨旱莲10g，泽兰12g，地榆20g，焦山楂15g，鱼腥草20g，炒黄芩 20g,红藤 20g,败酱草 20g,薏苡仁 30g,延胡索 12g,生地黄 40g,丹参 15g,玄参 15g,鸡矢藤 20g,杜仲 20g,三七片 10g,20 剂。

2010 年 3 月 31 日四十八诊:今查肝功能正常。最近几次月经分别于 2 月 4 日、2 月 28 日、3 月 29 日至,例假期间仍作躁,外阴起红疹且疹尖有脓,经血中仍夹有皮膜碎屑。舌淡,黏滑苔,脉虚滑。处方:白蒺藜 20g,地榆 15g,槐米 15g,忍冬藤 20g,路路通 8g,赤白芍各 15g,鱼腥草 30g,石见穿 12g,杜仲 15g,鸡矢藤 30g,延胡索 10g,红藤 12g,生地黄 20g,乌药 12g,枳壳 10g,泽兰 12g,白蚤休 15g,菝葜 20g,炒山楂 12g,鸡内金 10g,20 剂。

5 月 6 日四十九诊:复查肝功能正常。仍有乳房结节,但已不痛。例假前后头顶起红点,外阴瘙痒,腰酸。舌红瘦,苔白黏滑,脉弦细。上方 20 剂。

6 月 18 日五十诊:腰仍酸,躁大减,会阴已不痒,但乳房仍有结节。舌淡红,苔白黏滑,脉细略弦。处方:白蒺藜 20g,路路通 8g,忍冬藤 20g,地榆 15g,槐花 15g,赤白芍各 15g,杜仲 15g,红藤 12g,续断 15g,石见穿 12g,鸡矢藤 30g,生地黄 30g,延胡索 10g,乌药 10g,泽兰 12g,炒山楂 15g,鸡内金 10g,菝葜 20g,山慈菇 10g,20 剂。

自此,总以 2009 年 9 月 10 日三十四诊方为主稍作增删:生地黄 30g,白蒺藜 20g,女贞子 15g,墨旱莲 15g,赤白芍各 15g,黄芩 15g,红藤 15g,地榆炭 15g,石见穿 15g,薏苡仁 30g,浙贝母 10g,夏枯草 20g,泽兰 12g,路路通 10g,每月服 20 剂,每服 2 日休息 1 日,至当年年底计服 110 余剂。

2011 年春节停药观察,其后随访 8 年未复发。

按:本案确诊为自身免疫性肝炎,且病证复杂,受损脏器远较案 1 为多。笔者接手后,复习其病史,探寻其病机,发现患者病证复杂多变,貌似互不关联,然所有证候均不离肝经。《灵枢·经脉》曰:“肝足厥阴之脉,起于大指丛毛之际,上循足跗上廉……交出太阴之后,上腘内廉,循股阴,入毛中,环阴器,抵小腹,挟胃,属肝络胆,上贯膈,布胁肋,循咽喉之后,上入颃颡,连目系,上出额,与督脉会于巅。其支者,从目系,下颊里,环唇内。其支者,复从肝,别贯膈,上注肺。”以此作为参照,笔者回顾其病程,除常诉口干、烦躁外,另先后记载胸胁痛 11 次、乳房胀痛 11 次、上下腹痛 16 次,以上疼痛多自诉为“拉拽痛”;腹泻或便溏而臭,常夹血、黏液与黏膜 17 次;口干伴口苦 12 次(其中含口唇破溃 1 次);经来外阴燥痒并出红疹6次(其中1次疹头有脓);经血夹皮膜、碎屑9次;经期头痛、头皮出红疹作躁13次(其中5次疹泛发全身);腰酸3次;感冒咳嗽1次。(以上症状,可数种在同一诊次中出现)虽症情各别,却与肝经密切相关,故笔者始终围绕肝经辨证论治。在为其治疗半年内彻底停用激素;又吸取案1慕某教训,及早改弦更张,六诊起即停用柴胡,代之以白蒺藜疏肝。因此少走弯路,较快步入坦途,治疗过程较案1明显缩短。随访8年未复发,多种伴生疾病亦随之而痊。

又按:治疗"自身免疫性肝炎"病程长,且过程一波数折。曾数度征求病友们意见,幸得多位患者坚定支持。笔者早岁治疗甲型肝炎甚多,运用经方与民间易简方皆应手取效,其他诸如乙肝、丙肝、戊肝,辨证论治亦能获效。笔者深切体会,治疗免疫性肝炎决不可蹈袭治病毒性肝炎之熟路,否则必然南辕北辙。尤其不可用耗散气阴之柴胡及附、麻、辛、桂等辛温香燥之品,亦不宜用参、芪补益。笔者此后在治疗其他免疫病时,吸取本病教训,同样不用此类药品。王旭高《西溪书屋夜话录》举治肝法凡三十条,无一条运用柴胡。旭高,吴人也,或曾受一代宗师叶桂影响。然叶天士并非忌用柴胡,观《未刻本叶氏医案》,笔者统计该书处方,共1076张,用柴胡14方(组方用柴胡者8,成方小柴胡汤5,逍遥散1),略多于百一。以天士临证之多,识见之广,难免会遭遇今之"免疫性肝炎"相似之肝病,此或许是叶氏慎用、少用柴胡之因由也。

"柴胡劫肝阴"之说,通常认为出自叶天士《三时伏气外感篇》和《幼科要略》。为此,徐灵胎抨击曰:"古人治疟,独重柴胡,此老独不用……历古相传之定法,敢于轻毁,即此一端,其立心不可问矣。"又批注云:"此老终身与柴胡为仇,何也?"针对徐氏言论,王孟英反驳曰:"柴葛之弊二语,见林北海重刊张司农《治暑全书》,叶氏引用,原非杜撰,洄溪妄评,殊欠考也。"考王氏所言《治暑全书》,即明代张鹤腾所著《伤暑全书》,孟英引用书名有误。详见严世芸教授主编、上海中医学院出版社出版的《中国医籍通考》第二卷1633页。

两百多年来,有关柴胡是否劫肝阴的争论从未停歇,然而所议均囿于文献有限而宽泛推理,缺乏实证。即便遍查《伤暑全书》,此亦仅详论治疗六淫致病之一端"暑证"而已。而叶氏一生临证,涉及内外妇幼各科,活人无数，其诊病之广、经验之富、思虑之深，其首肯“柴胡劫肝阴”之论，必有其临床所见为支撑，又岂止治暑一端、治幼一科耳。试想今日纷繁复杂之免疫诸病，古岂没有哉？故笔者所举治疗自身免疫性肝炎、干燥综合征等实际案例，体认到“柴胡劫肝阴”之事实，客观验证了柴胡确有“劫肝阴”之弊。

要言之，治疗免疫性肝炎总以养阴利湿，和血柔肝，清热散结，通络祛浊为主。

笔者体会，此病病机为营卫不和，本虚标实，营精正气搏邪力薄不逮，反被入侵湿毒胶着，侮其不胜，乖张反戾，自损肝阴，弥漫肝体发为“自身免疫性肝炎”。若流窜五脏六腑、头面周身、经络皮肤，则发为“系统性红斑狼疮”。故笔者认为“自身免疫性肝炎”“系统性红斑狼疮”均为机体免疫乖张之症，唯侵害之靶器官不同而已，实异症而同病也。⑭

其治须注重运用朱仁康师“养阴利湿”法。养阴利湿，并行不悖，养阴则肝阴可复，利湿则毒邪势孤。驱除湿毒，则免疫诸病易瘳，此法宜贯穿始终；祛浊则须效仿姜春华师善用“将军”法。浊滞便溏，宜通因通用，解毒泄浊即是护肝之举。

“滋肾养肝”亦为治疗本病重要治则。然肝为刚脏，体阴而用阳。湿邪久踞，化热伤肝，运用滋水涵木法，前人之述备也。湿又为阴邪，势必损伤阳气。附桂之属刚躁不宜，温阳用何确当？笔者由实践体悟，“益肾煦肝”可也。肾为水火之脏，内藏真阴真阳。“滋肾养肝”与“益肾煦肝”和合阴阳，相得益彰。

养阴宜地黄、二至之属；柔肝宜芍药、玉竹之属；利湿宜茯苓、车前之属；养血宜归地、桑椹之属。时时处处须提防辛温香燥耗散肝阴之弊。

自身免疫病类患者，尤其是系统性红斑狼疮、自身免疫性肝炎，益气人参不宜、黄芪慎用，可用黄精、羊乳参（即桔梗科山海螺）、太子参之属，慎防免疫乖张；温阳益肾，附桂禁忌，可用苁蓉、淫羊藿之属，滋肾即是煦肝；活血，桃红慎用，可用丹参、泽兰之属，活血且可利水；疏肝，柴胡禁忌，宜白蒺藜、玫瑰、绿梅之属，疏肝而不伐肝。清热解毒，宜银翘、二英（蒲公英、白英）之属，慎用三黄苦寒。小心调护五脏，慎防过犹不及。坚持

⑭ 陈慰峰．医学免疫学 [M].3 版．北京：人民卫生出版社，1989：209.

用药，顽症庶几可愈。

笔者据此移植于其他与自身免疫相关疾病治疗，触类旁通，如白塞综合征、干燥综合征、类风湿关节炎、口腔溃疡，乃至湿疹等病症之治疗，同样获得满意效果。

笔者特别要强调的是，免疫病之中医治疗，不可投以激素；已用激素者，必须渐次撤减停用，且必须彻底戒断之。此一端十分要紧，切忌名为中医药治疗，实则仍然使用激素，颟顸留邪，难以彻愈。因人体中固有之各种激素为内生精微物质，天然自备且平衡。人体应激状态下，恰当短暂使用合成激素可救急，但不宜滥用、久用。否则，必然破坏人体内生激素平衡，不但其病难瘳，反致变症丛生。

案1患者在接受中医药治疗之初，不敢撤减激素，笔者坚持让其逐渐减量。七诊请西医会诊，笔者经权衡后仍坚持泼尼松用量必须递减。二十五诊嘱其把泼尼松量减至2.5mg/d，但患者二十九诊时又自行将泼尼松增至5mg/d。其后，宁可每日服1.25mg也不敢戒断。第七十八诊至九十七诊一再嘱其停服激素，直至2004年8月26日患者才彻底戒断。从此，慕某如脱胎换骨，原有之满月脸、额与颊蝶斑均渐渐消退。加之中医药诊疗摸索前进，逐渐剔除柴胡等“劫肝阴之品”，治疗渐入顺境。患者自己也说，同期罹患“系统性红斑狼疮”或“自身免疫性肝炎”之病友，数年间大多数离去；仍在行激素治疗者，则多面浮身肿，生活质量差。诚如邓铁涛教授所言，“激素可引邪深入”。笔者体察，用激素救急且适度，即是良药；用激素失衡且有余，即是鸩毒。如果长期滥用激素、依赖激素，导致人体内自生之各种激素平衡遭破坏，各种自身免疫病必难以彻底治愈，而不断摄入外源激素之副作用将贻害无穷。慕某自2001年38岁时罹病，2004年彻底戒断激素，经纯中医药治疗而愈，迄今已满60周岁，健康喜乐，在上老年大学，学吹葫芦丝，近期体检肝功能正常。

十、恶性肿瘤

中医药治疗恶性肿瘤须扶正祛邪兼顾。中药方剂化学构成复杂，笔者认为应属于攻补兼施之“中草药化疗”。其相对于西药化疗的优势：一是中药配方辨证论治，故方药构成多变。不同诊次不同配方的多味饮片，各自有非常复杂的化学构成，经高温煎煮后，可能产生更复杂的化学衍生物，因而癌细胞更难识别，故而不易产生抗药性；二是中药复方给药途径多为口服，通过消化系统自上而下逐步吸收，与西药化疗多直接静脉给药相比较，中药摄入途径更为温和，相对较少发生西药化疗剧烈的机体反应；三是中医治疗癌症过程中，始终注意扶正祛邪，随时顾护脾胃，以保人体后天之本。

笔者对癌症患者中医药治疗的介入标准：①不能手术的患者；②术后不愿化疗或难以坚持化疗的患者；③癌瘤切除不净或已转移的患者；④术后并发症西医疗效欠佳的患者。

固体有形之恶性肿瘤，凡确有手术指征者，宜及早手术。部分早期癌症患者术后，即使不做任何后续中西医治疗，存活期也能达 5 年以上。此类情况下，中医介入并无必要，更不能将西医的医疗成果据为己有。对术后不愿、不宜化疗，或化疗过度、体况难以为继之患者，中医能发挥扶正祛邪、带瘤延年的优势，且患者生存质量较高。

笔者先后用中医药治疗恶性肿瘤患者 20 多例，均有程度不等之疗效。兹选择临床资料较完整者 6 例，以见中医药治疗癌症真确有效之一斑。

案 1 | 右侧乳腺癌术后

闻某，女，56 岁。合肥市郊杏花村农民。2008 年 3 月 28 日初诊。

因患右侧乳腺癌于 2007 年 12 月 7 日在省立医院手术。术后第 3 次化疗结束，自感难以为继，转诊中医。刻下口苦，呕吐剧烈，发落神疲。舌暗红，苔黄滑腻，左脉沉涩，右脉弦滑。

此营血暗伤，痰浊蕴热。予疏肝和胃，清热祛浊。处方：白蒺藜 20g，姜竹茹 15g，法半夏 15g，白豆蔻 12g，佛手 10g，白花蛇舌草 30g，白英 20g，蒲公英

30g,半枝莲 15g,半边莲 15g,炒白术 12g,干姜 3g,茯苓 20g,炙甘草 6g,代赭石 30g先煎,7 剂。

4 月 23 日二诊:称上方服后呕吐减,渐有食欲,咳痰。舌暗红而干,略见疏白苔,脉左沉涩,右弦细。上方去术、姜、苓、蔻、赭石,加消瘤散结之品:山慈菇 15g,石打穿 15g,石见穿 15g,夏枯草 15g,赤芍 20g,浙贝母 12g,20 剂。

5 月 14 日三诊:诉服上方起始曾腹泻 2 天,乏力。舌淡红,中裂纹,苔白,脉沉涩尺伏。此气虚乏力而脾失温煦,用二诊方加黄芪 15g、太子参 20g、巴戟天 12g 以益气温肾,15 剂。

5 月 30 日四诊:诉手术切口处发麻。舌苔灰白而腻,裂纹,脉左沉涩,右细弦尺伏。宜健脾化湿,祛浊散结。处方:白蒺藜 20g,路路通 10g,苍术 12g,厚朴 10g,法半夏 15g,白豆蔻 10g,白花蛇舌草 20g,白英 20g,蒲公英 30g,半枝莲 15g,半边莲 15g,山慈菇 15g,石打穿 15g,石见穿 15g,夏枯草 15g,薏苡仁 30g,浙贝母 12g,20 剂,每 3 日服 2 剂。

6 月 27 日五诊至 2009 年 8 月 6 日十四诊,其间曾诉右臂不遂而痛、腋下牵拉感。先后用上方增薏苡仁量去痹,加虎杖、伸筋草以通络舒筋,加三七、鳖甲以活血软坚。

9 月 2 日十五诊:其夫来代诉,患者右臂已不痛,身体状况佳,血压偶有不稳。上方加菝葜至 20g,另加钩藤 12g后下,15 剂。

9 月 25 日十六诊:月来身体甚好,面色亦已不紫。舌淡紫,苔如白粉稍减,脉沉涩。予上方加干姜 5g、炙鳖甲 30g(自备),20 剂,每 3 日服 2 剂。

10 月 28 日十七诊:近况尚可。舌紫,厚浊白腻苔,脉沉涩。用十四诊方,以天南星 10g 易山慈菇,加杜仲 12g、炙鳖甲 30g(自备),20 剂,每 3 日服 2 剂。2010 年 1 月 20 日十八诊至 5 月 13 日二十一诊,继用本方,服法同上。

6 月 2 日二十二诊:其夫来诊室告知,患者近况可,将去合肥带孙子,要求带药回乡。现右臂上举已自如,但咳嗽时痛。书方如下:白蒺藜 30g,薏苡仁 60g,丹参 25g,猪茯苓各 20g,白英 20g,白花蛇舌草 15g,半枝莲 15g,半边莲 15g,石见穿 15g,石打穿 15g,虎杖 15g,蜂房 10g,鸡矢藤 20g,菝葜 20g,山慈菇 20g,法半夏 15g,土鳖虫 6g,延胡索 15g,三七片 20g,炙鳖甲 30g先煎,20 剂,每 3 日服 2 剂。

7 月 2 日二十三诊:月来平稳。舌白厚苔减,脉虚。上方去土鳖虫、石打穿,加白花蛇 1 条,15 剂,隔日服 1 剂。

8 月 20 日二十四诊:近况可。舌紫,裂纹,苔白厚腻,脉沉涩。上方去白花蛇，加厚朴 5g，20 剂，每 3 日服 2 剂。

其后与患者及其亲属保持联系，随访长达 7 年。患者按医嘱每月服药 15 ～ 20 剂，健康状况良好，能做家务带孙子，肿瘤一直未复发。然 2018 年 5 月其亲属告知，患者于 2017 年 9 月底自行停药，停药半年多于 2018 年 4 月发现右乳癌复发并转移，终至不治，殊为可惜。

按：乳癌术后并化疗之后，亟宜和胃健脾，以复后天之本。故初诊拟方用理中、二陈、温胆汤意合诸清热解毒之品化裁，以温中祛寒、安胃止呕、扶脾养正而兼解毒蠲癌。因呕恶、舌苔黄腻，弃用党参。方取白蒺藜为君药，以其“凉血养血，亦善补阴”（《本草正》）。《植物名实图考》言《临证指南》一书，用其开郁，凡胁上乳间横闷滞气，痛胀难忍者，服之极效。二诊以降，陆续予疏肝散结、化痰祛浊。本案癌瘤发于肝经循行之乳房，故首重疏肝散结。患者守二十二诊方最久，以浑身是刺、披坚执锐之白蒺藜为君，取其“苦泄辛散，力能破郁宣结”，初诊即用 20g，十诊及之后加至 30g；用山慈菇、法半夏、猪茯苓、薏苡仁为臣，以祛痰利湿蠲癌。俾祛痰于上、利湿于下，令癌势孤，以消散癌毒于胸膺；丹参活血凉血，三七养血扶正，二白、二莲、二穿、虎杖等清热解毒，炙鳖甲养阴清热、软坚散结，共为佐药；土鳖虫，即䗪虫，逐瘀破积通络，露蜂房祛风攻毒，两味虫类药共为之使。诸药合用，攻补兼施，可有效化痰散结、蠲除癌毒。

患者罹癌常不自知，癌瘤浸淫既久，必耗正气、伤阴血，而成本虚标实之候。故笔者治癌，扶正与祛邪并重；又癌症多夹痰浊，二者狼狈为奸，必须祛浊蠲痰，令痰消癌孤；脾胃乃后天之本，故治癌须始终顾护脾胃。本案所拟方剂，均不离化痰祛浊与和脾安胃之品。

本案患者于 2017 年 9 月自行停中药，停药半年后发现乳癌复发并转移，终至不治，殊为可惜。中医药治疗癌症贵在坚持，中药可酌情间歇停用，但中药像西药一样亦有衰减期，停药时间过长必然影响疗效。经多例观察，笔者认为，用中医药治疗恶性肿瘤，在监测肿瘤标志物属正常值情况下，每次停药时间不宜超过 2 周。可结合案 4 对比参读，案 4 患者先后罹患两种癌症且有淋巴转移，但坚持服中药且服药间歇从不逾半月，至今健在。

案2｜咳喘10年肺癌

邹某，男，87岁。芜湖市某中学退休教师。2015年7月16日初诊。

患者于6月23日—7月14日“因反复咳喘10年，加重1天”入院治疗。胸部CT示：左肺下叶见软组织结节影，边缘见长短不一毛刺，对应胸膜凹陷。诊断意见：左下肺占位，考虑周围型肺癌（瘢痕癌可能）。出院诊断：肺部感染；慢性阻塞性肺疾病急性加重期；左肺下叶占位；肺动脉高压；I型呼吸衰竭；心律失常，房颤伴快速心室率。因其年事已高，医院、家人都不主张手术，好转出院后即转诊中医。因患者是笔者初中老师，遂赴其家中诊治。

患者倚床半坐，张口抬肩，似有痰难咳出，喘息声微。舌青紫，脉虚细数。嘱速连接家用吸氧机吸氧。拟宣肺化痰，扶正祛浊。处方：太子参12g，丹参12g，南沙参12g，紫苏子12g，白芥子10g，莱菔子10g，鱼腥草30g，法半夏10g，瓜蒌皮10g，半枝莲15g，半边莲15g，百部15g，生甘草10g，7剂。

7月23日二诊：气色转好，间歇吸氧，抬肩呼吸，口干。舌紫，苔浮白，脉虚细弦略数。仍予宣肺平喘，化痰祛浊，扶正散结。上方加玉竹、玄参、无花果各12g以养阴润肺，加杏仁、葶苈子各10g以平喘肃肺，7剂。

7月29日三诊：明显好转，7月28日下午在家人陪同下卧室内打麻将。纳差，头晕，汗少，夜易醒，口干。嘱不可过劳，打麻将不宜。舌脉同前。二诊方加神曲、白扁豆各10g，焦山楂、鸡内金各12g，以培土生金，7剂。

8月5日四诊至9月2日七诊：胃纳转佳，正气渐复，已可自行下楼去理发店理发，偶吸氧；先后酌情加灵芝、天麻各12g；七诊加红豆杉10g以蠲瘤攻毒，先后共28剂。

9月16日八诊：面色红润，称已到附近的镜湖边散步10天，初策杖而行，近两天已弃杖自行。舌暗红色，裂纹，少许浮白苔，脉弦滑。予七诊原方，10剂，每周服5剂。

9月30日九诊：气色佳，已能与老伴同上街买菜，下午与家人打麻将。建议节劳。舌暗紫黏滑，脉虚。用八诊方，红豆杉减为6g，余不变，10剂，每周服5剂。

10月14日十诊：近期常下楼户外活动。舌暗紫，舌面水滑，中后浮黄苔，脉虚滑。处方：杏仁10g，葶苈子12g，紫苏子12g，白芥子10g，莱菔子6g，法半夏12g，瓜蒌皮15g，鱼腥草30g，半枝莲15g，半边莲15g，白英20g，百部15g，太子参12g，南沙参12g，丹参15g，玄参12g，无花果15g，生甘草12g，神曲 20g，灵芝 12g，菝葜 15g，焦山楂 12g，鸡内金 12g，红豆杉 6g，10 剂，每周服 5 剂。

11 月 25 日十一诊：近况稳定，常由老伴陪同到镜湖边散步。患者久服中药有畏难情绪，认为已愈，自行停药 3 周。口唇干，舌暗紫，舌面干敛，中后浮黄苔，脉虚滑。劝导坚持服药，上方去苏子，加麦冬 15g、铁皮石斛 10g^先煎2小时^，7 剂。

12 月 2 日十二诊：舌暗紫，苔腐白，脉虚滑。上方去铁皮石斛，加猪苓 12g，法半夏增至 15g，7 剂。

12 月 9 日十三诊：家人陪同进诊室，笑容可掬。胃纳可，二便调。舌淡紫水滑，中见灰白苔，脉沉弦。用上诊方，煎药时加生姜 3 片，14 剂。

12 月 23 日十四诊：天寒，动辄气喘。舌紫，中后灰浊苔，脉滑。上诊方稍增减，处方：太子参 12g，麦冬 15g，南沙参 20g，玄参 12g，丹参 20g，无花果 15g，葶苈子 12g，紫苏子 10g，白芥子 12g，莱菔子 6g，杏仁 10g，法半夏 12g，瓜蒌皮 15g，鱼腥草 30g，半枝莲 15g，半边莲 15g，白英 20g，百部 15g，生甘草 12g，神曲 20g，灵芝 12g，菝葜 15g，红豆杉 6g，焦山楂 15g，鸡内金 15g，生姜 3 片，红枣 2 枚，7 剂。

2016 年 1 月 6 日十五诊：电话询诊，称精神佳，虽天气严寒，咳喘少发。嘱续用 14 诊方，姜枣自备，7 剂。

1 月 13 日至 2 月 3 日，患者状态稳定，偶有喘促。舌淡紫或淡红，舌薄白或薄腻，脉弦略数或弦滑带数。用前诊方并随诊稍作增减，每周服 6 剂。2 月 26 日，CT 检查示双肺胸腔积液，结节灶边界不清且渗出明显。此痰饮夹癌，滞于胸膺，肺欲清肃，脾复健运，邪正相搏，结节离析。续予扶正祛邪，消痰逐饮。嘱守上方 3 月余。

6 月 23 日二十诊：称近况可，梅雨季节感胸闷，咽干不适。舌紫黏滑，浮斑状嫩白苔，脉弦滑。此暑湿夹痰上袭，肺失肃降，津乏上承。予养阴清热，消痰散结，兼益气健脾。处方：丹参 20g，太子参 20g，麦冬 12g，玄参 10g，南沙参 20g，紫苏子 10g，白芥子 12g，莱菔子 10g，葶苈子 10g，杏仁 10g，鱼腥草 30g，半枝莲 15g，半边莲 15g，菝葜 15g，红豆杉 3g，法半夏 15g，瓜蒌皮 15g，灵芝 12g，猪苓 12g，神曲 20g，鸡内金 15g，无花果 15g，红景天 3g，木蝴蝶 3g，生甘草 12g，姜枣自备，15 剂，每周服 5 剂。守此方续服 3 月余。

9 月 28 日二十一诊：家属诉 26 日陪患者复查胸部 CT，原占位灶消失。现饮食正常，亦无须吸氧，常与家人打麻将自娱。面色红润，行动自如。舌质红，略水滑，脉弦滑。续予上方15剂，每周服5剂。

后均以上方稍增删，并守方1年余，直至2018年5月17日。其后除曾服中药治疗"癃闭"外，患者自信已愈而停药，其间生活自理，九旬高龄尚可扶杖步行老宅之露天楼梯上下四楼。2018年9月睡梦中安详离世。

按：本案为高龄体弱患者，基础疾病多，患慢性阻塞性肺疾病已10余年，且查为"左下肺占位，拟诊周围型肺癌"，中医初诊时其病情急迫，心律失常，时发房颤，急予吸氧，以三参扶正活血养肺，三子、法夏、瓜蒌平喘祛痰肃肺，蕺、二莲、百部泄热利湿清肺，共奏宣肺平喘、清热祛痰之功，颓势得以截断扭转，心平气和；二诊气色转佳，但其口干唇紫，脉虚细弦数，遂加玉竹、玄参、无花果养阴润肺，杏仁、葶苈祛痰肃肺；三诊明显好转，已能和家人打麻将自娱，续予健脾和胃、两益气阴培后天之本；继则标本兼顾，在健脾和胃、养阴润肺、化痰散结的同时，先后为其用具抗癌功能之二莲、菝葜、灵芝、猪茯苓、红豆杉等中草药以祛浊蠲岩。十四诊方是本案加减运用频次最高的主体方药，是方以丹参养血活血，太子参、麦冬、玄参、沙参、灵芝、无花果养阴扶正，杏仁、法夏、蒌皮宣肺涤痰，四子理气利湿涤痰，蕺、二莲、白英、百部清热解毒，灵芝、菝葜、豆杉蠲岩攻毒，山楂、神曲、内金健脾和胃散结，甘草、姜、枣调和营卫。俾正气充、肺金复，痰湿去、岩势孤，气阴复、营卫和。其后均以此方化裁，患者坚持纯中医药治疗3年，生活质量较高。

为明确诊断，笔者持患者前后所拍CT片，于2022年8月请上海交通大学医学院附属瑞金医院李培勇教授读片。李教授读片后认为，初诊时CT片中占位灶有血管卷入，故"恶性不能排除"，该院诊断"周围型肺癌（瘢痕癌可能）"，循此作肺癌治疗符合医疗原则；服中药治疗后，2016年2月26日CT报告示双肺渗出伴胸腔积液，原结节灶局部边界不清，局部渗出明显；同年9月22日CT报告示两肺可见散在纤维网格状致密影及肺大泡影，两侧胸膜增厚，未见明显胸腔积液，胸壁结构未见明显异常。李教授对比前后CT片后认定原左肺结节消失，胸腔积液消失。故有理由认为，本案运用中医药治疗使得癌细胞凋亡、病灶液化吸收。回顾处方，用药虽配伍驳杂，但颇见实效，其作用机理值得进一步研究探讨。

案3 肺癌脑转移

王某,女,83岁。芜湖市某公司退休职工。2016年8月4日初诊。

患者因头痛半年余于2016年6月17日入院治疗。此前该院门诊CT示:两肺多发纤维增殖灶、肺气肿;纵隔淋巴结增大,右下肺静脉旁结节,考虑肺癌。6月16日头部增强MRI示:右侧脑室三角旁强化结节并右颞叶水肿,考虑血管性病变、转移灶待明确。共住院2周,于6月30日出院。家属随即把病历与前后多次CT、MRI片寄上海长海医院专家读片,专家认为虽缺病理报告,但肺癌脑转移大概率可能,可以考虑用靶向药治疗,遂于7月9日开始服吉非替尼。因头昏头痛加重于今日来诊。

举止正常,不咳嗽。诉头痛而重。舌暗红而痿,苔水滑,脉滑数。结合病史,予清肺散结,祛浊通络。处方:丹参15g,灵芝12g,山海螺15g,猪苓12g,法半夏10g,瓜蒌皮15g,白芥子10g,葶苈子10g,鱼腥草30g,白蒺藜15g,路路通10g,制延胡索15g,甘草10g,半枝莲15g,半边莲15g,神曲15g,夏枯草15g,菝葜15g,土鳖虫5g,僵蚕12g,露蜂房10g,7剂。

8月10日二诊:食欲不振。舌暗红,苔黏滑,脉滑。上方去半边莲,加白花蛇舌草、鸡内金各20g,炒麦芽12g,14剂。

8月25日三诊:食欲好转。舌暗红,苔黏水滑,脉滑。上方加茯苓20g,14剂。

9月8日四诊:舌深红而痿,苔净,脉滑。自诉“头已不痛,肛门淌水”,余无不适。予燥湿祛浊,通络散结。初诊方加减:加白花蛇舌草20g,焦苍术12g,炒麦芽10g,鸡内金20g,以清热解毒、祛湿健脾,14剂。

10月13日五诊:肛门淌水愈,仍头痛头晕,咽燥口干。舌淡红,苔黏乏津,脉滑。予养阴活血,清热散结,祛浊通络。初诊方去半边莲、延胡索、土鳖虫;加麦冬、木蝴蝶以生津利咽,加白花蛇舌草、白英、茯苓、鸡内金以清热解毒散结,加铁皮石斛养胃补肺、滋肾益髓;并在大队寒凉药中加入辛温之川芎,以行气活血止痛,14剂。

11月10日六诊:近况可,头痛减,精神佳,咽利口润。舌淡红略暗,苔水滑,脉虚滑。上方加三七粉10g益气散血,14剂。

12月15日七诊:近况尚可。舌淡红,苔水滑,脉虚滑。仍予上方,7剂。

12月22日八诊:自感体虚,口干,头重头晕。舌淡红略痿,苔灰黏而干,脉虚滑。扶正祛邪兼顾,予养阴润肺,祛浊散结。仍予上方14剂,另嘱每日自用银耳20g炖服。

2017年3月9日九诊：患诉较前有力气，口干已减，仍感头痛头重，咽痒似有痰。舌淡红，苔灰黏滑，脉虚滑。予活血通络，祛浊散结，兼顾扶正。处方：丹参15g，川芎10g，路路通10g，菝葜15g，鱼腥草30g，白花蛇舌草20g，半枝莲20g，白芥子10g，法半夏10g，瓜蒌皮15g，茯苓20g，猪苓12g，木蝴蝶12g，葶苈子10g，神曲15g，鸡内金20g，灵芝12g，僵蚕12g，蜂房10g，山海螺15g，铁皮石斛10g（单煎兑入），三七10g（冲服），甘草10g，14剂。

4月13日十诊：头部增强MRI示脑占位增大，吉非替尼已不能控制病灶，遵西医医嘱即日起停用。患者诉头痛头重，但不甚剧烈。又称，常会瞬间失忆，有时还会突然颤抖。舌脉如前。上方去菝葜，加藤梨根20g、蛇六谷10g（先煎至少6小时），14剂。

5月25日十一诊：患者情绪颇佳，进诊室即称，服药后头痛头昏明显改善，唯口干纳差。舌淡红，苔白偏干，脉虚滑。效不更方，宗原意加减，酌添健脾和胃、两益气阴之品。上方去木蝴蝶、僵蚕，加焦山楂、炒麦芽各10g，陈皮15g，枸杞子20g，银耳15g（另燉服），14剂。

6月8日十二诊：头痛头昏继续改善，口不干，纳谷馨，心情好。舌脉如前，十诊方14剂。

7月20日十三诊：因患者迄今不知具体病情，久服中药颇厌烦，以致脱漏若干天。其子顺母意，改1剂药服用2天。近况可，偶有一过性头晕，头痛偶发。舌淡红，苔嫩红偏干，脉虚滑。权衡患者久服中药已有厌烦心理，恳嘱每周至少服5剂，每服3天间隔1天，再服2天间隔1天，如此交替。处方：丹参15g，山海螺15g，灵芝12g，川芎10g，法半夏10g，瓜蒌皮15g，白芥子10g，葶苈子10g，鱼腥草30g，白花蛇舌草20g，半枝莲20g，茯苓20g，猪苓12g，藤梨根20g，蜂房10g，神曲15g，路路通10g，鸡内金20g，焦山楂10g，炒麦芽12g，陈皮15g，甘草10g，铁皮石斛10g（单煎兑入），三七粉10g（冲服），蛇六谷10g（先煎至少6小时），枸杞子20g，银耳15g（另燉服），10剂，每周服5剂。

8月3日十四诊：正值酷暑，感口干乏力，尿黄，余可。舌淡红偏干，脉虚。上方加无花果15g、桑椹子30g以益气阴；蛇六谷减至5g，恢复每日1剂，7剂。

8月10日十五诊：近来乏力，纳谷不馨。舌淡红，苔白腻，脉虚滑。暂停用蛇六谷。十三诊方加白蒺藜15g、土鳖虫5g以祛浊通络，另，三七改6g，14剂。

9月8日十六诊：称头痛减，但仍感重。舌淡红，苔白腻滑，脉虚滑。此痰湿夹癌浊久踞清空，脾运失健，宜增健脾燥湿之品。十四诊方加焦苍术12g，14剂。

9月22日十七诊：近况可，时口干口苦，咽痒欲咳。舌淡红，苔白乏津，脉虚滑。予养阴散结，通络祛浊。用3月9日九诊方加麦冬15g，14剂。

10月12日十八诊：今日家属告知，其母昨日上午突发短暂意识丧失，大小便失禁。患者面容疲惫而暗，称偶泛恶。舌淡暗，苔黏而干，脉虚滑略数。恢复蛇六谷之用，并增养阴之品。予十三诊方加天麻20g，并减蛇六谷至6g、增银耳至20g，7剂。

10月19日十九诊：上方服后诸症减。舌淡红，苔黏滑，脉虚滑。仍用上诊方，蛇六谷增至8g，14剂，煎煮服法如前。

11月9日二十诊：近况尚稳定，时头痛，感恍惚。面暗，舌淡暗，苔黏滑，脉虚。予养阴益气，祛浊通络。上方加炙枇杷叶15g以和畅胃气，7剂。

患者于2017年11月11日晨3时许在家中洗手间跌倒，大小便失禁，旋即昏迷。当天上午急诊入住ICU病房，19日去世。

按：患者肺癌失治转移脑府，因服靶向药效不佳而转中医治疗。肺朝百脉，脑为元神之府，癌毒随血脉上犯髓海，潜伏作祟，故头痛头重。初诊扶正祛邪兼顾，予清肺散结、祛浊通络。以丹参活血祛瘀安神，灵芝补虚益精保神，山海螺养阴润肺祛痰，蒺通散通络祛浊，法夏、瓜蒌、僵蚕化痰散结，白芥、葶苈利气行水豁痰，䗪虫、延胡索入络搜剔定痛，蕺、二莲、夏枯草清热解毒散结，菝葜、蜂房利湿祛风攻毒，且后六味有清解蠲癌之能，共奏安元神、消痰浊、驱癌毒之功，构建起本案方药基本框架。其后随证用此方加减，五诊起佐用铁皮石斛，益肺阴、滋肾精、养脑髓；六诊加三七散血定痛兼益气；十诊起增用蛇六谷，祛痰浊、蠲癌毒、清脑府。攻补兼施，扶正祛邪，药证合拍，颇见起色。2016年10月还由其子陪伴外出旅游一次，并能跳交谊舞。其西医主治医生由衷肯定中医药疗效。本案所用蛇六谷为天南星科植物魔芋的块茎，因其毒性大，故须先行文火久煎3～6小时，并在实际临床运用时，随时酌情减量或间歇使用。

案4 | 胃癌、肠癌术后淋巴转移

吴某，女，56岁。芜湖市某厂退休工人。2011年10月19日初诊。

因结肠癌于2006年5月行结肠癌根治术，术后化疗3次。患者2011年查出胃癌，于10月2日行根治性远端胃大部切除术，术后病理示：胃窦浅表平

坦型中 - 低分化腺癌；癌组织浸及黏膜肌（早期胃癌Ⅱb 型）；幽门下淋巴结、胃大弯淋巴结见癌转移。因 2006 年结肠癌术后化疗甚感不适，故本次胃癌术后拒绝化疗，于今日来看中医。

诉纳差，口干，欲呕，偶感上脘痛。舌暗红瘦，苔白腻，脉虚细。此脾阴不足，胃失和降。予育阴健脾，和胃止呕。处方：女贞子 10g，墨旱莲 10g，生地黄 10g，炒白术 10g，炒白芍 10g，炒神曲 10g，鸡内金 13g，焦山楂 12g，白扁豆 10g，生炒麦芽各 10g，龙葵 12g，白英 12g，陈皮 10g，高良姜 8g，公丁香 2g，14 剂。

药后欲呕止，用本方去公丁香，隔日 1 剂，并嘱守方 1 年。

2012 年 11 月 22 日二诊：诉上脘或胀痛或不适，口苦。舌暗红瘦，苔薄白腻，脉虚略数。宗上方意并予疏肝和胃，散结消瘤。处方：白蒺藜 20g，太子参 20g，白花蛇舌草 20g，山栀 20g，黄芩 20g，半枝莲 15g，灵芝 15g，法半夏 12g，枳壳 12g，焦白术 10g，神曲 12g，炒谷麦芽各 10g，焦山楂 10g，鸡内金 12g，乌药 10g，瓦楞子 20g先煎，蛇六谷 12g另先煎 3 小时，14 剂。此后守方，隔日 1 剂。

2013 年 4 月 25 日三诊：守上方已 5 个月，近况尚可，有时泛酸。月来目力骤减，腰痛。B 超示双肾小结石。舌暗红胀，苔黏滑，脉虚。方宗原意，并予健脾养肝，化石通淋。上方去瓦楞子、蛇六谷，加丹参、蜂房、决明子、密蒙花、金钱草、海螵蛸，14 剂。

守方 2 个月，隔日 1 剂。6 月底复查 B 超示双肾（–）。自诉视力改善。其后 5 个月，断续用 2012 年 11 月 22 日二诊方，每周服 3 剂。

2013 年 12 月 12 日四诊：诉口干纳差。舌暗红少津，脉虚细。证属气阴两虚，予两益气阴，兼和胃散结。处方：白花蛇舌草 20g，蜂房 12g，半枝莲 15g，丹参 15g，玄参 10g，制何首乌 10g，太子参 15g，焦白术 10g，山海螺 20g，茯苓 15g，神曲 12g，焦山楂 10g，枳壳 12g，鸡内金 15g，海螵蛸 12g，白蒺藜 20g，炒谷麦芽各 10g，14 剂。先连服 1 周，其后隔日交替服用本方与二诊方。

2014 年 1 月 23 日五诊：诉口干稍减，近上脘不适。舌暗红少津，脉虚。宗上方，蜂房增至 15g，半枝莲增至 20g，并加铁皮石斛 15g先煎 2 小时以养胃阴，30 剂。隔日 1 剂。其间，嘱插服二诊方，每周须服 2 剂，约隔三四日 1 剂。

7 月 2 日六诊：诉半年来守五诊方大致隔日服中药 1 剂，其间最长中断服药不曾超过 2 周，总体状态尚可。两年来常腹泻、耳鸣、口干，偶口苦、腹胀，消瘦。舌淡痿，苔黏滑，脉虚细。此胃大部切除而致脾虚胃弱，予健脾厚肠，和胃散结。处方：生晒参 12g，玄参 12g，焦白术 12g，茯苓 15g，神曲 20g，鸡内金 15g，炒麦芽 10g，柴胡 6g，丹参 15g，郁金 10g，白蒺藜 15g，白花蛇舌草 20g，半枝莲 20g，蜂房 15g，山慈菇 12g，枳实 12g，怀牛膝 20g，石斛 30g先煎，14 剂，隔日 1 剂。

此后守方 7 个月，并插服二诊方，服法如五诊。

2015 年 3 月 18 日七诊：诉近期又腰痛，小便有时见红色。尿常规：红细胞（++），肾 B 超示泥沙样结石。舌暗红，苔薄黄黏滑，脉细滑略数。此热结膀胱，砂淋为患。予利尿通淋，清热散结。处方：金钱草 30g，海金沙 12g，白蒺藜 25g，路路通 12g，焦白术 15g，茯苓 15g，炒谷麦芽各 10g，虎杖 15g，白花蛇舌草 20g，蜂房 15g，半枝莲 15g，吴茱萸 3g，枳实 10g，生鸡内金 15g，沉香 5g后下，冬葵子 6g，地榆炭 15g，甘草 10g，石斛 20g先煎，14 剂。

守方 1 个半月。尿常规红细胞转阴，B 超示肾泥沙样结石消失。再用 2014 年 7 月 2 日方，每周服 3 剂，守方 8 个月。

2016 年 4 月 13 日八诊：胃纳可，大便稀溏，日五六行，腹胀气多。仍腰痛，小便不畅。舌淡红少苔，脉弦滑。此脾失健运，胃失和降。予健脾和胃，理气散结，兼利湿通淋。处方：焦白术 20g，神曲 20g，鸡内金 15g，焦山楂 15g，炒谷麦芽各 10g，茯苓 15g，猪苓 12g，广木香 12g，大腹皮 12g，高良姜 8g，肉豆蔻 6g，制延胡索 15g，白蒺藜 20g，路路通 10g，金钱草 30g，海金沙 15g包煎，白花蛇舌草 20g，藤梨根 20g，半枝莲 15g，蜂房 10g，乌药 12g，10 剂，每周服 5 剂。

2 周后随访称，大便成形，腰痛减，小溲畅。嘱守方 2 个月，每周服 3 剂。

7 月 28 日九诊：服上药近 3 个月，总体状况好。近感腹部不适，偶痛，自扪之，有时可触及包块。便秘，腰酸，有时小便烧灼感，寐差。舌暗红，苔黏滑，脉弦虚滑。予活血化瘀，清热滋肾，理气散结。处方：丹参 15g，虎杖 15g，没药 12g，制延胡索 15g，制大黄 3g，白花蛇舌草 30g，蒲公英 30g，藤梨根 20g，半枝莲 15g，蜂房 12g，猪苓 10g，灵芝 10g，土鳖虫 6g包煎，白茅根 30g，巴戟天 12g，沙苑子 12g，神曲 15g，炒麦芽 10g，大腹皮 12g，乌药 12g，15 剂，隔日 1 剂。此后自购本方续服 2 个月，服法同前。

11 月 3 日十诊：诉口苦吞酸，易疲劳，西医诊为胆汁反流性胃炎，予雷贝拉唑钠肠溶片。泛酸好转，但停药即犯。舌淡红有津，脉虚滑。予清热散结，疏肝利胆，健脾和胃。处方：丹参 15g，虎杖 15g，没药 12g，制延胡索 15g，制大黄 3g，蒲公英 30g，藤梨根 20g，半枝莲 15g，蜂房 12g，茯苓 15g，灵芝 10g，海螵蛸 15g，神曲 15g，广木香 10g，炒麦芽 10g，大腹皮 12g，乌药 12g，甘草 10g，三七粉 10g分冲服，铁皮石斛 10g先煎，10 剂。

11 月 23 日十一诊：诉 10 天前因心口绞痛送医院急诊，诊为胆囊炎伴泥沙型结石急性发作，用药后缓解。舌暗红，苔水滑，脉虚滑。此湿热结滞胆府，发为砂淋。予清热化湿，利胆通淋。用九诊方，去丹参、虎杖、麦芽，加金钱草30g，茯苓15g，广木香12g，瓦楞子30g^先煎^，14剂。好转后，守方3个月，每月服上方15剂，隔日1剂。

2017年12月21日十二诊：诉近1年来持续守上方，基本平顺，自忖已愈，近3周未服药。近来头晕口苦便秘，偶便血。舌暗红瘦少津，脉虚滑。予清热散结，滋肾养阴，利胆通便。处方：白花蛇舌草30g，蒲公英40g，藤梨根20g，龙葵15g，猪茯苓各10g，半枝莲15g，虎杖15g，蜂房12g，灵芝12g，天麻15g，无花果20g，巴戟天12g，姜黄12g，神曲15g，炒麦芽10g，木香12g，枳壳12g，马齿苋40g，制大黄4g，14剂，隔日1剂。并嘱不可擅自停药。

2018年5月17日十三诊：诉近5个月，用上方隔日1剂，自感平和，起居如常，唯常便秘。舌暗红乏津，脉虚滑。予清热养阴，滋肾通便。上方加石斛15g益胃滋肾生津，加三七、甘草各10g以益气活血安中。14剂，隔日1剂。

2019年10月17日十四诊：称近1年多来，守上方状态颇佳。近日嗜睡，今年起记忆力、视力均明显下降，小溲细而不畅，大便偶见鲜血，有痔疮病史。舌暗红黏滑，苔光剥，脉细缓滑。予清热散结，益肾养脑，利尿通淋。十二诊方去姜黄、神曲、炒麦芽，加白花蛇舌草、金钱草、蛇莓、白英、炒山栀、生鸡内金等清热利尿，通淋蠲癌，加太子参、红景天、益智仁、决明子益气补髓明目，14剂。

2020年6月18日十五诊：称药后溲畅便血止，记忆力似稍改善，近来食欲差，便秘。舌淡红黏滑，脉弦细。予清热散结，滋脾益肾。处方：白花蛇舌草30g，藤梨根20g，龙葵20g，白英20g，黄芩15g，虎杖15g，蜂房12g，赤白芍各12g，女贞子15g，墨旱莲15g，枸杞子15g，太子参15g，柏子仁10g，火麻仁15g，桑椹子30g，无花果30g，三七粉10g^分冲服^，14剂，隔日1剂。

12月10日十六诊：今称记忆力下降，出门买菜不知归途，幸尚能拨打家人手机而接应归家。CT示脑萎缩，并拟诊阿尔茨海默病。刻下口干，大便不畅。舌淡暗少津，脉弦虚。证属气阴两虚，脑髓失养。予清热养阴，养髓通腑，抗癌祛浊。处方：太子参20g，女贞子15g，枸杞子15g，麦冬12g，赤芍20g，无花果30g，白花蛇舌草20g，藤梨根20g，龙葵20g，白英20g，蜂房12g，虎杖15g，蒲公英30g，益智仁15g，柏子仁10g，决明子15g，枳实10g，制大黄5g，三七粉10g^分冲服^，甘草10g，25剂，每周服5剂。

此后守此方近3年，间歇停药不超过2周。患者至今健在，记忆力下降亦趋缓。

按:本案中医药治疗在其二次患癌且淋巴转移之后。针对患者诸多兼夹症,坚持辨证论治,扶正祛邪并重。初诊急则治标,予育阴健脾和胃,兼用白英、龙葵以抑癌;二诊起确立标本兼顾方略,是方以白蒺藜疏肝通络,太子参、灵芝益气养阴,栀、芩、半枝莲、蛇舌草、蛇六谷清热解毒蠲癌,法夏、枳壳、乌药祛痰理气,白术、神曲、山楂、内金、二芽健脾和胃,瓦楞软坚散结、消痰化癥。其后各诊随兼夹症加减,其所用清热解毒、散结抗癌之中草药,诸如白花蛇舌草、藤梨根、蜂房、蛇莓、白英、龙葵、半枝莲等于各诊次参差在焉。纵观本案,患者虽两度患癌,病情较重,且多兼证,然其遵守医嘱,守方常以年计而不辍。故本案纯用中医药治疗10余年来,无论兼夹症情如何复杂多变,恶性肿瘤至今不曾复发。这与案1形成鲜明对比,提示中医药治癌须立方有守,坚持服药,方得始终。

案5 | 壶腹癌术后

朱某,女,64岁。芜湖市某小区居民。2015年5月28日初诊。

因反复发热4个月于2015年1月就诊,B超提示"肝内胆管扩张、胆囊积液、胆总管扩张及下段异常回声",于3月赴广东就医。2015年3月22日入住广东某院,CT提示胰头部可疑肿物并肝内、外胆管及胆囊梗阻性扩张,周围淋巴结肿大。彩超提示胆总管下段梗阻,胰头后方实性肿块,考虑为壶腹部肿瘤,4月2日行腹腔镜下胰十二指肠切除术。该院病理诊断示:壶腹部中分化腺癌,浸润肠壁全层,并累及胰腺,脉管内见癌栓;并见肠系膜淋巴结11枚,4枚见癌转移。CA125:42.5U/ml,CA199:9063.55U/ml。出院诊断:壶腹癌;高血压病Ⅱ级。因发现癌转移,医院告知家属预后不良,生存期约3个月。出院复查后即返回芜湖,今日由亲属搀扶来诊。

消瘦委顿,寸步难行。舌质深红,干敛少津,脉弦滑数。此内热久蕴,伤津耗阴,火燔浊聚,块垒生焉。宜益阴生津,祛浊散结。处方:山药25g,玄参12g,灵芝10g,白花蛇舌草15g,半枝莲15g,半边莲10g,菝葜15g,虎杖15g,蜂房12g,猪茯苓各12g,白蒺藜20g,路路通12g,姜竹茹10g,法半夏10g,枳实10g,神曲12g,鸡内金15g,炒麦芽10g,炙甘草12g,铁皮石斛10g(单久煎兑入),7剂。

6月3日二诊:仍然口干乏津,舌脉如前。续前意增养阴之品。上方去炙甘草、猪苓，加生地黄15g、麦冬20g。因家属须上班，煎石斛过于费时，故用石斛颗粒4包代之（每包含生药3g），7剂。

6月10日三诊：仍感口干。舌红痿少苔，脉虚滑。二诊方再加女贞子15g，7剂。

6月17日四诊：口干好转。舌暗红少苔，脉弦滑。效不更方，用三诊方去枳实，加枳壳10g，7剂。

6月24日五诊：服药已4周，患称口已渐润。舌暗红痿少苔，脉滑。仍予四诊方，7剂。

7月1日六诊：右侧腰胁出带状疱疹，甚疼痛，口干且苦。舌暗苔薄黄干敛。上方去温燥之半夏，加苦寒之龙胆草15g以泻肝经实火，14剂。

7月15日七诊：带状疱疹结痂近愈，口干苦亦大减。舌暗红干敛，脉弦滑。仍予上方，代煎，14剂。

7月29日八诊：近况尚可，唯带状疱疹结痂处干痛，落发较多。舌淡红痿，苔黏滑，脉弦滑。上方增损，加全蝎、延胡索搜剔定痛，用铁皮石斛10g取代石斛以增养阴清润之力，14剂。

8月12日九诊：舌暗红，苔黏滑，脉滑数。上方加蒲公英30g，14剂。

8月26日十诊：带状疱疹结痂处仍干痛。舌淡红少苔，脉滑大。疱疹向愈，宜着力蠲癌，九诊方去半边莲，加红豆杉10g，14剂。

9月9日十一诊：近况可，带状疱疹痂渐脱落，仍遗干痛。舌深红，无苔干敛，脉虚细。十诊方14剂，并嘱自备之铁皮石斛稍加量（12～15g）久煎兑入。

9月23日十二诊：带状疱疹已不痛，人颇有精神。舌深红无苔，脉沉缓。上诊方去制延胡索、红豆杉，加炙鳖甲15g[先煎]，14剂。并鼓励其外出走走，能旅游更好。

10月7日十三诊：今来诊室即喜告随子外出旅游三四天，甚开心。外出归来后曾腹泻。舌深红少苔，脉弦滑。上方去有轻泻作用之蒲公英，加白英。处方：玄参12g，女贞子15g，生地黄15g，灵芝10g，白花蛇舌草15g，白英20g，白蒺藜20g，路路通12g，半枝莲15g，菝葜15g，虎杖15g，柴胡10g，龙胆草15g，全蝎10g，蜂房12g，茯苓15g，枳壳10g，神曲12g，鸡内金15g，炒麦芽10g，甘草10g，炙鳖甲15g[先煎]，铁皮石斛12g[单独久煎兑入]，14剂。

10月21日十四诊：诉近况可。舌深红，脉缓。上方加西洋参6g，与诸药协同共复气阴，14剂。

11月5日十五诊：称近况颇佳。舌深红，苔黏滑，脉滑。上诊方14剂，隔日 1 剂。

12 月 30 日十六诊：诉服中药已半年，感觉状态良好。虽消瘦，但精神好。舌深红，苔黏滑，脉虚滑。用 10 月 21 日方加猪苓 10g 以助抗癌之力，14 剂，恢复每日 1 剂。

2016 年 1 月 13 日十七诊：面容开朗，精神好。舌深红，苔黏滑，脉虚滑。仍予上方，14 剂。

1 月 27 日十八诊：今告知右腰胁部带状疱疹已痊愈。舌红，苔黏滑，脉虚滑。上方去苦寒之龙胆草，加鳖甲至 25g 以增养阴散结之力，7 剂。

2 月 3 日十九诊：近况颇佳，舌脉如前。用上方，14 剂。

2 月 24 日二十诊：春节期间停药 1 周，状态好，颇开心。因春节伙食味厚，近感口干。舌红少津，脉虚滑。用 1 月 27 日方加麦冬 20g，14 剂。3 月 9 日家属来续取药，再予 14 剂。

4 月 13 日二十一诊：家属再来取药，称其母状态尚好，较前消瘦。用 2 月 24 日方去全蝎，加抗癌散结之藤梨根 20g、天葵子 10g，14 剂。

4 月 27 日二十二诊：患者自行来门诊，精神尚好。诉近日睡眠差，有时腹胀不适。舌深红少津，脉虚滑。予祛浊通络，养阴宁心。处方：玄参 12g，女贞子 15g，生地黄 15g，麦冬 20g，灵芝 10g，远志 10g，柏子仁 15g，酸枣仁 15g，白花蛇舌草 15g，白英 20g，路路通 12g，半枝莲 15g，菝葜 15g，蜂房 12g，猪茯苓各 10g，枳实 12g，神曲 12g，鸡内金 15g，甘草 10g，炙鳖甲 20g先煎，铁皮石斛 12g单煎兑入，7 剂。

5 月 5 日二十三诊：诉头晕，睡眠差。舌脉如上。上方加生龙齿 20g先煎，7 剂。

5 月 11 日二十四诊：复查 CA199 升高。舌暗红少津，脉虚滑。二十二诊方加减：去猪苓、茯苓、柏子仁；加丹参、茯神各 15g，海藻、昆布、莪术各 12g，14 剂。

5 月 25 日二十五诊：诉睡觉仍不安神。舌暗红，苔薄白黏，脉虚滑。此痰浊扰心。用上诊方去鳖甲、女贞子，加法半夏、合欢花各 12g 以祛痰安神，14 剂。

6 月 8 日二十六诊：称睡眠好转，但多汗。舌深红少苔，脉虚滑。用上诊方加减，以清热养阴、安神敛汗、祛浊蠲瘤。处方：丹参 15g，金银花 20g，女贞子 15g，酸枣仁 15g，灵芝 10g，白花蛇舌草 15g，白英 20g，白蒺藜 15g，路路通 12g，虎杖 20g，半枝莲 15g，菝葜 15g，蜂房 12g，茯神 15g，猪苓 10g，枳实 12g，神曲 12g，鸡内金 15g，甘草 10g，昆布 12g，莪术 12g，浮小麦 20g，铁皮石斛 20g单独久煎兑入，12 剂，服 6 天休息 1 天。

6月22日二十七诊：家属代诉，其母近患天疱疮，甚痛。仍用上方内服，12剂，用法如上。另取以下药外用：艾叶200g，野菊花150g，金银花100g，滑石粉100g，制延胡索50g，天龙50g，当归50g，海螵蛸30g，甘草30g，玄参（颗粒）50g，共碾粉外敷溃疡处。

10月12日二十八诊：患者自行停药3个月，家属代诉，患者近况可，天疱疮好转。用6月8日方，7剂。

10月26日二十九诊：家属代其母诉肝区痛。予培本祛瘤，处方：太子参12g，炙黄芪12g，黄精20g，当归12g，桑椹子15g，白花蛇舌草15g，菝葜15g，半枝莲15g，茯苓15g，猪苓10g，灵芝10g，蜂房12g，制延胡索20g，枳壳10g，神曲12g，鸡内金15g，甘草10g，鳖甲30g先煎，铁皮石斛12g单独久煎兑入，14剂。

按：壶腹癌病势凶险，本案术后即已发现淋巴转移，经治医生明确告知家属预后不良。中医四诊合参，并无常见痰浊与癌毒胶结之征，推敲后以内热伤阴、灼津为痰、火燔毒聚为病机，初诊即确立益阴生津、清热解毒、祛浊散结为治则。是方以山药、玄参、灵芝育阴生津，蛇舌草、二莲、二苓、菝葜、虎杖、蜂房清热解毒、散结祛浊，竹茹、法夏、枳实清热化痰，神曲、内金、麦芽、炙草健脾和中，石斛益胃肺肾津。之后诸方均以此加减，并与辨病结合，伍以红豆杉、菝葜、天龙、蜂房等治癌中草药，扶正祛邪兼顾。术后一直未化疗，坚持服中药延年1载半，患者起居正常，并外出旅游一次，生存质量较高。回顾本案各诊，笔者反思第二十四诊，患者肿瘤标志物CA199升高，其时，患者已有体能衰退迹象，如头晕、睡眠差等，但笔者并未采取更为妥当的应对措施，而仅加海藻、昆布、莪术抗瘤散结，扶正措施不足。其后连续四诊也是如此，直至二十九诊方才扶正与祛瘤兼顾，惜为时已晚。

案6 左额窦癌术后及放化疗后盗汗

胡某，男，65岁。芜湖市某单位退休职工。2016年6月30日初诊。

2014年6月行左额窦癌切除手术及放化疗后，多汗已2年，夜间盗汗明显。中西医久治无效。经住院检查未发现异常。刻下怕风，力乏神疲。舌质红，无苔，脉虚缓。

予益气补肾，养心敛汗。处方：炙黄芪30g，太子参15g，炒白芍15g，山茱萸 30g，覆盆子 20g，桑寄生 20g，续断 20g，杜仲 15g，菟丝子 15g，浮小麦 40g，五倍子 10g，神曲 20g，鸡内金 20g，陈皮 12g，甘草 6g，煅龙骨 30g先煎，牡蛎 20g先煎，7 剂。

7 月 7 日二诊：称汗减少，肤黏。舌暗红痿，光嫩无苔，脉弦滑。效不更方，予上方 14 剂。

8 月 4 日三诊：近况甚好，不再盗汗，情绪佳。舌暗红，苔黏滑，脉弦滑。宜增抗癌之品，初诊方加红豆杉 10g，半枝莲 15g，灵芝 12g，14 剂。

8 月 25 日四诊：称多汗已痊，也不再怕风，已能吹空调。舌暗红，裂纹，无苔，脉缓滑。用三诊方原方，14 剂。

10 月 13 日五诊：称近况甚佳，体重已增加 1kg。续予益气养阴，滋肾敛汗。初诊方以党参易太子参增益气之力，加石斛润肺滋肾生津，加三七活血益气生津（《本草纲目拾遗》），15 剂，每周服 5 剂。

其后随访 6 年余，盗汗愈，体康健。

按：本案患左额窦癌，经西医手术切除并行放化疗，营精阴血大损，虚惫盗汗，中西医久治不愈。额窦下通鼻腔气道而连肺，上通颠顶脑府而连心，脑为髓海而连肾。此处癌变之治，损心营肺阴肝血而及肾，致津伤汗泄于寐中，困顿神疲。遂予益心肺，滋肝肾，敛阴血，止虚汗。用参、芪益气补中，白芍、茱萸养血敛阴，寄生、杜仲、覆盆、菟丝培补肝肾，浮小麦、五倍子敛阴止汗，曲、金、陈、草健脾和胃，龙牡敛汗固涩。五诊增用石斛、三七，盖津血同源、血汗同源，生津而汗源充，正气充沛则汗自敛也；三七有双向调节之功，可益气散瘀。如此调治 3 个月而痊。此病由癌变引起，癌为本病而盗汗属标，故三诊起即增红豆杉等抗癌中草药以标本兼顾。至 10 月中旬五诊时，盗汗止，精神振，体重增，遂用初诊方微调巩固而愈。

十一、杂病

案1 受惊后梦游尿失禁

王某，女，46岁。芜湖市郊农民。2012年8月2日初诊。

受外伤惊吓后梦游、耳鸣、尿失禁近3个月。患者面微青，由家人扶入诊室。家人代诉，5月8日凌晨，患者在看守自家麦收场地时被小偷打伤。送乡镇卫生院就医，诊断为“外伤性脑震荡、上肢多处软组织挫伤”，治疗1月余脑伤无明显好转。现头晕，夜晚失眠、做噩梦，白昼常梦游，耳鸣不休。一见显“凶”相陌生人，就会尿失禁。舌淡紫略痿，边齿痕，脉沉伏。

此惊恐伤肾，外伤留瘀，气血逆乱，痰瘀袭扰清空之府，变生诸症。用自拟“蒺通清脑汤”加减，以化痰祛浊、清脑通络、安神定志。处方：白蒺藜30g，路路通15g，姜竹茹12g，枳实10g，当归12g，赤芍15g，川芎12g，法半夏12g，僵蚕10g，全蝎5g，酸枣仁15g，茯神15g，生龙齿、灵磁石各20g先煎，三七粉10g分冲，14剂。

8月16日二诊：今视其人，明显清醒许多。家人代诉已不做噩梦，不梦游，看到陌生人走近已不害怕，不再尿失禁。遂与患者沟通，已能简单应答，思维清楚。舌淡紫黏滑，边缘波状齿痕变浅，脉沉。效不更方，再予14剂。

12月6日三诊：服药后逐渐痊可，9月、10月自用上方先后再服20余剂。入冬天冷，有时嘴角流涎，左侧颜面及肩背时或发麻。耳鸣止，但有时耳闭气。患者回忆初诊时路也不能走，自主道谢，口齿清晰。原方加白附子4g，14剂，隔日服1剂。

2013年春节前随访，愈。

按：女性独自看守麦场深夜遭袭，颅脑与上肢多处受伤。恐则气下，肾气不固而尿遗耳鸣；惊则气乱，伤瘀夹痰上扰而头晕梦游。用自拟“蒺通清脑汤”加减，白蒺藜、路路通逐瘀通络，茹、枳、夏清热下气涤痰，归、芎、赤芍养血活血祛瘀，全蝎、僵蚕祛风化痰止痉，茯神、枣仁安神定志，龙齿、磁石定惊益肾，三七益气散瘀。三诊再加白附子协同蚕、蝎祛风化痰，遂获痊可。

案2｜抑郁症

鲍某，男，54岁。宣城赴芜湖某工地农民工。2015年7月15日初诊。

时常乱想，头晕怔忡3月余。诉头晕，怔忡，心口堵，不由自主地胡思乱想而恐慌。询其所想何事？迟疑欲言又止。既往史：高血压病。舌暗深红，苔黄腻，脉左沉紧，右沉滑。此痰浊夹肝阳上袭扰心，心神不宁。予活血养阴，化痰祛浊，养脑宁心。处方：丹参25g，赤芍25g，川芎15g，当归10g，桃仁10g，红花5g，瓜蒌皮20g，白芥子10g，蔓荆子20g，女贞子20g，地龙12g，合欢皮20g，天麻12g，石决明40g（先煎），钩藤20g（后下），7剂。

7月23日二诊：药后心口已不堵，头亦轻松，但仍感恐慌，上脘不适。舌紫暗，脉虚滑。上方加姜竹茹10g以清热化痰，7剂。

7月30日三诊：头晕、怔忡好转，但心口仍感堵。舌暗红，苔黄黏，脉浮滑。此痰浊未靖，二诊方加法半夏12g以助涤痰，7剂。

8月6日四诊：服药后明显好转，以往胡思乱想已基本平复，头晕、胃不适亦已改善。今天终于敞开心扉，说出3个多月来胡思乱想之内容：每上高楼，就会不由自主地想要一跃而下；手端开水会想泼旁人脸上；等等。安慰鼓励之。查舌质暗红，中深裂纹，苔黄腻，脉虚滑略数。续予活血通络，化痰祛浊。三诊方天麻、钩藤减量至10g、15g，增枳实12g、陈皮20g理气降痰，14剂。

年底随访，喜告已愈。

按：患者初诊之时，即发现其言辞闪烁，神情紧张，眼神游移。舌暗红，苔黄腻，脉沉紧滑，诊为肝阳夹痰浊扰心。不再追问，慎重给药，予活血化痰、祛浊宁心之品。二诊守方增清热化痰之竹茹。三诊明显好转，心神既定，遂开心扉，道种种异端之想，守方而愈。

案3｜施工开车犯困

梅某，男，50岁。芜湖市某公司电工。2016年4月14日初诊。

头晕乏力、开车犯困伴口干月余。患诉其工种为电工，常登高作业及自驾车赴工地施工。近1个多月常头晕犯困，开车时常突感迷糊而后怕。有高血压病病史，血压服药控制尚可，但因野外作业，有时服药不规律。

舌淡胖中裂，苔黄褐，脉虚沉。此肝阳夹痰浊上扰清宫，致心神不宁。予活血通络，祛痰醒脑，开窍安神。处方：白蒺藜20g，路路通12g，丹参20g，红景天12g，地龙12g，当归12g，法半夏12g，瓜蒌皮20g，桃仁10g，红花6g，天麻20g，茯神15g，合欢花15g，钩藤15g^后下^，7剂。

4月21日二诊：患者今称明显好转，心情亦转佳。舌淡胖中裂，黄褐薄苔，脉虚。效不更方，再予14剂。

月后随访，愈。

按：开车犯困后果严重，故患者忧心忡忡。患高血压病而脉反虚沉，此脉证相左也。以“蒺通清脑汤”之意拟方，蒺通、地龙开窍通络，丹参、当归、桃红活血逐瘀，法夏、瓜蒌化痰祛浊，合欢、茯神解郁安神，天麻、钩藤平肝息风。痰浊去，肝阳平，心神宁，其疾遂瘳。

案4 多汗、耳聋

童某，女，65岁。骨科患者，2009年6月10日初次会诊。

因清明节扫墓时突发左下肢痛，诊为“腰椎间盘突出症”入院。端午节前一日输液后针口渗漏血约100ml，人近虚脱。既往有“冠心病”史。

刻下面色苍黄，问诊需其女儿大声转达。诉汗多，寐艰。此气血双亏，阳虚汗泄。予八珍汤加减：炙黄芪20g，太子参20g，焦白术12g，茯苓15g，炙甘草15g，当归12g，熟地30g，山药30g，炒白芍20g，山萸肉50g，东阿胶20g^烊兑^，煅龙牡各30g^先煎^，10剂。

6月19日第二次会诊：患诉：“服药后居然耳聋好转，兴奋得很，出乎意外。”睡眠亦转佳，仍出汗。舌淡红少苔，脉虚数。上方加五倍子12g，炙黄芪改用30g，太子参用25g，6剂。

随访，多汗、耳聋均愈。

按：《素问·阴阳应象大论》曰“心生血”；《素问·宣明五气篇》曰“心

为汗"，故前人谓"汗乃心之液""目受血而能视，耳受血而能听"。本案患者年逾花甲，体虚肢痛在先，复因输液漏血而人近虚脱，可知其已气血两亏。心气匮乏而汗泄；心血不足而耳聋；血不养心而寐艰。笔者以八珍汤加减，且重用萸肉、阿胶、炙芪、地黄、煅龙牡，旨在双补气血、养心敛汗。药后敛汗效果明显，不意又兼愈其耳聋。气为血帅，血汗同源，气摄则汗敛，汗敛则血充，血充则耳窍荣，故耳聋亦愈。"肾开窍于耳"，本症以血虚致病，血虚则肾失所养，亦将使耳聋加重，处方重用熟地、萸肉、龙牡等补肾敛肾之品，以助复聪。

案5｜月经紊乱、阴吹

王某，34岁。合肥市肥东县某乡农民。2006年11月5日初诊。

患诉今春起月经紊乱，曾50多天不来月经。末次月经10月18日，3～4天净；10月25日又来，量少色乌，白带如脓。又迟疑说道，近2年冬季阴道常不自主排气如放矢气。约15岁初潮后，月经周期20～25天。面色晦暗，舌青紫，苔水滑，脉沉弦。

笔者从未遭遇"阴吹"证，偶从医案见记载而已。踌躇再三，姑试诊之。辨证为气虚下陷，湿扰胞宫。予补中益气汤合易黄汤化裁：炙黄芪15g，太子参15g，苍白术各10g，山药25g，黄柏12g，薏苡仁30g，芡实15g，车前子12g，制香附10g，海螵蛸12g，升麻10g，白果仁6枚，制附片12g先煎，7剂。

11月11日二诊：10日月经又来，量增多，经色转红。舌脉如前。月经频潮，拟以肝郁论治。予丹栀逍遥散加减：丹皮12g，炒山栀12g，柴胡10g，炒白芍15g，茯苓15g，当归12g，炙甘草8g，海螵蛸10g，芡实15g，山药15g，7剂。

此后，患者未再来诊。2010年9月2日患者与其夫同来，说起当年诊后月经基本恢复正常，阴吹亦愈。

按：女性罹患阴吹之症绝少向人提起，因羞于启齿，故而临床报道较少见。究其发病机理，当属气虚下陷，而湿浊阻滞胞宫，迫气由阴道下泄使然。初诊先予益气坚阴、温阳化湿；二诊则予疏肝理气兼化浊利湿。俾清气归于上，而浊阴泄于下，各循常道，则阴吹自愈。易黄汤中所用之白果仁，即银杏仁，含少量氰苷，故不宜多用、久服。

案6｜腰痛、多发脂肪瘤

杨某，女，51岁。宣城市某医院员工家属。2019年2月27日初诊。

腰痛10余年。曾在宣城市人民医院诊为“腰椎间盘突出症”。有“高血压”病史。体形胖，手臂及寸口处肌肤松弛，诊察可触及多处皮下脂肪结节，质软。舌淡嫩痿，脉虚弦滑。予温阳蠲痹，祛湿通络，活血定痛。处方：制附片12g[先煎]，桂枝10g，威灵仙12g，独活10g，杜仲20g，川牛膝30g，细辛3g，苍术15g，白蒺藜30g，路路通15g，茯苓20g，当归10g，川芎15g，天麻15g，钩藤15g[后下]，土鳖虫5g，枳壳12g，7剂。

3月6日二诊：称腰痛好转，更喜出望外的是，原全身多处脂肪瘤变软，部分消散，体重减轻近2.5kg。遂追询其是否有多发性脂肪瘤家族史？诉曰，其父患脂肪瘤数十年，多处突出似串枣，大者如鸽蛋。舌脉同前。效不更方，初诊方加徐长卿12g以增活血定痛之功，制附片、桂枝、钩藤分别增至15g、12g、20g，7剂。

3月20日三诊：称腰已不痛，脂肪瘤持续消退，感周身轻松。舌淡黏滑，脉虚滑。二诊方加红花6g，土鳖虫增至6g，12剂。日1剂，每周服6剂。

后自行再加服三诊方若干剂。半年后随访，称腰痛基本痊愈，脂肪瘤消散过半。

按：本案患者患腰椎间盘突出症而致长期腰痛，因同时罹患高血压病，西医不建议手术，遂来寻求中医药治疗。诊察其形体肥胖，舌嫩脉滑，全身皮下脂肪结节甚多。此寒湿久侵肌骨，湿浊积聚。侵及肌骨则致劳损腰脊，溢于皮下则为脂瘤串生。予温阳蠲痹、活血散结、通络定痛。初诊服药7剂，腰痛好转之余，患者发现脂肪瘤变软，体重减轻；二诊增附桂、钩藤之量，并加徐长卿镇痛散瘀，三诊再加红花活血。共服药月余，腰痛缓解而兼消脂瘤逾半，患者喜出望外。

附录

I 论文选编

笔者从已公开发表的40余篇论文中，遴选吴师针灸经验、中药概念研究和临证用药心得各1篇，以概略表述从医六十年来学、研、用之一得。

吴善斋针灸落英掇拾

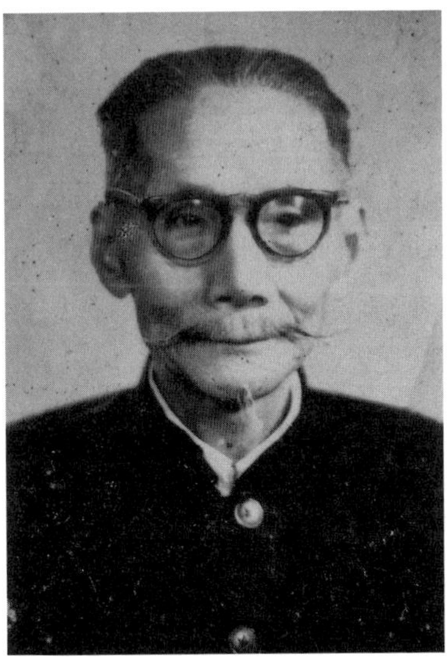

先师吴善斋先生(1889—1984)，安徽针灸界耆宿，祖籍泾县茂林，世代耕读而雅好岐黄，至先生始执医业于芜湖，耕耘针坛七十余载，技臻纯青，精勤不倦，九十五岁高龄时仍临证不辍。兹掇拾落英，掬奉同道。

一、揆定常规　穴精取舍

吴师在长期临床实践中，探求、总结出一套独特的常规取穴法，笔者于六十年代随侍先生，记录其针灸一千余例次，有六穴必用，它们是：内关、曲池、合谷、足三里、阳陵泉、三阴交。师概括此六穴功用，编“吴氏六穴歌”曰：

吴氏六穴，二阴四阳。先护内关，曲池津梁。
合谷调气，阳陵筋强。三里健体，阴交莫忘。

师临证常首取内关、足三里，尝曰："内关护心，火昌神明；三里健脾，土旺根健。盖护得包络，君火自可煦照；阳明强健，脾气易得升腾，乾坤交泰，自必无虞。余弱冠临证，时有晕针发生，辛亥后施针必用此二穴，晕针遂绝。"笔者多年实践证明，若先针此二穴，确能防止晕针，且有良好的回阳救逆效果。

吴师认为："针灸之道全在斡旋气机。气为血帅，气行血行，经络畅达，正气周流，自能健体祛疾。"阳明经多气多血，故临证必取手阳明原穴合谷和足阳明经合穴三里，二穴相配，可使气机调畅，上下通达。

"曲池"一穴，师谓可引"天河水"涤六腑。如阳明经证高热神昏，泻曲池往往热退神清。此穴适应证极广，故临证必用。

"阳陵泉"为筋之会，用此穴可舒筋活血，吴师经验，无论新疴宿疾，刺此穴可使患者减轻罹病后的重着不适感。

"三阴交"之功用则医家熟知。吴师用六穴从内关始，三阴交终，是起于阴，伸于阳，敛于阴。阴平阳秘，达到新的平衡。

先师早年用针，穴少力专，如仲圣经方。逾不惑后，自创常规取穴法，五十余年来，一直运用于临床，异病同治，卓见功效。兹录"常规取穴歌"如下：

常规取穴一十三，曲池合谷与内关。三里阴交阳陵泉，太溪太冲内庭襄。
关元气海多连用，肾俞命门常两针。或取委、昆与环跳，气至病所对症寻。

独出机杼，揆定常规，是吴老临证的一大特色。除前述六穴，吴师常用的穴位还有太溪、太冲、内庭、关元、气海、肾俞、命门，共一十三穴。吴师根据病情，辨证增减。委中、昆仑、环跳即为经常增用穴位。师尝自谓："吾临证取穴，人或讥为韩信将兵，殊不知如此可通调周身经络，有疾祛疾，无疾强身。盖针施无病之经穴，实非滥伐无辜，乃调正气驰援有病之经络也。"笔者多年实践体会，吴师之教诲实为至理，体现了中医的整体观念，临床运用，效果良确。兹举吴师医案二则，以窥一斑。

案1：朱某，男，62岁，1964年7月12日初诊。血压素高，突发中风，经某医院治疗半年余平复，遗发音不清，右半身不遂。察患者体丰腴，言謇涩，舌颤难伸，质淡红，苔薄黄腻，脉弦缓。此肝阳夹风痰上扰清空，痰浊留滞经络。治宜祛风通络，平肝潜阳兼滋肝肾。针刺：上星、百会、关元、气海，双侧曲差、内关、合谷、曲池、足三里、阳陵泉、三阴交、太冲、委中、承山、次髎、肾俞。此后，以此方为基本方，先后参以内庭、侠溪、风市、丰隆、环跳等穴加减，隔日针1

次，计 1 个半月，患者已可策杖而行，握笔书写，应答清晰。

案 2：程某，女，31 岁，1964 年 7 月 12 日初诊。面皖不沃，头晕畏寒，少腹冷痛，带少清稀量多，腰腿酸疼，下肢轻度浮肿，脉来沉迟，舌淡胖有齿痕。良由诞育过多，血海虚寒，脾失健运，水湿浸淫，证属气虚带下，宜益气健脾，温补下元。针刺双侧内关、合谷、曲池、足三里、阳陵泉、三阴交、太溪、太冲、委中、承山、次髎、肾俞；艾条灸气海 5 分钟。每日针灸 1 次，计 2 周，带下愈，腰腿痛瘳。

两患者同日就诊，性别、年龄、禀赋既殊而病情迥异，均施常规取穴法，异病同治；且又同中有异，不悖辨证论治之旨，故均获良效。

二、施治有序　善用奇穴

吴师临证，一律依次施针，井然有序。其“常规取穴”的行针走向最为规则。兹举吴师治疗菌痢、肠炎、阑尾炎的基本方为例：

右内关→合谷→曲池→左曲池→合谷→内关→左足三里→阳陵泉→三阴交→太溪→内庭→太冲→右太冲→内庭→太溪→三阴交→阳陵泉→足三里→右天枢→左天枢→气海→关元。

针刺点轨迹由大圈顺时针转向内圈，笔者称其为“顺时针刺法”。其间若增加穴位，可依序先后插入。

体表各部的针刺顺序是：

①颅外、颌面穴位可在常规顺时针刺之前进针。②取四肢穴位由右腕上行，转左臂下行，再下行取左下肢穴位，由脚面穴位过渡到右下肢上行。③背部穴位安排在四肢穴位刺灸完毕后，往往以委中、殷门等穴过渡。背部俞穴的刺灸与胸腹部取穴的顺时针走向对应，呈逆时针顺序；督脉取穴安排在背部诸腧穴之末且由下而上。④胸腹部穴位最后刺灸，由下而上，由外转里，终末穴位多为气海、关元或中极。刺灸全部完成时的取穴轨迹似笔画相连、由外转内的“回”字。

吴师对“顺时针刺法”曾作精辟诠释：“人体经气运行一刻不停，上应日月星辰运转，下应春夏秋冬更迭，周而复始，如环无端，故人体无穴不是起点，亦无穴不是终点。人体除任、督脉穴位外皆是双穴，若对称进针，针势或左或右作‘之’字形，有耗散真气之虞。刺灸起于一穴，穴穴相接，循四肢躯体回环，真气易得湍聚。余创此法，即敛真气以击病邪，多可奏效。任、督二脉，总括一身阴阳，刺灸之序，与道家小周天之理相合。”

吴师对奇穴有独到的认识与运用。他认为“经外奇穴”的提法有误：“是穴皆在经络网罗之内，何曾离经？或前人不惶考究新穴络属而归经，或挟某穴效奇自重而立异标新。余谓经外奇穴，是指《灵枢经》外、由后世医家发现的穴位。如此则可解释‘印堂’明在督脉之上，何以言经外奇穴之理。”

师用奇穴不分古今，常用者有华佗夹脊、四神聪、四缝、八邪、八风、十宣及阑尾、球后等。并创用“内睛明”“脚四缝”，前者用于翼状胬肉、角膜溃疡、泪囊炎，后者用于小儿麻痹症，均有卓效。“内睛明”沿内眦紧贴眼睑角进针，轻施捻旋补泻，随即出针。“脚四缝”位置并非与手“四缝穴”对应，而是取踇、二、三、四趾末节跖面横纹中，以毫针直刺，行泻法。此穴配合“跟上”还可治截瘫和中风后遗症之上下肢不举、足腕下垂。“跟上”穴在跟骨之上、跟腱之中。

三、针法严谨　灸疗灵活

吴师临证，必备二十余枚一寸半毫针，因其用之最多。此外，备一寸毫针四枚，三寸、五寸、八寸毫针各二枚，三棱针一枚。由于取穴多，吴师考究押手。师不直接以指甲置穴旁，而代之以“押手套”。套系纯银打造，与其左手拇、食、中指末节指型相适，用时松紧得宜。套筒壁靠甲背一侧呈弧形稍伸出，似指甲延伸，扪切穴侧轻便灵活，亦易消毒。针刺时，先置押手，针尖轻抵穴上，拇、食指指腹紧捏针柄做小幅度捻旋，针即可刺入，无痛或痛感轻微。

吴师针法严谨，对前人补泻手法有选择地继承。他反对按经络走向分逆顺做迎随补泻，力主垂直于体表穴位进针，认为这样取穴准确。吴师行针通常只以捻旋、提插、开阖补泻结合运用，对慢性病患者往往参以呼吸补泻。腰、臀、腹、背、腿部软组织较丰厚处，必分“天”“人”“地”三部行针，层次分明。

吴师针刺一般不留针，以“探气”“得气”“行针”“布气”为针法要诀。尝曰：“针宜行，不宜留，尤不宜多留、久留。经络以通达为贵，每针必留，岂非设障于经络之上耶？”针刺皮下后，稍停，缓缓轻捻，是为“探气”；感气裹针尖，即为“得气”，再稍停，即可“行针”。其手法主要为“三飞一捻”，要领是右手拇、食指持针，先食指向前、拇指向后，迅速捻针，放开，随即捏住针柄再向前捻，如是共三次，历时约一秒。第三次捻针后不要松开，改为拇指向前、食指向后长捻一次。行针时，针体向下运行为补法，针体不进不退为平补平泻，针体向上运行为泻法，这种有韵律的行针，患者感觉针感强而无不适，易于循经传导，即属“布气”。每穴平均行针约需一分钟，主穴则需二至三分钟。通常每例患者针刺完毕须二十至二十五分钟，配合灸疗则需半小时以上。

吴师对灸疗有自己的认识：“艾叶辛温，以火燃之，气味芳香，外灸穴位，温通经络；内吸入肺，流布脏腑，是双重作用。”关于灸之补泻，他认为：“温针、艾条平灸、艾炷灸之火远肤即去者属补法;雀啄灸、艾炷灸之火灼肤始去者,为补中兼泻;发疱灸、化脓灸方可称泻法。至于隔药灸,当视饮片或药末性质定灸法之所兼。”师除灵活运用上述各类灸法外,尤喜用“太乙神针”,并制白铁套筒盛装,以防药香散逸,亦易燃易灭。对虚寒患者,无论何症,往往最后在神阙或气海、关元行太乙灸三分钟或更长时间,效颇佳。

四、意贯神注　身受求实

吴师对“医者意也”的理解别具心得:“医者意也,如立丽日,一心系之,全神贯注,自能心领神会。”每见师临证,先凝神自调气息,始行刺灸,“目无外视,手如握虎,心无内慕,如待贵人”,一穴一针,丝毫不苟。似与患者有默契,能准确地感知针感走向,并随机适度调整。笔者曾多次受师刺灸,亲身感受到适度针刺,有韵律的行针和恰到好处的艾灸,能使患者迅速放松,自身意念追随针感,往往最后一穴针毕或灸毕,有豁然轻快之感。病家尝赠师“神针”匾额,师笑谓:“予非‘神针’,是予‘神’针耳。”颇耐人寻味。

师自学医之始,即以身试针,七十余年不辍,偶有小恙,即执针自疗。由于师对所有穴位的针感都很熟悉,故笔者建议对“赤白肉际”痛觉敏感的一些穴位用“快速进针法”,师欣然首肯。师还研究新报道的奇穴和新针法,并乐于采用之。曾要笔者为其试扎耳针,体会针感,验证疗效。其懿德风范,永昭来者。

(原载《上海中医药杂志》1991 年第 1 期 26—28 页)

中药若干概念问题探讨

近几年,有关中药、草药、天然药等概念问题较少被论及,翁维健先生等撰写的《试论中药的概念和特征》[15](以下简称《试论》)对此作了有益的探索,但对某些概念和定义的表述似有可商榷处。如《试论》在阐述“什么是中药”时三次写道“天然药是中药的一部分”,而后面给中药下的定义却是:“中药是指以中医中药基础理论作为指导思想并以此决定其应用的一部分天然药及其加工品。”定义前后矛盾,使部分与全体间的从属关系变得可以置换了。再如《试论》说中药“还有归经、配伍、炮制、制剂方面特点,自古以来,中医一直恪守沿用这些理论”,似亦不够确切。即以“归经”而言,至唐《新修本草》始有羚羊角“安心气”、阿胶“养肝气”、樱桃“益脾气”等说法,述及药物对某脏腑的功效,

⑮　翁维健,谢海洲,张炳鑫,等 . 试论中药的概念和特征 [J]. 新中医,1981(1):8-11.

是为“归经”之萌芽，至清沈金鳌方集其大成。根据一直恪守的说法，只记载简明性味、泛述功用的《神农本草经》还能否算中药正宗经典？

本着求知求实的精神，笔者不揣谫陋，兹就中药若干概念问题提出粗浅见解，冀与《试论》作者和广大中医药同道共同探讨。

一、天然药

“天然药”是相对“人工合成药”而言的现代医药学概念，是指人类在自然界发现并直接供药用的植、动、矿物及基本不改变其理、化属性的简单加工品。“天然药”不但包括我国各民族发现并直接供药用的植、动、矿物，也包括世界各国、各民族发现并直接供药用的植、动、矿物；不但包括我国沿用较久的“传统中药”，也包括往往名不见经传，却不断被发现、利用的草药。

以药用植物而言，它们包括药用植物的全株，或叶、茎、根、皮、花、果实、分泌物（如乳香、没药）及病理产物（如天竺黄、五倍子）；

以药用动物而言，包括动物正常个体（如蛤蚧、全蝎）、病态个体（如僵蚕）、供入药的部分组织（如虎骨、山甲）、生理产物（如猪胆汁）、病理产物（如珍珠、牛黄）及化石（如龙齿、龙骨），还有可供药用的人体部分组织（如紫河车、坎炁）和生理产物（如童便、人中白）；

以药用矿物而言，包括直接以原矿石入药（如生石膏、自然铜）和由矿石经冶炼而成的金属（如金箔）及部分金属氧化物（如铜绿）。

至于基本不改变其理、化属性的含义，是指制备提纯药（如玄明粉）和存性药（如大黄炭、血余炭之类并未完全、彻底改变其成分的药物）。

显然，今天我们称为“中药”“草药”“民族药”的药物中，除极少数如铅丹等属“人工合成药”外，绝大多数都属于“天然药”范畴。

二、中药

“中药”也是比较性名词，相对“西药”而言。“中药”和“中医”这一称谓的由来一样，是为区别于“西医”“西药”和其他外来医药而产生的，在西洋医学传入我国之前并无此称。虽然南北朝陶弘景改编葛洪《肘后方》、唐孙思邈编《千金方》都引用印度医学理论，元代阿拉伯医学曾传入我国，明邓玉函翻译介绍了西方著名的《人身概说》，乃至鸦片战争前欧洲人在通商口岸的医疗活动，都未影响我国固有医药学的地位。但鸦片战争后，西方医生随传教士大量进入我国，开医院、办学校，以培养人才扩大影响，到十九世纪末，西方医药学在我国卫生界已居于与我国固有医药学并驾齐驱的地位。鉴于二者不同的文化源流、历史渊薮，不同的医学理论、医疗手段和药物，为区别起见，国人称我之医药为“国医”“国药”，称彼为“西医”“西药”，而西人称我之医药为“中医”“中药”，这是很自然的事情。

“药”冠之以“中”，当可视为“中国之药”的缩称。参照上节对“天然药”的阐述，可这样给中药下定义：中药是我国各民族在防治疾病的实践中发现、运用，历代不断予以补充的天然药及基本不改变其理、化属性的简单加工品。

然而，今天人们习称的“中药”并不包括上述定义所应包括的全部内容，而是专指汉民族使用的一部分天然药，笔者称其为中药实将范围狭化。究其缘由，是因为我国汉族人口多、居住地域广，所使用的天然药品种繁、历史久，故被视为中国之药的代表而直呼“中药”。日本标之为“汉药”，颇为名实相符。如《试论》作者所说“中药是个大概念”，因此，“中药”应包括“传统中药”“草药”“民族药”，它们既有区别又相互渗透、密切联系，共同构成中药体系。

三、传统中药　草药　中草药

“传统中药”“草药”都属“天然药”，这是它们的共同点。其异同点及相互关系如何？试归纳比较之。

（一）传统中药

1. 传统中药的典籍性　“传统中药”以《神农本草经》为躯干，以历代药籍为四肢、肌肤。今天常用中药在 500 ～ 600 味间，出自《本经》并被历代本草相沿袭的药物近 300 味，其余均散见于历代重要药学专著，如《名医别录》《新修本草》《嘉祐补注本草》《本草纲目》等之中。疗效确切的药物被沿用，不切实用者渐次淘汰，并不断增补新药入籍，这一长葆精粹又吐故纳新的过程一直延续到清代赵学敏《本草纲目拾遗》止。嗣后药学之风一变，《本草备要》《本草求真》等择要类药著相继问世，唯择有典籍出处、常用、效确、较易得到的药物汇纂成册，从而形成今天“传统中药”的大致格局。

可以这样来表达“传统中药”的典籍性：在历代药物学专著中出现两次以上（其中以载于《本经》和清代择要类药著最显重要），至今仍见使用者。

2. 传统中药的辨证施用性　传统中药和传统中医有着密切的联系。东汉以降，《伤寒论》《金匮要略》一直是习医必读书，张仲景创立的辨证论治体系连同其所拟方、所用药为历代医家承袭，仲景所用 170 多味药约有 150 味为后世所常用。金元四大家出，清代温病学者崛起，用药各有擅长而辨证之道不变。传统中药药理实来自传统中医医理，二者紧密相连，辨证施用也就成为使用传统中药的理论指导。传统中药正是有赖于辨证施用而代代传习至今。

3. 传统中药的广泛使用性　传统中药在全国范围内受到确认而广泛使

用。其重要标志就是,这些药物作为商品全国流通,在普通中药店有售。无论是北国边城,还是南疆小镇,无论到何中药店都能配到麻杏石甘汤等常用方药,饮片的炮制也较规范、统一。

要言之,“传统中药”是载于中药典籍、以传统中医理论阐释药理并指导临床使用、加工炮制较规范、至今仍广泛应用的天然药及其加工品。

(二)草药

1. 草药的非典籍性　“草药”的非典籍性有以下三种情况:

(1)不见于文字记载者,即既不见于药著又无医籍记载。这种情况居大多数。萧龙友先生曾说:“尝恨中国之药,能治人之要证,而为医家所忽,本草不收者不知凡几……如马宝一物……又如水茴香……如此之类指不胜屈。”

(2)载于典籍并曾重复记载,但晚近医药著作中少见、临床少用而民间仍广为使用者——笔者称其为从典籍向草药回归。如“蜀羊泉”“羊蹄”“云实”都首载于《本经》,又历载诸本草,并收入《本草纲目》,但因清代择要类本草往往不载,正式业医者也少用而被视为“草药”。民间则多方拓展其用途,名称也多达数种以至二十余种。

(3)偶载典籍而无重复者——笔者称其为一过性记载。凡在历代医药著作中有过一次性记载,但主要在民间使用,普遍只知其为“草药”而不知曾收入某典籍。这种情况在《本草纲目》《本草纲目拾遗》等较晚问世的药著中尤为突出。如《纲目》所载水杨梅、地蜈蚣草,《纲目拾遗》中的雷公藤、臭牡丹等。

2. 草药的辨病使用性　现传统中药的辨证施用不同,草药往往辨病施用(和现代医学之病不尽相同),或流传民间、口授师传,或载于综合性医著及单验方类书籍中。如唐王焘《外台秘要》的部分用药,宋苏轼、沈括的《苏沈良方》,清叶桂《种福堂公选良方》等。李时珍更是辨病用药大家,《纲目》数千附方都直指所主病症。

需要指出的是,辨病施用的药物不但包括“草药”,也包括部分“传统中药”,因此作“草药”之用者极多,用途、用法皆不同,发掘利用的前景十分广阔。

3. 草药的局部使用性　草药的应用往往较局限,也不易在普通中药店买到。究其原因,一是未在全国范围内得到普遍认可,这是使用不广的主要原因;二是民间用药往往是父子、师徒相传,越是灵验独特,越是秘而不宣,难得广泛流传;三是部分草药受地域、气候条件制约,分布范围窄、产量低,如雪莲、瓶尔小草之类的药物很难大规模用于临床。

要言之,“草药”是根据经验辨病使用、少见或不见于典籍、应用范围较局限的天然药及其简单加工品。草药包括相当数量的民族药。

（三）中草药之分与中草药之称

从以上对比分析可以看出，“传统中药”和“草药”在客观上存在着不同，并非“人为的习惯上不合理地分类”。笔者认为，之所以部分“传统中药”在民间仍作为“草药”使用是因为“传统中药”源于“草药”，即“草药”是“传统中药”的初级形式，“传统中药”是“草药”的提高阶段，“草药”在医疗实践过程中逐渐由经验用药向理论指导用药的“传统中药”过渡。从发展过程看，两者之间互相渗透，有升有降，总趋势都在逐渐增多，只是到清代择要类本草问世，才使“传统中药”发展速度减慢，并导致《本经》以至《本草纲目》《本草纲目拾遗》所载药大幅度向“草药”回归。

从现实情况看，“传统中药”和“草药”相比只占极少部分，而“草药”品种多、疗效高，有巨大的开发前景，以含义狭化的“中药”一词来囊括“传统中药”和“草药”已嫌不够，所以会出现“中草药”这一组合性名词，此其一；上文已述及部分“传统中药”在民间继续作为“草药”使用，即“亦中亦草”，是为出现“中草药”之称的另一缘由；“草药”在不断向“传统中药”过渡，如载于《本草纲目拾遗》中的民间草药鸡血藤、千里光等已频繁出现在当代中医处方里，即“由草而中”，这是出现“中草药”之称的第三个原因。

“中草药”一词的出现，强调了发掘、利用我国早已在民间使用的、绝大多数是植物药的“草药”的重要性，丰富、延伸了实指范围狭化了的“中药”一词的内涵。随着广义中药的概念被普遍接受，“中草药”作为“中药”的同义词，二者将逐渐归于一统，搜罗传统中药、草药和部分民族药的《中药大辞典》的出版就是明证。

四、民族药

“民族药”是我国除汉族以外各兄弟民族在本民族区域内使用的天然药。就列入广义中药的范畴。从各自具体情况分析，笔者认为可大致分为三种类型：

1. 类传统中药型　如“藏药”“蒙药”，他们历史悠久，有自己的医学、药学专著，记载了自成一格的理论和药物。如藏医有《四部医典》《晶珠本草》《月王药诊》等，蒙医有《四部甘露》《认药白晶药鉴》《蒙药正典》等。藏、蒙医药与汉医药关系密切，如藏药在基础理论和临床用药方面类似传统中药，它把药物分成“热性”“寒性”两大类，把性味功能归纳成“六味”“八性”“十七效”等。

2. 类草药型　如壮、彝、苗、黎、鄂伦春、维吾尔等民族药属此，可与汉族所用草药相类比。本类型占民族药的大多数。

3. 中间型　由类草药型向类传统中药型过渡的类型，如傣药即属此型。傣药已有《西双版纳傣药志》《西双版纳古傣医药验方》问世。

各兄弟民族除与汉族杂居的回族、满族等外，大部分分居我国西北、西南、东北及华东、华中部分山区，特殊的人文、地理、气候等条件产生各具特色的民族药。即使是汉族所习用的药物，往往也有自己独特的用法。如“石灰”，自《本经》始，历代本草多作外用药。我国《药典》(1977版)所载藏药“石灰华”(主要成分碳酸钙)藏药名“久康”，谓可清热补肺，用于各种肺热病。《本草纲目》罗列石灰(包括主要成分也是碳酸钙的陈石灰)用途共达数十言也无此说。正是各呈异彩的民族药扩充了中药宝库，延伸了部分中药的功用。千百年来，汉族医药从兄弟民族医药中汲取了丰富的营养。

由于各兄弟民族社会发展所处的历史时期不同，有的走出民族社会、奴隶社会不久就步入现代社会，各民族间文化、科技水平客观上存在差异，所以民族药会有上述不同类型。尊重、保护、发展、提高各兄弟民族药是我国五十六个民族的共同光荣使命。

(本文承蒙上海医科大学姜春华教授、南京药学院叶橘泉教授审阅指导，中国中医研究院赵璞珊研究员提供民族药资料，谨致谢忱。)

(原载《上海中医药杂志》1987年第8期2—5页)

运用白蒺藜配伍治疗杂证的经验

白蒺藜，又名刺蒺藜、蒺藜子，笔者近十年来临床应用甚多。治内科、妇科杂症凡需疏肝解郁者，每方必用。笔者喜用白蒺藜缘起于用柴胡疏肝屡显弊端，尤其是在连续8年治疗免疫性肝炎过程中系统观察2例患者，但凡应用柴胡后，肝功能检查转氨酶必定升高。至此始幡然醒悟叶天士“柴胡劫肝阴”之说不谬。

回顾咀嚼历年临床得失，再反复比较研究诸家本草，白蒺藜堪称有柴胡之利而无柴胡之弊的药物。现将配伍运用白蒺藜治疗杂症的一点经验与同道共享，庶几引起对此药的重视，拓宽其使用思路。

1. 疏肝解郁治免疫性肝炎　免疫性肝炎多源于系统性红斑狼疮对肝脏之损害。由于病因病机不同，通常治肝炎的传统方药不但对其无效，反而有害。

笔者自 2000 年起，先后治疗 2 例免疫性肝炎患者，历经曲折，终以柔肝体、养肝阴、疏肝气、解肝郁而渐次取效。

笔者以“疏肝解郁，养阴清热”为治则组方，“一贯煎”“二至丸”等为组方基干，参用“四逆散”之意而摒弃戕伐肝阴之柴胡、泄伐中气之枳实，代之以白蒺藜、佛手；清热不用连、柏苦寒之属，而用蒲公英、忍冬藤、丝瓜络等清润之品。自拟方“清柔疏肝汤”组成为：白蒺藜、蒲公英、忍冬藤、白花蛇舌草、女贞子、墨旱莲、全当归、赤白芍、佛手、枸杞子、川楝子、石见穿、丝瓜络。是方以归、芍、杞柔肝体，蒺、楝、佛疏肝气，蒲公英、蛇舌草清热败毒，忍冬藤、丝瓜络清润通络，二至养护肝阴，白蒺藜、石见穿解郁散结。诸药共奏疏肝解郁、养阴清热之功。其中，白蒺藜疏肝、芍药柔肝均须重用，用量在 20g 以上。丝瓜络在夏秋季节有鲜品时，养老丝瓜，去皮、子剪碎入煎为佳。

所治 2 例免疫性肝炎患者均经两家以上三甲医院确诊。其中，案 1 不但停用激素 4 年，停服中药亦已 2 年，已连续 6 年不间断每月检查一次肝功能，2006 年 4 月至 2008 年 ALT、AST 均在正常范围，目前在安徽省某全日制小学任教，工作生活正常；案 2 是合肥郊区农民，经近 2 年治疗，2008 年 5 月 24 日检查肝功能 ALT、AST，5 年来首次降至正常，其他症状也明显减轻。

2. 清疏通降治胃炎　胃为水谷之海，喜润恶燥，宜和宜降。笔者近 3 年来治疗各型胃炎，包括浅表性胃炎、糜烂性胃炎和萎缩性胃炎，往往加用白蒺藜，有清疏上下、开贲通幽之功。自拟经验方为“清胃一贯煎”，方剂组成：白蒺藜、蒲公英、炒黄芩、南沙参、全当归、延胡索、炒白术、姜半夏、生二芽、炒神曲、炮内金、瓦楞子先煎。主以“一贯煎”“半夏泻心汤”加减组方，重用白蒺藜、蒲公英，均在 30g 以上，用炒白术一般不超过 12g，炒黄芩不超过 15g。腹胀明显先加佛手，不应再换用枳壳。

3. 利窍通络治脑梗死　脑梗死目前已是老年人群中的常见病、多发病。头颅 CT 的广泛使用使脑梗死的检出率大为提高。笔者在我院老年病区和干部病房会诊患者，多半以脑梗死为主症或兼症，有的因之引起严重后果。

笔者治脑梗死以“利窍通络”为治则，肾水不能上涵、肝火失制者，以“一贯煎”“左归饮”化裁；肝阳上亢、风痰袭扰清宫者以“温胆汤”“一贯煎”合参。如此随证施治，都必用、重用白蒺藜为主药。

笔者之所以倚重白蒺藜，是因其有利窍通络之功。在与已故芜湖县名中医承忠委医师讨论时曾交相盛赞云：“白蒺藜、路路通一身带刺，四通八达。”笔者在治疗脑梗死时，尤其注意了解患者肝肾功能状况，对肝肾功能不良者，禁忌使用虫类药，尤其是蜈蚣、全蝎等有毒昆虫，以免增加肝脏负担。当此之时，白蒺藜、路路通等可担当利窍通络之大任，而以白蒺藜为主将，用量多在30g左右。

4. 解郁泄毒治丙型肝炎　丙型肝炎多通过输血或血制品、血透析、母婴传播等渠道感染丙肝病毒引起。"丙肝"患者在急性期如不积极争取抗病毒等针对病因治疗和适当对症治疗，约有一半患者ALT持续处于高水平，并发展为慢性丙型肝炎，从而缠绵难愈。

笔者治疗丙型肝炎，抓住"解郁泄毒"为第一要务，组方以白蒺藜担当解郁重任，协同他药降低ALT和减轻胁胀、胁痛等临床症状，效果显著。自拟"解郁泄毒汤"：白蒺藜、太子参、炒白术、当归、赤白芍、茯苓、怀山药、生谷麦芽、延胡索、女贞子、五味子、白花蛇舌草、垂盆草。白蒺藜用量30g以上。是方疏肝健脾、解郁泄毒，临床实践证明，此方能较快且稳步降低ALT。

5. 升发阳气代柴胡　笔者多次在临床中体察到柴胡刚躁杀伐之气，在部分敏感病员身上会造成不良后果。其升阳之功完全可寻他品取代。清代黄宫绣《本草求真》认为白蒺藜"可升，可降，可散，可补"，确是真知灼见。故笔者在使用"补中益气汤""升阳益胃汤"等但凡取柴胡升阳功用的方剂时，往往代之以白蒺藜，效果颇佳。如仍嫌升阳之力不足，可考虑略增升麻用量，或再加用葛根。至于"小柴胡汤""大柴胡汤"等方中柴胡和解之用，显然不能以白蒺藜取代。

6. 结语　蒺藜子列《神农本草经》上品，谓其主恶血，破癥结积聚，喉痹，乳难，久服长肌肉，明目轻身。《名医别录》载其主治身体风痒，头痛，咳逆，伤肺，肺痿，止烦，下气。

《本草纲目》除上述功用外又补充用途：治奔豚肾气，肺气胸膈满，万病积聚。李时珍还记载了白蒺藜功用演变："古方补肾治风皆用刺蒺藜，后世补肾多用沙菀蒺藜。"黄宫绣的《本草求真》则提出："服凉剂，则宜连刺，生捣；用补剂则宜去刺，酒拌蒸。"上述诸家之说都足征凭信，唯黄氏去刺可补之说难以操作，也无必要。

要言之，笔者临床体察，白蒺藜除前人所述功用外，还有清疏通络、利窍泄毒的功用，用于免疫性肝炎、脑梗死、胃炎和丙型肝炎等杂症治疗取得一定效果，值得进一步研究探讨。

（原载《中国中医药报》2008年11月6日4版"学术与临床"，发表时有删节；全文发表于《中华现代中医学杂志》2008年第4卷第3期212—213页。）

Ⅱ 失误存照

笔者一生临床误诊、失治不知凡几，兹举失误案例二则以存照自警。

案 1｜治咳喘伤阴鼻衄案

张某，男，78 岁。内科住院患者。2008 年 2 月 21 日第一次会诊。

患系咳嗽、咳痰喘息 3 年余加重 5 天入院。床前复习病史，患者有肺结核、支气管扩张、肺源性心脏病等宿疾，今年 1 月 11 日、24 日两次咳喘憋闷，经吸氧等急救缓解。刻下动辄气急喘息。察舌青紫苍敛，舌苔老黄干敛起刺，脉沉虚略滑。

以肺气久虚，肾不纳气论治。处方：前胡 15g，杏仁 15g，紫苏子 15g，法半夏 10g，细辛 2g，浙贝母 15g，桔梗 10g，生甘草 10g，黄芩 20g，鱼腥草 20g，沉香 2g，南沙参 15g，百部 15g，海浮石 15g，制附片 8g[先煎]，7 剂。

2008 年 2 月 29 日第二次会诊：憋闷稍减，床前可闻喘息声。舌坚敛，苔黄腻而干，脉沉虚涩。三子养亲汤参以小青龙汤意：细辛 4g，紫苏子 15g，白芥子 10g，葶苈子 8g，川贝母 10g，炒黄芩 20g，黄连 12g，杏仁 15g，法半夏 15g，鱼腥草 30g，瓜蒌皮 15g，炙麻黄 12g，生甘草 12g，制附片 15g[先煎]，7 剂。

2008 年 3 月 7 日第三次会诊：憋闷、喘息好转。舌红瘦，苔薄白干燥，脉沉涩。家属追述患者曾于 2 月 24 日流鼻血，量不多，至今已衄 4 次。回顾前所拟方，虽兼顾养阴，终究辛燥不宜。上方去细辛，加怀牛膝，导火下行；加生地黄、玉竹、墨旱莲以增养阴之力。处方：紫苏子 15g，白芥子 10g，葶苈子 8g，炒黄芩 12g，怀牛膝 20g，杏仁 12g，法半夏 12g，生地黄 15g，玉竹 15g，墨旱莲 12g，鱼腥草 30g，瓜蒌皮 15g，浙贝母 12g，炙麻黄 10g，生甘草 12g，制附片 12g[先煎]，10 剂。

随访，虚喘平，鼻衄止。

按：本案患者有支气管扩张、结核、肺源性心脏病等宿疾，会诊见舌青紫、苔黄燥，脉虚沉。但以其正住院输液，遂忽视其肺阴不足之证，用药偏于辛温，而致鼻衄。三诊去辛温香燥，增养阴生津，虽得喘平衄止，而医过在焉，录案存照。

案2 | 胃癌误诊案

周某，男，68岁。安徽师范大学某系教师。2015年7月23日初诊。

大便溏泄近半年。患诉半年来大便每天1～2次，不成形，多水泻，无便血与柏油样便。心前区疼痛不适。心电图示室性早搏。血脂偏高。平素无明显口干，不欲饮水，食欲一般。舌胖大，苔黄腻黏滑，脉虚滑。

以脾肾两虚论治，予温肾健脾，厚肠止泻。香砂六君子加减：苍白术各15g，茯苓20g，陈皮15g，山药30g，白扁豆15g，肉豆蔻6g，补骨脂10g，焦山楂15g，炒麦芽10g，神曲20g，地榆炭20g，广木香10g，甘草10g，五味子6g，丹参15g，制附片8g^先煎^，炮姜8g，7剂。

2015年7月30日二诊：称服前3剂心前区疼痛明显，第5剂后稍好转。睡眠差。回忆3年前曾频发室性早搏。舌胖大，苔黄腻水滑，脉弦滑。宗前意增减：苍白术各15g，法半夏12g，茯苓20g，陈皮15g，白扁豆15g，肉白蔻各5g，补骨脂10g，地榆炭15g，神曲20g，炙甘草12g，五味子6g，吴茱萸8g，大腹皮15g，车前子20g，细辛2g，制附片6g^先煎^，煅龙骨20g^先煎^，7剂。

2015年8月13日三诊：诉午餐后腹胀，矢气时会带出少许稀便。心前区不适时吃点东西后好转。舌暗紫胖大，苔灰黏腻滑，脉细滑。治以健脾和胃，温肾止泻。处方：苍白术各12g，姜竹茹12g，法半夏6g，茯苓20g，陈皮15g，白扁豆15g，神曲20g，砂仁3g^后下^，焦山楂15g，鸡内金20g，炒麦芽10g，高良姜12g，炮姜10g，车前子15g，五倍子10g，菟丝子15g，丹参15g，制附片3g^先煎^，煅龙骨30g^先煎^，7剂。

2015年8月19日四诊：称药后每天1次大便，已无水便，但仍黏溏。仍感心前区不适，进食后好转。舌如三诊，脉细尺弱。上方加减：苍白术各12g，藿香15g，姜竹茹12g，法半夏15g，茯苓30g，陈皮15g，白扁豆15g，神曲20g，焦山楂15g，高良姜12g，厚朴12g，炮姜10g，车前子20g，五倍子10g，菟丝子15g，丹参15g，煅龙骨30g^先煎^，7剂。

按：本案以脾肾两虚论治，先后四诊用药之后，依然便溏，人渐消瘦。患者遂改赴他院就诊，查胃镜发现巨大溃疡，病理检查确诊为“胃癌”，旋即手术。笔者如此误诊，愧对病患。

Ⅲ 师恩永志

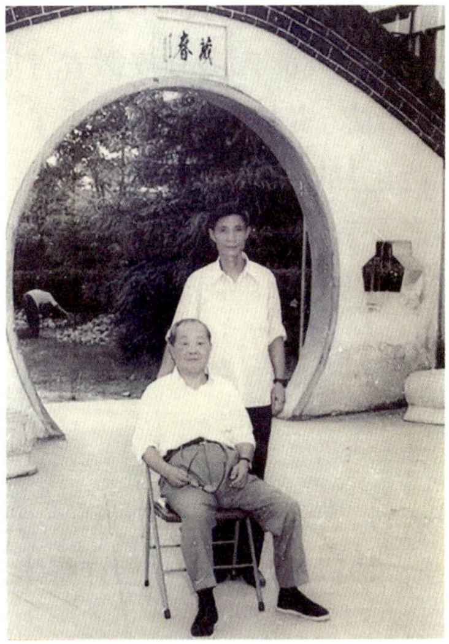

笔者与姜春华教授师生照(1987年摄)

善学者师承要走样
——纪念姜春华教授诞辰101周年

今年是姜春华教授诞辰101周年。世上健在的百岁寿星何其多啊,可先生却已离开我们17年了!寒暑十七易,恩师音容笑貌却越来越明晰,往事历历,宛如发生在昨天。

南通多名医。先生自幼从父青云公习医,18岁悬壶沪上,复从陆渊雷先生游,精勤不倦,上世纪30年代已蜚声华夏医林。

1954年,先生执教上海第一医学院并先后兼任华山医院、中山医院中医科主任。1978年任上海第一医科大学教授、博士研究生导师。历任卫生部医学委员会委员、《中国医学百科全书》编委、《辞海·中医分册》主编等职。还曾当选全国第五届人大代表,上海市第七届人大常委。1991年被国务院认定为有杰出贡献的科学家,批准享受国务院政府特殊津贴,以表彰先生为中医事业发展做出的巨大贡献。

先生学识渊博,敢于创新,中西汇通,著作等身。在长期的医疗实践中,主张"辨病与辨证结合",提出"截断扭转"学说,直折病势,缩短病程,使中医疗效大为提高。公开发表论文200多篇，出版专著10余部。其中，他主编的《肾的研究》一书，在日本就曾两度被翻译，而海外广为流传的《活血化瘀研究》一书，日本学者赞誉“为现代医学开辟了新的视野”。

先生一生桃李满天下，在他数以千计的学生中，我入师门既晚，年岁亦长，42岁得列门墙实属幸运偶然。1986年，我任安徽省宣城地区中医学会秘书长，在学会印行的内部刊物《中医药资料汇编》中发表了一篇题为《从〈全国名医验案类编〉看中医病案规范化》的论文。当时安徽中医学院的张笑平教授发现这份内刊，向姜老作了推荐。我们随即给先生寄上刊物并邀请先生讲学。博闻强识、涉猎甚广的姜春华教授百忙中阅读后，居然专门给宣城地区中医学会寄来一封亲笔信——

卫生局中医学会执事同志：

《中医药资料汇编》收到，谢谢！对贵地同道水平至好钦佩，尤其李佛基同志一文与鄙见不谋而合。拙拟提纲已由陈医师寄奉，敬请匡正。专此，敬请暑安！

姜春华　八月二日

不但肯定内地名不见经传的一份内刊，还欣然答应前来讲学，这让我们喜出望外。不久，我学会收到姜老交上海第一医学院陈泽霖教授寄来的讲学提纲。当年8月下旬，姜教授来宣城讲学。听课的除原芜湖地区9县中西医务工作者外，还有很多同道从外地赶来。在坐满500多名听众的会堂里，姜老传道授业6个多小时。78岁的姜教授思路敏捷，旁征博引，他独到的临床经验、独创的研究思路，令听众如醉如痴。翌日，先生又来到条件简陋的芜湖地区二院（宣城市人民医院前身）上专家义诊。这是我第一次随先生应诊，由于患者太多，12点多了却根本下不了班。我起身到诊室外请大家下午再来，但还有四五个候诊的患者巴巴地望着不肯离去。姜老制止了我，耐心地把所有患者看完，此时已是下午1点。我请他去用午餐，他却立起身说：“赶紧帮我找厕所。”我才猛然想起先生有糖尿病。而那时的医院条件简陋，卫生间还在门诊部下的操场边，情急之下，我找来痰盂掩上门让老师方便。目击这一幕的二三学子无不为先生急患者所急的高尚医德所深深感动！

为支持内地的中医事业发展，姜老不但自己来讲学，还先后为我们请陈泽霖教授、陈梅芳教授、金明渊主任医师来宣城讲学，又多次向《中医杂志》等学术期刊推荐晚生后学的论文。笔者完成《中药若干概念问题探讨》一文寄先生赐教，先生慎重地转请中国科学院学部委员、南京药学院中医药专家叶橘泉教授审阅。得到叶老首肯后再向《上海中医药杂志》推荐，是文刊登于该杂志1987年8月第8期篇首。先生就是这样不遗余力地支持、培养了数以千计的中医各类人才。

1987年夏，先生第二次应宣城地区中医学会邀请来讲学。讲学毕，毕业于上海第一医学院的宣城地区卫生局徐明生局长，请姜春华、金明渊两位年近八旬的学者赴黄山小憩。再三恳请后，二老答应了，我陪同二老上山。孰料索道登山后竟遇滂沱大雨，三人被困白鹅岭索道站，无法前往近在咫尺的北海宾馆。先生随遇而安，雨中绕索道站一周，眺望烟雨迷蒙中的黄山，笑道："无缘莫强求——生平第一次到黄山，黄山不肯以真面目见教啊！"在等索道下山的时间里，两位学者针对我的请教，精论岐黄之道，师生全然忘记窗外风雨，不觉长谈两个多小时。这是我从医四十多年中最独特最难忘的一次聆听老师教诲的经历。

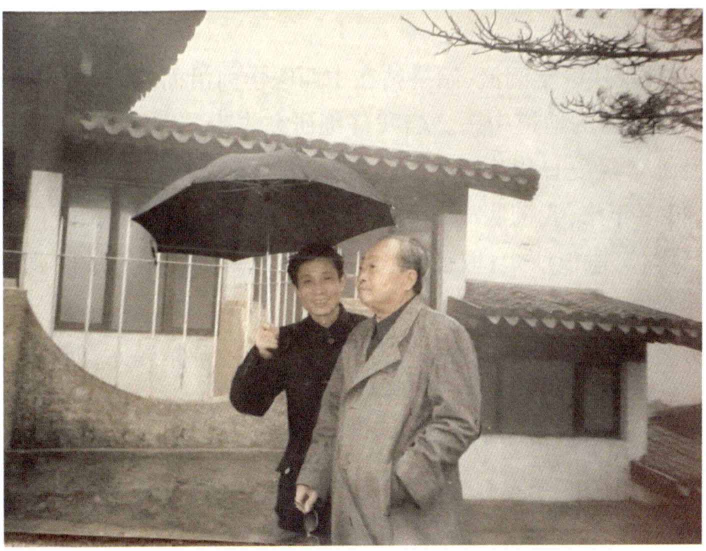

姜春华先生眺望烟雨迷蒙中的黄山（1987年摄）

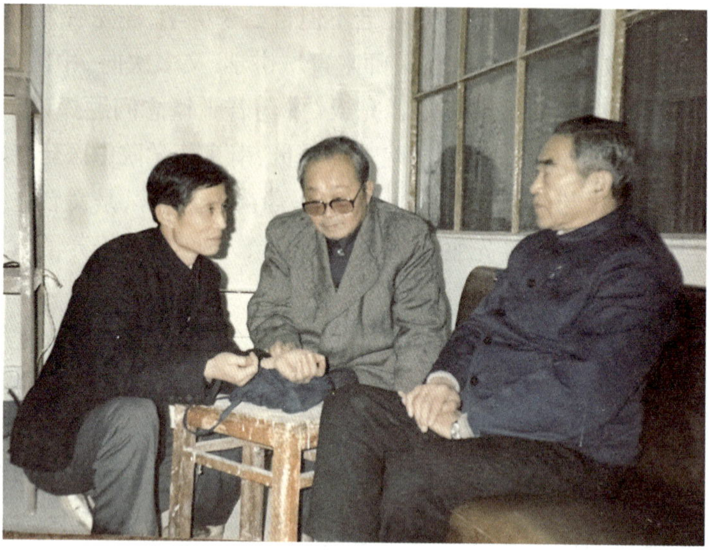

黄山白鹅岭，不闻窗外风雨，惟听姜春华（中）、
金明渊（右）两位学者论道（1987年摄）

先生善于因材施教。针对我的特点，他告诫我先把中医功底打扎实，再去涉猎现代医学，千万别丢了根本，弄成中医不会、西医不懂、非中非西的“半瓶醋”。

先生眼盯现代医学潮流，始终站在中西医学前沿而游刃有余，却又是位功底深厚、学识渊博的地道中医。当我仔细研究先生签字赠我的《伤寒论释义》《活血化瘀研究》《姜春华论医集》等5部著作之后，才心领了什么是真正的中西汇通。20多年来，我彻底放下了欲在现代医学领域与西医同行一较高下的念头，扬己所长，避彼所短；取彼之长，补己所短。刻苦学习中医典籍，坚持辨证论治，逐渐提高了中医疗效。

“千方易得，一效难求”。先生为提高中医疗效殚精竭虑，创制了诸多卓有成效的经验方，如“软肝汤”“扶正化瘀利水汤”“截喘汤”“姜氏黑大豆丸”等。他的“截断扭转”学说也成为中医高效、速效的一大法门。

先生亟盼祖国医学兴旺发达，他鼓励后学，提倡创新，曾语重心长地对我说：“善学者师承要走样。”当时我并未领会，只道是大师自谦之词。近20年来才逐渐领悟老师谆谆教诲的深意。先生曾撰文批评叶天士用药“轻描淡写如儿戏”，抨击叶氏终身甚少用柴胡。叶氏用药多轻灵，然确有药轻不逮之处。柴胡自古是重要的常用中药，其功无须评述。然而，笔者在治疗“免疫性肝炎”

过程中，发现对此类患者一旦用柴胡转氨酶即升高，于是信服叶天士“柴胡劫肝阴”之说不谬，治疗此类患者代之以白蒺藜疏肝。谨告先生在天之灵，学生学您已稍有“走样”了。

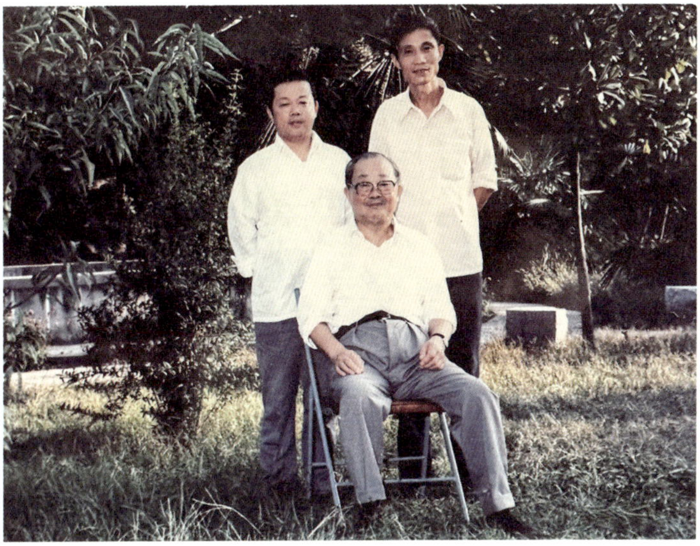

笔者（后右立）与姜春华教授合影

（后左立为姜老长子姜光华主任医师）（1987 年摄）

先生于我，师恩甚深。曾专门手书“勤求古训 博采新知”的条幅赐予。此条幅笔者视如珍宝，常悬诸座右。师训源出《伤寒论》自序中的“勤求古训，博采众方”，易仲景后两字而赋予新意。先生重传统求创新的精神可见一斑。

先生诞生于积贫积弱的清末，为一洗“东亚病夫”的耻辱，弃丹青而入杏林。精研岐黄 70 年，活人无数。亲炙、私淑弟子亦无数。值此先生诞辰 101 周年，谨撰此文以表众多学子的缅怀之情。

熠熠春华，秋实已繁。科学发展，与时俱进。师在天之灵当含笑颔首！

（原载《中国中医药报》2009 年 1 月 12 日八版。）

注：姜春华先生，字“秋实”，故作者原标题为“熠熠春华秋实繁”。姜老曾有名言：“中医好，好在要‘走样’。”《中国中医药报》在编辑本稿时，改标题为“善学者师承要走样”，较好地诠释了姜老“中医好，好在（传承发扬中医）要‘走样’”的原意。

验方索引